U0275321

远离野蛮的身体

人体的原始记忆与演化

[美] 罗伯·唐恩 著

杨仕音 王惟芬 译

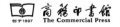
商务印书馆
The Commercial Press

2017 年·北京

目
录

是友？/ 调停肠道免疫战争

被农业驯养的牛和人类 / 牛乳改变人体基因

**第五部　掠食者如何吓得我们惊慌失措、戒
慎恐惧，浑身起鸡皮疙瘩**

第七部　人性的未来

推荐序

人体就像一座野生动物园

黄生　台湾师范大学生命科学系教授

人类长年企图根除体内每一只寄生虫，改变人类与微生物的共存关系；也长年企图破坏热带原始雨林，改变人类与大自然的共存关系。循着这样的趋势演进，越接近文明的人类就越远离了自然，这该怎么办？我们的身体要和大自然痛痒相关呀！

在生命世界里，生物之间存有寄生、共生等关系，寄生虫对人畜有害无益的话我们从小就听多了，要是您或我知道了您或我的肠道里总趴着那么几条寄生虫，那一肚子不舒服的感觉是怎么样也说不清楚的。因此，一听说科学家们为了人类的健康、牲畜的健康（也是人类的健康），正要建造一个没有寄生虫的文明世界，那可真太美妙了！至少，我们在孩童时期都可能这样期盼过。

今天，我们都知道那样想太天真，但却找不出什么比较有深度的说词告诉别人"杀死细菌！杀光寄生虫！"之后，人类必定将更有健康。我们顶多告诉人们说"在文明世界里，肠道的寄生虫已清光了，可是，免疫系统的发展过程需要寄生虫，这又该怎么办？"我们要是总把寄生虫当成是敌国外患，当思"无敌国外患者，国恒亡"之警句。

我们正面临着物种遗失、生物多样性急速减损的问题，保育和永续已是这一代文明人的基本素养了。可是当你问到在生物多样性保育这张大伞下，细菌、真菌，原生生物和寄生虫的"保育"观念建构在哪一个角落里时，却没几人答得上来。

我们需要一本为寄生虫平反的书，这本书应该是一本故事书，讲一段白蚁肠道的冷暖存亡；一段红火蚁与DDT；讲一段詹姆斯的"无菌生态圈"和十二岁男孩的"无菌世界"，再加一段恐怖的潜水艇里割阑尾；讲原牛与欧洲人的共生演化；拿破仑、虱子、体毛、战争与和平。此外，还要讲人类免疫系统为您而战的战史；而且一旦战局逆转，你的免疫功能失调，你要如何请救兵，你会不会前进非洲，到喀麦隆这个"钩虫圣地"去，打着赤脚在处处有新鲜排遗的街上散步，寻回演化途中遗失的寄生虫？期待"钩虫救兵"穿过你那层细嫩的"文明肌肤"，顺利进入体内救治。这些都是很另类的想法，《远离野蛮的身体：人体的原始记忆与演化》这本书里的每一段故事都很另类。

人体是不是必须像一座野生动物园，收容大自然的、演化路程上失落的一小部分，让它们进入体内。这些体形虽小却举足轻重的微生物细胞对人体而言，扮演什么角色？后果又是什么？

人体该不该扮演"域外保育"的角色，把这些濒绝和极绝的，细菌、真菌，原生生物和寄生虫引入体内照顾，尽一份保育责任？答案竟是确有必要。我的天呐！不过您也不必太紧张，这些都是在人类本身的福祉和永续生存的前提下设计好的。

译者序

远离野蛮的身体

杨仕音

你是否曾经在某个悲伤痛苦、几近绝望或不知所措的时刻，渴望过彻底切断与生命轨迹连接的大脑记忆，如同电影《美丽心灵的永恒阳光》（*Eternal Sunshine of the Spotless Mind*）里男女主角的尝试一样？事实上，尽管有一天脑神经医师真的有能力办到电影情节中的记忆操作，我们依旧无法完全摆脱历史。

因为历史是悠久反复、层层堆叠而成的，因为历史已深深植入我们的基因中。回顾这段宏伟的历史，我们熟悉的名词是"演化"；更精准地说，是"共生演化"。

我相信曾翻阅过数本谈论演化书籍的读者，看到"共生演化"一词，脑中便浮现出天择、盖娅、全球气候变迁、生态环境复育、永续生存等关键词。也或许，诸如此类的关键词对我们而言，毕竟有些"抽象"而"遥远"。这也的确忠实地反映出近代生物医学科学发展中，一个普遍的思维框架。直到有一天，我们自己的身体开始出现传统西方医学束手无策的各类症状时，人类才终于对共生演化产生"具体"而"切身"的感受。

本书正是以每一个人感受得最具体而切身的这副身躯，从内而外、从近而远，深入探讨共生演化的意义。

作者罗伯·唐恩由人体消化道——克隆氏症及阑尾炎——的故事说起。而上述的健康议题与类风湿性关节炎、红斑性狼疮乃至于肥胖症、糖尿病、高血压、忧郁症、恐惧症等新形态的"瘟疫"皆可谓一体多面。除此之外，这些新形态的瘟疫使得"只要掏出钱，便能轻易获得解药"的美梦幻灭；恰恰相反，此类疾病偏好造访的族群，往往都居住在公共卫生系统相对健全、坐拥多数医疗资源的先进国家。

因此，长年投身于对抗相关疾病的基础医学家或临床医学家，一方面广泛使用 20 世纪最伟大的发明之一——抗生素，以及望着四周定期消毒灭菌的"文明空间"与其中充斥叮咛民众勤劳洗手的标语时，另一方面却隐约感到哪里不大对劲。而在苦寻不得治本的解药后，他们决定从解谜着手。

其中一位解谜的科学家是乔尔·温斯托克（Joel Weinstock），他因受邀参与编辑审核一本有关寄生虫与宿主的著作，而意外地对肠道发炎医药学的"本行"有了一个灵光乍现的新点子。主流的病原理论认为人类罹病是因为新品种的病原体入侵身体所致，但温斯托克从截然对立的角度思考："疾病或许反而是起因于现代人将其他生物消灭得过于彻底所致。"就肠道而言，被消灭过度彻底的是寄生虫与细菌；就人体内外的其他部分而言，被消灭过度彻底的物种更是不计其数、"多彩多姿"。

随着愈来愈多的科学家接受类似观点，并以堪称"撼动主流医学基础"的革命性视野为出发点，解谜各种多发于发达国家的"文明病"后，当初温斯托克灵光乍现的点子逐步受到证实，答案也更为清晰地拼凑成型。

人类汲汲赶尽杀绝自身判定为有害的物种，还引以为豪的"成就"，竟同时成就了当初始料未及的健康问题。

我在翻译本书时，适逢李惠仁导演之《不能戳的秘密》一片引发台湾社会热烈讨论；在完整版中，片头刻意撷取的授粉采蜜、清道夫等生态角色以及片尾引言于我是相当动人的："有些生物密切共生，不能分离。强行分开，他们就无法生存。或许可以这样说，共生是推动演化的力量。"

"共生是推动演化的力量"，与本书引用的多项学术论文之内容不谋而合，亦是不同领域的医学研究者共同的修正方向。事实上，迫切的真相是：我们在惯以人类为中心的狂妄立场环顾大地，进而衍生出"杀光所有'有害'物种"（Kill Them All）的行动之后，才警觉到"原来我们正在集体自杀！"（Somehow, we are killing ourselves too）；眼前，这已是不得不前进的修正方向。

身为提倡消灭饮用乳及食物细菌（巴氏杀菌法）之微生物学研究先驱巴斯德（Louis Pasteur）本人也相信微生物与人体之间是相依相存的；他认为缺少了共享演化历史的微生物，人类将无法存活。换言之，不是吞下一包保健益生菌我们从此就可以高枕无忧了，因为微生物是人类"绝对型互利共生"（obligate mutualist）的伙伴，其中"绝对型"的含义为不可或缺的，而"互利"则代表彼此之间的双赢关系。

　　平心而论，这些革命性的医学理论在生态学家眼中只能算是后见之明。生态学家们早知演化是无法阻止的力量，而今日我们的样貌，是人类祖先的共生伙伴一步步雕刻而成的。如"叉角羚通则"中所提出之论点，每一个物种皆拥有"回应"共处物种（无论是寄生虫、微生物或天敌）的基因与遗传特征，即使具有互动关系的物种已经绝迹，这些特征仍然不会消失，却极可能会成为一种过时的存在或负担。叉角羚背负的演化包袱是逃离绝种天敌（美洲猎豹）追逐的奔跑速度，我们人类呢？是否是失控的免疫系统、错乱的大脑神经回路或发狂的肾上腺素？仿佛处在我们亲手为自己量身打造，现今这个生物多样性骤降、原始栖地残破的生活环境里，依旧藏有一度共生物种的鬼魂般。

　　携带着这套历经漫长演化适应、形塑而成的基因与遗传特征，人类终究抛弃好不容易找到的最佳生态位置，选择彻底切断过去，进入接受种种"净化仪式"洗礼的"美丽新世界"——一个缺乏与原始共生物种相处经验的美丽新世界，一个只剩鬼魂的美丽新世界。

　　在"美丽新世界"中，人类失衡的身体与心理，简直是失衡盖娅的鲜明缩影。失衡之初或许肇始于祖先面临重大天灾或饥荒时所采取的终极求生手段——当年没有回头路的唯一选项；但在今日，加速失衡的借口显然无法成立。如果昔日人类犯下的是无知的罪过；现在再不行动，即是有知的罪过，殃及子子孙孙的罪过。

　　基础医学家跳脱框架的修正方向，提供我们一个可弥补罪过的机会与可期待的未来；他们牵起生态学家的手，怀着谦卑的态度站在盖娅之前，重新省思，而我们每一位地球公民亦应如此。如盖娅假说创始人之一琳·马古利斯（Lynn Margulis）定义的："所谓的'盖娅'，不过是从地球之外看到，共生所交织成的生命之纲罢了。"同样，从人体之外看到的生命之纲是每一个人的"小盖娅"，唯有和谐对待，才有机会化趋于混乱的历史包袱为新的演化力量。借用英国诗人约翰·克莱尔（John Clare）的一句话来形容："没有生命，也没有欢乐……一切珍贵，尽如沉舟。"如今这艘沉舟超出以往认知、环保专家口中的"待复育栖地"，这艘沉舟已然包含你我的身体。

最后，我想以一句土耳其谚语作为翻译本书的心得总结："世上没有不带刺的玫瑰，也没有少了对手的爱情。"（No rose without a thorn, or a love without a rival.）当我们忙着置对手于死地、深怕"纵放任何一个敌人"之际，却忘了刺是玫瑰身上的一部分。那些"错杀千万的"或许从来不是敌人。甚至不仅是朋友，而是我们的一部分；就像我们是他们的一部分般。

这绵延的共生历史，终将不灭，每每骚动着现代人的身与心。

"少了你们，我们根本活不下去。"（And without you, we can not survive.）

引言

在某个夜晚，月光已悄悄地钻进卧室的窗帘，你却迟迟无法成眠，这时试着观察一下你的枕边人。（如果单身，姑且观察一下自己吧。）观察一下紧邻着皮肤、表面较为光滑的指甲，它与动物的爪子别无二致。接着瞧瞧他的双手，由一束束肌腱系成的骨骼，沿着这些骨骼向上是手肘、手臂以及美妙的肩部与颈部构造，仿佛这眼前的生命是你今生最美妙的相遇。然而事实上，这副充满原始欲望的血肉之躯演化自非洲及亚洲的丛林——光滑的指甲是遁逃利器，有了它们才能拼命抓紧树枝，以防跌落至地面上天敌的血盆大口中。顿时，你将惊觉你的枕边人仍是只不折不扣的野生动物，就在不久之前。

偶尔我们会突然追忆起与祖先紧密联系的往事。在目睹电视屏幕播放的黑猩猩影像之后，我们对它们的一举手一投足、善良与邪恶的情感，仿佛也能感同身受。另外，在路边不小心发现一只乌龟，捡起时，仔细看看它奇特的足部、双眼及躯体，感受它蕴藏在每个动作之中扎实且深层的生命力，是如此亲切熟悉。但绝大多数的时间，我们往往淡忘了人类不过是地球广大生态族群的一员，也不再视自己为大自然的一部分。

然而，无论我们是否有所觉察，历史的羁绊依然不灭。近年来，包括人类学、医学、神经科学、建筑学及生态学等各领域的研究，所得到的种种新发现都更加确认这项事实（其中以生态学为最）。一旦人类愈努力试图与演化根源疏离，便愈摆脱不了祖先血脉相承的牵引。在心理及精神象征层面，我们对于这样的疏离或许会感到若有所失的惆怅与痛楚，但在此我要描述的痛楚是属于生理层面的。当人类正逐渐远离整体生态系统的同时（已约有数千年之久），生理的痛楚感也随之与日俱增。自然界的生命网络是人类演化的家乡，疏离它势必需要承担一些后果——部分是正面的、部分是负面的。但无论如何，这些后果不仅影响着人类将如何生存，也决定了我们将转变成怎样的面貌，因此绝不容小觑。

尽管今日我们已将现代的工作或休闲模式视为理所当然，但实际上人类多数的时间是以全裸或近乎全裸的姿态在野外度过的。过去，我们在树干上栖息，在泥土与枝叶做成的巢中入眠；我们熟知周围的地理形态，自如地穿梭其间觅食。这一切都攸关着生存大事，在享用自然资源的同时，也可能因误食而丧命。在迎向现代生活形态的过程中，人类身体随之失去的功能不胜枚举。回顾历史，不久之前我们才开始发展出笨拙的站立形态，因而在奔跑时，即使试图前倾以接近祖先四足着地的移动姿势，却仍旧无法像从前一样快速，且在久坐后常感背部酸痛不适。除此之外，知名科学家保罗·埃尔利希（Paul Ehrlich）在其著作

《人口炸弹》(*The Population Bomb*)一书中提及，站立使人类难以嗅出彼此的气味。回首旧日时光，真是何等美好！

　　数代以来，生物学家或哲学家常在反思，目前人类的文明生活是否与我们的起源与历史过度脱节，甚至到了接近毫无关联的地步。许多人便认同：如此走调的生活形式仿佛鬼魂般紧紧纠缠着所有的现代人；但看来，我们本身其实对最初的鬼魂念念不忘，从与人类互动的物种种类有所改变的那一刻起，鬼魂随即诞生。在你身边躺着的，只不过是另一只动物、另一个生命形式罢了——同眠共枕的生活并不稀奇，绝大部分的时间，人类是与一大群生物共枕而眠。如果有机会在亚马孙雨林的泥屋中过夜，你将发现：上方倒吊着蝙蝠，身旁有一群蜘蛛，不远处还有猫、狗，成堆昆虫正为了动物脂肪引发的微弱火焰你争我夺。另外，干草药晾在棕榈叶搭成的屋顶上，烹煮、调味过的猴子悬在一旁，所有尽是日常生活所需——人们宰杀的、搜集成堆的，全是当地著名的"土产"。除了外在世界之外，你的内在世界也同样多彩多姿：消化道中满满的寄生虫，不计其数的微生物遍布全身，肺部还住有因人而异的专属真菌种。踏进没有人类村落的区域，那里是一个更富野性的大自然：鸣唱的昆虫忙着相互磨蹭身子，蝙蝠为了抢夺果实彼此大打出手，林木的落叶静静归根。当然，虎视眈眈的掠食者也正在一旁守候，随时做好饱餐一顿的准备。

　　因此，人类生活最大的转变并非在于拥有新的居住形态或各项便利的设施（从户外小屋到高楼华厦），而是我们与生态网络的联系。如今，人类融入大自然的生活模式变得极为罕见，而环顾周遭环境，自然的踪迹仿佛消失了一般。近几世代，疏离自然的程度令人咋舌，加上其衍生的重大影响，在人类生活于地球的悠久历史中，堪称史无前例。

或许，我们对于这样的生活转变毫不在意，甚至乐在其中。毕竟谁会不喜欢现在的生活——明亮的照明、窗明几净的陈设、香味扑鼻的美食及舒适的空调系统——至少理智清醒的大脑的确乐在其中。然而同时，我们的身体却尚未完全适应"新生活"，它们时时刻刻都处于备战状态，预期着随时可能遇到过去自然环境中的"老朋友"，那千万年、无数代以来与我们有着纠结宿命的各式物种。尽管并非所有形式的自然疏离对人类的影响都是负面的（有些转变是中性的，有些则是正面的），例如，我个人就不怎么怀念那段仍需对天花传染提心吊胆的日子。然而无奈的是，多数背离自然的结果，显然对人类有害。近年来，一波波新疾病来袭，肆虐且困扰着现代人，镰状细胞贫血症（sickle cell anemia）、糖尿病、自闭症、过敏、各类焦虑症、自体免疫系统失调、先兆子痫（preeclampsia），齿颚、视力等相关问题层出不穷，心脏病患者数目也与日俱增。渐渐地，学者发现，这些文明病与环境污染、全球化或是健康医疗系统的关联性不大，真正的问题症结反而出于人类与其他物种互动的急遽改变。尽管许多地球上的物种因我们而灭绝，人类也屠杀了各种生命形式，从寄生虫、细菌、野生坚果、水果到我们的天敌（上述的例子只不过是冰山一角）；然而更严重的是，肠道寄生虫的减少，使我们的身体生病；大脑为对抗天敌演化出的神经回路，在新环境中毫无用武之地，使我们的心智失控。也许，大脑的意识驱使人类"净化"生活环境与周遭的大自然，但身体其他器官，无论是消化道或免疫系统，显然对大脑这项决定有所迟疑。

　　针对人类与自然脱节的议题，许多不同领域的学者，已着手进行各项彼此独立的研究计划。免疫学家以结肠实验观察去除原有寄生虫后身体有何变化；演化生物学家探究看似无用的阑尾存在于人体的意义；

灵长类生物学家着眼于分析人类大脑中原本用于对付天敌的神经传导区域；心理学家则将我们对陌生人及战争的恐惧感，以害怕传染病的原始情绪遗迹诠释。至今，每一项领域的研究各有重大斩获，而借着本书，我将尽可能地整合这些发现，叙述一个人类备受历史鬼魂纠缠的真实故事，与读者分享。我会试着以客观的角度，揭示许多今日再也无法视而不见的事实，以及忽视这些事实的后果。这些事实涉及人体内外无数的寄生虫、微生物，以及鸟类、果实与其他显而易见的生命证据。

生物多样性骤减已是众所皆知的事，然而另一项因人类与自然环境之间互动关系的转变而导致的危机，迫切程度相当却鲜少受到重视。其实，这个危机在日常生活中就能察觉：躺卧或久坐造成的全身性酸痛，与人类起源或演化脉络皆息息相关；就在你打喷嚏、腰酸背痛、感到惊慌失措甚至在你种植盆栽、选择食物或购物时，祖先们在热带草原与原始丛林的生存习性，依旧如影随形地跟着你。古老的鬼魂如芒刺在背，影响了每一个现代人的生活，谁也逃不掉，只是程度因人而异罢了。

接下来的章节，将由介绍人类身上携带的寄生虫揭开序幕；接着轮到我们直接赖以维生的物种（即人类的互利共生者），以及人类在自然界中的天敌与各种疾病；末了，我将讨论在现有的少数选项中，人类该何去何从。一个选项正是我们目前快速驶向的道路——疏离自然。选择这条道路的代价是自然资源日益贫瘠，而人类固有的健康、快乐也逐渐被焦虑与压抑所取代；直到最后，我们不得不以大量的药物来解决问题，试图仰赖各类化学物质补救投入文明怀抱的过程中所失去的一切。今日，人类仿佛是住在温室里的花朵，将自身与外界的其他生物隔离。另一个极端的选项是某些人提倡的"半野生环境"（half-wild），具体方案包括打造巨型绿建筑、使肉食动物进驻人类居住的城市中，或是"复育"体内消化道的寄生虫，等等。

上述的手段显然过犹不及，较为可行的选项应是寻找出介于两者之间的平衡点——"适度的野性"，在免于疟疾、登革热、霍乱等传染病与天敌造成的生命威胁之余，仍然能够善加管理并享受自然。近来，"管理自然"一词似乎成了环保禁忌，但别忘了，自从我们开始发展农业、防治害虫以来，管理自然即未间断过。只是如今，我们必须学习以更加谨慎小心的方式对待此事。举例而言，细菌无须赶尽杀绝，我们有能力选择在留下益菌的同时消灭害菌；我们也可以试着将无害的线虫置入体内，恢复免疫系统的正常功能。除此之外，与能够治愈心灵的物种接触有助我们重拾欢笑、幸福感，以及对世界的好奇与乐趣。再积极一些，我们可以创造一座"活的城市"，于现在常见的空中花园或绿化屋顶之外，以生态概念规划整个市区。想象一下，如果有朝一日能在摩天大楼的阳台花丛间看到蛹蜕变为蝴蝶的景象，或是更进一步，近距离地与肉食动物相处——像是在阿拉斯加的费尔班克斯（Fairbanks）市区处处有熊出没，在人潮熙攘的曼哈顿有老鹰自由在天空飞翔，或是所有（或部分）的野生动物就在我们门外互相对话，该有多么美好。

我们为了对抗单一品种的致病菌使用抗生素，最后导致消化道所有的细菌全都无一幸免；我们为了防治农作物的少数害虫，使田野间绝大部分的昆虫近乎绝种；我们也为了保护豢养的羊群，滥杀各地的狼；我们还为了"消毒灭菌"奋力清理公共场所。这些都是20世纪人类的"丰功伟业"，我们确实因此拯救了无数人命，但也为自己带来许多新的慢性疾病及问题，并且剥削了大自然长久以来丰沛的资源。此刻，人类终于意识到可以选择一个更有智能的生活形态——更加健康、更加接近自然。解答当然不是反其道而行那么简单，而是一种改变现有生活形态的革命。在新形态之中，人类不再以滥砍森林、滥用抗生素、干扰生态平衡的方式与周围互动；在新形态之中，我们可以明智地灌溉大自然。

让我们可以再度与野生生物们和平共处。

第一部　我们曾经是……

第一章　人类的起源与掌控自然

现代人种出现至今，年岁极为短暂，但地球因此改变的程度却令人咋舌。人类屠杀物种、豢养牲畜，创造出新的栖地。我们再也无须担心天敌的虎视眈眈，也不再受寄生虫的威胁，然而自然环境的改变所带来的后遗症，逐一反应在我们的身体。

1992 年的夏天，提姆·怀特（Tim White）偶然发现了一堆骨骸，从此改变了他的一生。他一步步走近沙坑挖掘之处，不确定自己眼前看到的是什么，也不确定这些骨骸是否属于一个或多个主人，甚至不确定它们的主人究竟是少女还是狗。随着太阳升起，日光渐渐地将这些骨骸照耀得更为清楚。终于，怀特理解了它们的重要性——在肉体早已荡然无存的此刻，骨骸显露出的明确轮廓，正在诉说着一个故事。

怀特往后退了几步，试图观察骨骸的全貌。他将双臂交叉于胸前、放下，吐了口气并绕着这堆骨骸踱步沉思。在仔细检视后，怀特逐渐厘清思绪：骨骸属于多个主人，而其中一个主人特别引人注目——她，在咽下最后一口气的许多年后，仍呼唤着他人的注目。她的存在令他完全无法忽视，也令他情绪激动；或许这份激动来自混合了难耐热度的自我，造成某种消化不良的心理，但是怀特发觉不仅是如此单纯而已。所有从事化石考古的科学家都曾梦想有一天走进浩瀚的沙漠之中，因某个其他人全都不小心错过的新发现而驻足，这项新发现足以使这片沙漠变得格外珍贵。此刻，怀特终于相信，他的激动是因为梦想成真了。[1]

提姆·怀特是加州伯克利大学的人类生物学家，长年以来研究人类祖先与灵长类的骨骼，专精于辨别猴子、猿类及人类的骨骼结构。他的手触碰过成千上万块骨头，并且进行描绘、记录、检验与挖掘工作。根据怀特丰富的经验以及科学家的直觉，他认为眼前这具骨骸的主人既非人类，也非猿类，而是介于两者之间的物种。他无法断定此暧昧不明的物种应该归类在演化树的哪个位置；不是因为她的遗骸过于杂乱分散，而是怀特的原始意识告诉他，她是个极为重大的发现。她不是人类与猿类之间"失落的环节"，但她的角色或许更为重要——颠覆至今关于失落环节的推论。本能的直觉在化石鉴定的工作过程中向来举足轻重，老练的科学家可以从"平凡"中一眼辨别出其"不平凡"，而怀特确信他发现的骨骸非比寻常，从头骨到脚骨皆然。依据骨骸埋藏的深度判断，它们在地底可能已经沉睡了四百四十万年左右[2]——比现今学者普遍认定的人类起源时间，甚至是那具鼎鼎大名的"露西"还要久远。如果怀特的判断正确，这副骨骸势必使他的名声不朽；如果他错了，也不过就是又一位考古学家在沙漠里做了个春秋大梦。

说怀特可能只是做了个美梦是其来有自的，因为一个兼具重要性与独特性的化石被发现的几率微乎其微，尤其是以怀特所认定的特殊程度，其几率大致是十亿分之一，或更低一些。然而，在这具骨骸的所在之处，的确可以找到一些佐证他推论的蛛丝马迹。怀特考古队的所在地是埃塞俄比亚阿法区（Afar）沙漠里一个名为阿拉米斯（Aramis）的地点，正好距离 1974 年首度发现早期人科（hominid）遗骸的位置不远，而怀特考古队本身也曾经在此区挖掘到距今约十六万年前的人类骨骼。[3]一旦怀特决定完成挖掘工作，他必须确保一切程序"正确无误"；但是正确无误的价值不菲，背后耗费的是大量的时间与金钱。迅速完工对怀特而言是个十分难以抗拒的诱惑，如果能够做得快、狠、准，当然是一个最理想的情况；然而，怀特打算放弃这种做法，因为他很清楚，欲速则不达。在人类演化史的领域中，某项研究成果的信誉奠定极为不易，但是却可能于一夕之间化为乌有。怀特决定接下来在上千片骨骸碎片中，小心翼翼地处理每一个细节，尽可能使拼凑结果臻于完美。这项任务困难重重，一般而言，单是处理一小片下颚骨就需要数个月的时间，而一个骨盆碎片则得花上好几周，更遑论其他部位的骨骸，看来像是曾经遭到远古犀牛无情的践踏。*除此之外，地层摩擦、白蚁侵蚀以及注定难逃的岁月洗礼等因素，均使得修复遗骸的难度大增。毕竟，这些骨骸已历经四百四十万年的解体，现在只能祈求恢复"她的原貌"无须耗费同等的时间。怀特的考古队在奋力对抗历史风化的过程中，发现不仅是骨骸四分五裂，连已四分五裂的骨骸碎片本身都十分脆弱，稍稍处理不当即化为尘埃，其中某些碎片的下场就是如此。

怀特有时会希望某个真相大白的冲击性瞬间能够从天而降，但是实际上，庆祝丰收的一刻在等了一两年后才正式诞生。1994 年，怀特

---

* 此处并非比喻，怀特认为它们真的曾被犀牛践踏过。

发表了一篇短篇论文，其中关于此遗骸含义的着墨甚少，主要是确认其在分类族谱中的位置。[4] 当时，一切尚未明朗，尤其是有关她生命故事的原委：她以什么为食？移动方式为何？整体而言，她的生活形态是什么？一旦完成骨骸重组，怀特考古队就能将她与其他距今年代较近的相关骨骸（当然也包括现代人类的骨骸）进行比对，而上述疑问的解答或许有机会得以浮现，例如头骨大小可决定脑容量，髋骨形状则与行走方式密切相关，而双脚（生物考古学家向来对脚有着浓厚兴趣）脚趾的着地点决定了她是在树林间攀爬移动，还是陆地上的短跑健将。除了这堆复杂的骨骼结构之外，考古队还搜集了在她周围出现的其他动物、植物化石，想一窥她曾经经历过的整个世界，无论这个世界会呈现怎样的面貌。《国家地理杂志》（*National Geographic*）的编辑杰米·薛弗（Jamie Shreeve）曾将怀特形容为"豺狼虎豹"[5]，但更贴切地说，怀特团队更像是鬣狗——一种尽全力搜集骨头碎片的动物。

最早的人类祖先：雅蒂

怀特的考古队鲜少与外人谈及他们的挖掘工作，因此只有队员才能知道他们究竟发现了什么。纵然有些细节仍"不经意"地泄露了出去，但泄露出的内容彼此互有矛盾，仿佛是考古队刻意给出的"假情报"。此时，怀特又开始注视着眼前这具躺在沙漠里的她，并满怀情感地为她命名为"雅蒂"（Ardi）。以人类最早的祖先而言，雅蒂可能是至今保存最为完整的骨骸了[6]。若果真如此，雅蒂将是最重要且最原始的人科化石。单凭这点，考古队的工作热情不知不觉就被点燃了——以"热情"一词形容似乎还过于轻描淡写了些。

随着怀特的考古队一步步地埋首于拼凑工作，雅蒂也逐渐成形。

她的外貌毋庸置疑与人类相近，同时与现代人的骨骼架构的差异也微乎其微。更令人出乎意料的是一个岁数已经有四百四十万年的女人，还原遗骸的结果，其骨架竟与现代人种的孩童骨架十分接近；可惜她已没有任何细胞或器官残存下来，否则应该也会得到类似结论。现代人类与她极度相似的原因很简单，因为人类身体构造的演化之始，较目前发现最久远的人科遗骸甚至猿类遗骸都来得早，而其他分类上较为低阶的动物遗骸则存在于更深的地层中。距今四百四十万年前左右，人类的外表基本上已经定型，之后发展出的仅是一些"华丽的配备"，或以实在一点儿的词汇来说，一些工具及语言。

我们身体许多现存的构造，在演化进程中所扮演的角色不仅与今日大不相同，也与怀特发现的"雅蒂"不同。尽管怀特可能会辩解，人类与黑猩猩的基因极为相似，同时与雅蒂的基因又更加接近，但人类的基因表现与果蝇的相似度也极高，事实上现代遗传学的成就，果蝇研究贡献良多。我们身体中每一个细胞的基因甚至与多数细菌的基因相似，与地球上第一个细胞的基因也十分接近。

提姆·怀特挖掘到雅蒂的地层最深处距离地表约两英尺，也就是说，必须历经四百四十万年的时间，才能堆积出厚度达两英尺的沙土。沉积层中化石的分布不均匀，但假设深度与历史年代成正比，约位在距离地表两千英尺深（大致等于六个足球场长度）的地层，可以找到地球生命最早出现的证据——活体细胞的存在。此细胞已经具备现今各种生物形态的雏形，同时内部拥有组成细胞基本结构的基因。而在第一个细胞到雅蒂出现的这段时间，地球更进一步演化出赋予细胞能量的线粒体、细胞核、多细胞生物以及动物脊椎结构。灵长动物最早的遗迹出现在地表三十英尺以下（大致等于一个井深），体形迷你，且并不算聪明

（绝无冒犯之意），但是体内的基因已经与人类几乎相等。

早在雅蒂演化成形之前，我们的心脏即已开始跳动，免疫系统开始战斗，关节也已喀答作响了。这些零件经过周遭环境数亿年的严苛测试，对抗过岁月摧残、气候考验、地壳移动。然而，在种种变动之中，有些事依旧恒常不变，像日升日落、重力牵引，以及无所不在的寄生虫与掠食者——没有一个动物逃得过它们。另外，虽然不比寄生虫或掠食者的现身来得频繁，各种病原体仍堪称随处可见。每一个物种的生存都取决于其他物种，环环相扣，而每一个物种的演化都建立在第一个细胞的基础之上。因此，从古至今，没有任何一个生命是孤岛，也没有任何一个物种是独自面对自己的生命。

上述事件不是从雅蒂或灵长动物的演化才发生的，而是从第一个微生物细胞形成，同时其他细胞发现相互合作有利可图，即奠定了此一模式。物种间的互动关系如地心引力般，虽理所当然却不可或缺。然而，约在雅蒂出现或距今更近一些的年代，固有的互动模式渐渐改变。生命历史上头一遭，我们的祖先与其他物种开始疏远，最终演化为一个新物种——人类。人类与其他生物最大的区别，并非在于脑容量、文化、语言或工具的使用，这些都不是我们的独创，我们独创的是应用上述各项，系统化地且或多或少刻意地改变周围的生态世界：人类饲养有利自身生存的物种，同时也有计划地培育植株，并进一步发展为农业。人类学者对于如何精确定义"人类"一事，争辩了百年之久，至今结论仍模糊不清。我认为，人类之所以为人类，是因为我们选择了掌控世界。这个选择使地球及其他生灵成了黏土，而使人类血肉构成的双手成了塑造黏土的工具。

离怀特考古队初次发现遗骸已过了五年，怀特依旧没有发表更多的研究成果。此时，学界谣言四起，其中一个版本说他在拼凑上千个骨骸碎片后，因过度执着于完成完整的骨骼架构，拼命寻找剩下的片段，终于在沙漠里发疯了。2009 年，怀特发表了论文粉碎外界谣言，共计 11 篇独立论文成功刊登在知名期刊《科学》（Science）上。文中，怀特向世人介绍雅蒂——一只年轻、雌性的始祖地猿（Ardipithecus ramidus）以及其他相关个体的骨骼结构。对怀特而言，仿佛是他亲手让雅蒂死而复生。站在眼前的她身高四英尺左右，鼻部平坦，而仿真重建图像中，雅蒂的目光直直地盯着前方，手指修长，内侧脚趾向外突出，貌似手的大拇指。平心而论，她不是什么美女，但在怀特眼里，雅蒂简直可爱极了。

研究成果公开后，雅蒂成了全球的头条新闻；图片中，雅蒂睁大双眼，仿佛刚受到了什么惊吓一般。怀特是否成为名垂青史的科学家还不得而知，但可以确定的是，雅蒂势必不朽。国家地理频道已为雅蒂制作了系列影集，她是新"露西"——然而年纪更大，且根据怀特的说法，重要性更高。从她的身形来看，确实像是人类祖谱中的一个祖先，至少一定是我们的近亲；同时，雅蒂与至今发现的类人猿遗骸截然不同，她的脚趾宽大，以四足攀走于树枝间，并以双足直立行走于陆地上（后者仅属臆测）。然而，毋庸置疑的是，雅蒂是迄今类人遗骸中重建得最为完整的一具。

关于雅蒂生活环境的推论也少有争议。由她周围发现的生物骨骸提供的其他证据显示，她与同伴们的栖地为潮湿的热带林地，而非沙漠。另外，同一时期此栖地中也有羚羊、猴子及棕榈树。另外，雅蒂的骨质说明了她以无花果等果实及坚果为食，偶尔也从昆虫及其他动物身上摄取肉类蛋白质。她似乎曾经站立在某个枝头享用无花果，就在距离怀特发现她的地点不远处，或甚至是在揣想更远大的事——自己扮演的生命角色。*她在觅食时会使用树枝等工具，但没有迹象显示她会用火及石器。雅蒂尚未发展出掌控栖地的行为；她与其他物种一样，依旧维持着野生的生活方式，身上时时布满各种寄生虫与微生物。除此之外，雅蒂自然老化死亡的几率不高，依推测她可能是因大型猫科动物的猎杀而丧命。

随着怀特的论文问世，雅蒂一夕之间由无名小卒摇身变成一个大明星。重组后的雅蒂最后的旅程为何，目前还未确定，但依照目前的标准展示形式，她很可能会被安插在演化祖谱的某个位置。祖谱里从微生物、鱼类开始依序排列，最后出现的是一个在计算机前打字的人类。因此，以上述方式展示的结果，雅蒂可能会被设定为身躯略向前倾的姿态。然而，如果将发现她时四散的骨骸状况列入考虑，使雅蒂躺在她（或我们）长久的历史之上，往天空方向凝视，也未尝不可。以这样的姿态，雅蒂将会盯着头上浅浅的砂石堆，那象征了现代人类短暂且肮脏的演化历史。而现代人的出现，将首次改变寄生虫、病原体、天敌与共生者的存在生态。

工具使用的能力，掌控自然的欲望

雅蒂身上覆盖的沉积物与遗骸和她生前看过的没有什么太大不同。

---

* 尽管今日皆将苹果形容为知识之果，然而早期生物学家曾经热烈地讨论过其他果实代表知识之果的可能性。伟大的生物命名及分类学家卡尔·林奈（Carl Linnaeus）曾提出香蕉，因为其形状似乎可与"性"做联想。另外也有人提出雅蒂常吃的无花果，可能启发智慧。我个人倾向这个推测，因为一个成功结果的无花果，果实之中皆埋有死亡的授粉者——蜜蜂，意味着每一个甜蜜的果实都须仰赖物种间的密切互动；可惜如今人类已经改变此关系了。

森林是猴子与棕榈树屹立不摇的家园，这个家园维持了两百万年之久。接着，重大变化发生，雅蒂的后代创造出史上第一批工具——粗制的岩块、锋利的石器、铲子及掘凿器具，虽然外形简陋，却是功能性十足，并且的确可见曾被使用的痕迹。当雅蒂身上覆盖的沉积物达到百万年的厚度时，地球上早期人科的直立人（*Homo erectus*）将舞台让给了手持石斧的新人种。而尽管当时的手斧上已有用来砍劈肉类的泪珠状锋利面，却仍不足以当作杀人武器。另外更惊人的是，之后的五十万年之久（地层累积了六英尺以上的厚度）一切如常，石斧的制造技术没有任何进步的迹象。

来到距今二十万年以前（离地表仅一英尺的深度），尼安德特人与其他原始人种开始发明出以石器捆绑在棍棒上的新工具，这项发明的巧妙之处在于它赋予人类杀死其他动物的能力。试想当你手持一块石斧追逐一头狮子时，击毙它的几率有多少？但是当你手持连接着锐利石器的棍棒时，胜算显然就高多了。依据专家推测，在这个年代长形棍棒的需求大增，而此种看似笨拙的工具，其实极具实用性。因为它，人类开始屠杀动物，也因为它，原始人类的洞穴中出现成堆的动物遗骸。所幸当时，我们依旧是生物圈的一分子，也还没有能力造成任何物种的灭绝；然而，人类心中的贪婪已渐渐萌芽。

距今两万八千年前的这段时间，沉积而成的砂石仿佛一层薄薄的砂糖堆。你、我以及世上其他的人类，全都在漫长演化长卷中的短短这一页出现。我们画出了一条与其他物种区隔的界线，同时也是尼安德特人绝种的原因之一——宗教。在尼安德特人之后的人种不仅发展出宗教，还创作了相关主题的艺术品。考古学家在早期的沉积物与墓地里挖掘到许多石子串成的项链。除此之外，数量繁多的女性雕像（个个身形丰满）出土，证明了当时的人类不是已经具备物品复制的技术，就是拥有风靡一时的流行文化。然而文化、语言、神祇或鲁本斯式的女体绘画技巧（Rubenesque，指崇尚丰满女性身形的画风），全都不是造就今日人种的关键，真正定义现代人的元素是"对自然的掌控欲"。当人类追杀猎豹不再是出于自我防御或觅食的理由时，当人类企图握有周遭其他物种的生杀大权时，人类才成为真正的人类。

没有回头路的自然改造之途

虽然自现代人种出现至今年岁极为短暂，但地球因此改变的程度令人咋舌。或许一路上我们犯下许多错误，然而这些行为终究是无可避免的生存手段。杀死其他动物的能力与用火改变了我们，我们开始烹煮食物，开始以粗暴、冷漠的手段焚烧广大的土地、森林及草原。为了庆祝，只要是可燃的物品，我们都烧。另外，我们建立自己的住宅、屠杀大型动物、改变自然景观，加上人类迁徙的强烈动机，我们改变自然景观的地区不再局限于热带非洲或亚洲，而是整个地球。大约五万年前，人类抵达澳洲，不久之后，所有澳洲大陆的大型动物都迈入绝种的命运。大约两万年到一万三千年前，人类进入新大陆（美洲大陆），同样的悲剧再次上演——乳齿象、猛犸象、野狼、剑齿虎，连同其他七十余种大型哺乳动物全数绝迹。

有关人类屠杀物种的故事，离尾声还远得很。随着人口剧增，自然界提供的肉类、坚果、果实等粮食已呈现缺乏状态，于是人类开始正式选择性地栽种植物，并且驯服、豢养牛、羊、猪等野生动物。农耕文明日益普及，人类生活形态也跟着转变，而我们对自然环境的冲击则更为严重，像是焚烧清理大片土地以利农耕，猎杀自然界中对牛、羊有威胁性的物种，以利畜牧。

在人类刻意的改变之中，同时造成了一些意想不到的影响。豢养的物种随着人类迁徙而迁徙，猪、羊、鸡等与大火都抵达了每一个新的人类居住地，因此每一个"新家"都与"旧家"愈来愈相似。另外还有一些不知不觉跟着我们一起偷渡至外地的物种，例如老鼠与苍蝇。在人类纵火与使用捕杀武器后逃过一劫的物种才得以幸存下来，而无法忍受我们的原生物种只有死路一条。某些原生物种则是间接地因为人类携至的老鼠、猪、羊等外来生物而绝迹。

人类一点一滴地改变世界，创造出新的栖地，使我们眼中"有益的"物种适于生存，而"有害或无用的"物种只得遭到淘汰。基本上，人类不断在全球各地复制类似的栖地，同时，复制的速度随着人口扩张及科技进展而持续加快。大型枪支的发明使捕杀动物变得更有效率，DDT 大幅提升农作物害虫的死亡率，抗生素则将多数细菌品种斩草除根。而后果是人类再也无法选择"放下屠刀"了，因为自然栖地的改变，放下屠刀意味着传染疾病将于高密度的人群里蔓延，或病虫害在单一培育的植株中恣意猖獗。如果放下屠刀，一切将会归零（或更糟），因此我们已经没有回头路了。

纠缠现代人的生态幽灵

学者们在四十年前讨论"露西"时，对她的生活形态曾以"原始"一词形容。以现代人的观点而言，的确难以用享受"诗意的田野生活"（idyllic）来描述雅蒂或露西，因为我们真的太过"成功"了。然而，四百万年前埃塞俄比亚阿拉米斯的生活就算称不上美好，至少堪称和谐与完整。雅蒂与周遭的"生态拼图"紧密相接，没有遗漏任何一片。她的生活方式与其他在地球居住上亿年以上的物种大同小异，在充满着寄生虫、天敌与对自然不着痕迹的影响及改变里，她挑拣身上的跳蚤，或在猎豹的脚步声中惊醒。我们生活周遭则处处充满人工痕迹，天敌及森林消失在眼前，田野仅生长着我们需要的植物（如麦子与玉米）。任何害虫、致病原或寄生虫都被人类赶尽杀绝。在极为短暂、大地只来得及堆积出单薄又松散之砂石层的时间内，这些"成就"已然完工。综观人类，我们依旧渺小如蝼蚁，但近距离来看，我们掌控大自然的程度十分惊人。日升日落依旧，然而整个地球的温度因我们而上升，看似突破的科技已使我们与生态圈的关系彻底改变。从来没有一个物种能够获得此等"成就"。

在"成功"的生活中，我们无须担心天敌的虎视眈眈，也几乎不受寄生虫的威胁。然而，我们也几乎无法看到周遭哪一件事物不凿人工痕迹，或没有人为因素影响。野生自然濒临死亡边缘，后果超乎人类想象。"成功"带来的后遗症正敲着我们的大门，它们是生态历史里的幽灵——它们轻轻地敲，背负了数十亿年生命的重量。

第二部 为什么需要寄生虫？该复育"野生消化道"吗？

第二章　我们何时开始失去健康的身体？

从古至今，没有任何一个生命是孤岛，也没有任何一个物种是独自面对自己的生命。少了天敌的叉角羚，快速逃跑的本能显得很浪费，如同少了肠道寄生虫的人类，难逃现代文明病缠身。当文明经历现代化及都市化的改变，人类失去了从蛮荒时期和身体相依的物种，导致了什么后果？

人类的野心极大，我们追求的不仅是自雅蒂年代以来有所进展而已，而是与昨日相较是否有所进步。至于最简单的"人类进展指针"莫过于生活质量及平均寿命了。不久前，在体毛遍布全身的时期，我们的祖先预期自己活到四十岁就算长寿了，而死于狩猎过程是相当普遍的。与之相较，20世纪末发达国家的居民，平均寿命已经快要突破八十大关。多数人一般活得较上一个世代更久，但并非全部的人，因为当平均寿命到达某个巅峰值时将会回降。[1]举例而言，1850年美国人的预期寿命为四十岁、1900 年为四十八岁、1930 年为六十岁，以此类推。直到最近，此成长趋势在许多文明国家已逐渐减缓，甚至在某些地区，平均寿命有缩短的现象（有些人指出生活质量也正在下降）。[2] 富有国家对未来国民是否活得更久、更健康快乐开始持怀疑的态度。我们的后代子孙很可能比我们短命，且较易受病痛或其他因素的折磨。这项预测具有相当的可信度，但背后的成因目前尚未明朗。为什么人类会成为这起悬疑杀人案的受害者呢？

身为万物之灵，我们既然早已是扫荡天敌或其他威胁我们生命物种的专家了，为什么仍无法从此安心享受一个长命百岁、健康无虞的生活呢？如果今天有异物钻进口中或皮肤内，一个口腔喷剂或药膏即能解决；预防细菌，抽一张湿纸巾即可搞定；绦虫感染，吞药就成了。绝大多数长期困扰着人类的疾病，现在只要你付得起钱，都有解药。然而正当"宿疾"远离之际，新的问题却一一浮现：克隆氏症（Crohn's）、发炎性肠道疾病、类风湿性关节炎、红斑性狼疮、糖尿病、多发性硬化症、精神分裂症、自闭症等等。这些新形态的"瘟疫"与日俱增。同时，与过去的认知相冲突，上述疾病的多发地区全是在医疗照顾及公共卫生领域投入最多资源的国家，包括美国、比利时、日本、智利等文明世界，疾病也"进展"出各式各样的新形态。

所有发达国家与发展中国家的差异都可能是这场新瘟疫的元凶：从各种环境污染、农药或杀虫剂的滥用、水质问题，到饮食、社交关系的转变。1900 年到 1950 年间，先天患有自体免疫疾病或过敏体质的病患，几乎成为常态。那段时期，正好也是现代人生活方式出现重大转变的起点——我们旅行的次数日益频繁，家家户户以吸尘器取代扫把并使用食物调理机，同时，人们逐渐搬移至郊区生活。除此之外，含氟牙膏纳入生活必需品，而鼻毛剪、弹簧高跷（pogo stick）、重拿铁、电子狗、儿童安全盖还有那些该死的"翘臀训练录像带"入侵日常生活。上述每一项均为酿成新瘟疫的头号嫌疑犯，且单一因素可能导致多项生理或心理疾病。

病因众说纷纭的克隆氏症

也许试着研究一些更具体的疾病，将有助于我们厘清问题症结。从目前最棘手的克隆氏症着手，可能会是不错的第一步。如果你认识的人当中有人罹患此病，你应该了解它属于一种肠道的自体免疫疾病；换句话说，这是一场体内的领土争夺战，而胜利永远属于免疫系统那方。克隆氏症患者常见的症状包括腹痛、皮肤发疹、关节炎，有时还会出现眼球发炎等莫名症状。病情严重的患者需要忍受长年呕吐、体重减轻、重度抽筋及肠胃堵塞等不适，因此他们往往必须辞去工作、待在家中调养，并且强迫自己进食。现有的治疗方式是以外科手术将一段小肠及结肠切除，然而不能保证术后患者能够痊愈。对急性重度患者而言，这偏偏又是唯一的选择，手术的确可缓解燃眉之急；但以长远的角度来看，这样的治疗方式只会使患者将来的病情更加恶化。受此病长期折磨，患者通常会日渐虚弱，而不幸的是大多数病患终生无法康复。另外，此病与前文提及的各种文明病具有相同的特征——突然爆发，从出现到普及为期甚短。

回顾1930年代，克隆氏症仍十分罕见，且多数病患未被诊断或检测出来。接着到1950年代至1980年代中期，发生率开始逐年攀升。在明尼苏达州奥姆斯特德郡（Olmstead County），1980年代的病例数量是1940年代的整整十倍；而在英国诺丁汉、丹麦哥本哈根以及绝大部分高度发达的区域，该病的发生率也正在急剧上升。如今，美国有六十万左右的人患有克隆氏症，若将未正式记录归档的案例列入考虑，则约每五百人中即有一人受到了克隆氏症折磨。而在欧洲、澳洲或亚洲高度发展的国家中，病患比例也大致接近此数据。因此，克隆氏症已经属于一种全球流行性疾病，或起码堪称是全球发达地区的流行性疾病。

除了上述所提及克隆氏症对病患与世界的影响之外，最近还确认了两项与该病相关的发现：第一，尽管目前看来相关基因位置表现的强度及一致性不高，但克隆氏症仍可归类于遗传性疾病；第二，吸烟者罹患该病的几率较高。然而，以上两点却无法构成发病因素。举例而言，即使一位肯尼亚妇女居住在美国的亲兄弟为克隆氏症患者，她依旧可以尽情地抽烟，而几乎终身不可能罹患克隆氏症。也就是说，无论是与该病相关的基因 CARD15 或吸烟习惯，充其量不过是让患者病情恶化的原因罢了，皆非直接致病的元凶。以目前的研究看来，真正罹病的先决条件反而是富裕与现代化的生活：克隆氏症来自于人类过去认知的"成功"之生活形态。在过去几年中，当印度及中国的经济发展尚未如此成功时，克隆氏症从未在两国现身。然而近来，随着两国愈来愈富有，克隆氏症的病例也开始出现，且特别集中在有钱人身上。

我们对如此常见的疾病知之甚少，似乎是件不可思议的事；但事实上，至今人类对大多数疾病成因的理解都相当有限。尽管目前人类已知并命名的疾病超过四百种，然而未知的疾病尚有数百种之多。而在已知疾病当中，除了对少数如小儿麻痹症、天花、疟疾等的研究还算透彻以外，我们对其他绝大部分疾病仍一知半解。今日针对所知有限的疾病种类，通常是以缓解症状或杀死致病原（如果存在）的方式治疗，但这些症状发生时在人体内的机转仍是一团谜。所幸谜团背后常有一群充满奉献精神的科学家，以克隆氏症为例，让-皮埃尔·雨果（Jean-Pierre Hugot）即为其中之一。

雨果是巴黎罗伯特·德伯雷医院（Hôpital Robert Debré）的研究人员，根据他的推论，克隆氏症的起因可归咎于冰箱中滋生的细菌。雨果常在"案发现场"找到冷藏室常见的细菌，但尽管目前所得的证据支持他的推论，且尚无任何反证出现，数据仍嫌不够充分。[3] 近来有研究结果呼应雨果的推论：拥有家庭式冰箱与克隆氏症的发病率显示出正相关；另外还有研究指出，拥有电视、汽车或洗衣机的人罹患该病的几率也较高。其他一些学者还发现，在肺结核流行的地区，克隆氏症的出现率偏低，而居住在气温低、日照短区域的人，较易罹患该病。然而在科学研究中，两件事情具备相关性，并不能证明两者必然互为因果；建立因果关系还需要更进一步的连接，才能证明"A 导致 B 发生"。雨果或其他科学家至今只找到 A 与 B，但无法建立两者的因果连接。简单来说，案发现场的确找到冰箱中滋生的细菌种，但他们也可能只是凶手的"目击证人"之一。假设冰箱的细菌株是无辜的，那么真凶究竟是谁？

某些生物学家提出，包括牙膏、硫的摄入过量或污染都可能是原因，甚至是因麻疹疫苗接种造成。也有学者认为克隆氏症可能是属于"心身症"（psychosomatics，心理影响生理的疾病）的一种，通常高度发达国家居民的大脑有"疾病臆想症"（hypochondria，又名疑病症）的倾向。[4] 由于克隆氏症多发地区的分布与第二型糖尿病及精神分裂症的分布相似，因此引发学者各式各样的臆测。

寄生虫的绝迹才是元凶？

暂且不论雨果的推测有几分真实度，至少有件事他说对了：现代生活青睐某些特定物种（以雨果提出有关克隆氏症成因的假设为例，即是冷藏室的菌种）的生存。克隆的论点着眼于"演化偏袒"（evolutionary preference），然而还有一个相反的可能性，克隆氏症或其他文明病是否起因于现代生活"不适合"某些特定物种呢？这是由目前任职于美国塔弗茨大学（Tufts University）的医学研究者乔尔·温斯托克（Joel Weinstock，过去曾在爱荷华大学从事相关研究）提出的观点。1995 年温斯托克从家乡爱荷华州前往纽约市，参加美国克隆氏症暨结肠炎基金会（总部设于纽约）所举办的研讨会。[5] 在长程飞行途中，他完成了一本探讨肝脏及消化道寄生虫著作的编辑工作，并撰写了一篇有关发炎性肠道疾病的评论。发炎性肠道疾病为各式肠道炎的总称，其中包括克隆氏症。在阅读过上述两种资料后，他开始意识到寄生虫对宿主有两种对待方式：伤害他或帮助他，而后者建立在其宿主能确保自身存活的前提之下。据此，温斯托克发现，孟买及曼哈顿居民所共同拥有的不仅仅是冰箱、电视或患心身症的空闲而已，更重要的是他们都共同缺乏一个要素——经验。现代人缺乏与原始物种"相处"的经验；在文明世界，我们几乎将所有肠道的寄生虫赶尽杀绝。传统的病原理论认为人类罹病是因为新品种的病原体入侵身体所致，但温斯托克从截然对立的角度思考：疾病或许反而是起因于现代人将某些品种的生物消灭得过于彻底所致。

其实避免肠道寄生虫感染不需要太有钱，只要有一双鞋子及一间室内厕所，就可以远离绝大多数的肠道寄生虫。回顾 1930 年代与 1940 年代，近乎半数美国孩童的肠道里有蠕虫寄生，包括大型的蛔虫、绦虫或小型的鞭虫等。在今日的美国与世界上其他先进国家，肠道寄生虫已成为遥远的历史。而温斯托克发现，肠道寄生虫愈罕见的地区，克隆氏症的案例却愈常见。是否寄生虫的绝迹才是导致克隆氏症的元凶呢？此时，温斯托克的臆测与上述其他科学推论无异，完全只凭借两件事情的相关性（而非因果性），且有些天马行空。克隆氏症与寄生虫减少的确有关联，但与冰箱或电视的普及率也同样有关。然而在几千英尺的高空中，温斯托克对自己的推测深具信心。

当某个领域的研究处于初期阶段时，天马行空的臆测将带来丰富的价值，因为凡事皆有可能，人人都有希望。这个阶段有时持续数十年以上，却毫无任何重大进展；此时，一开始的百花齐放渐渐演变成一场追逐真相的竞赛。而尽管多数学者肯定天马行空的价值，某些过度冲击传统科学的观点仍难被接受。以克隆氏症的研究为例，即使雨果的"冰箱假设"听起来有些不对劲，但至少它建立在传统科学的基础上：新品种的病原体使人罹病。雨果提出一种耐寒的菌种为元凶，其他科学家则提出了另外二十几种候选名单。

然而温斯托克的理论却是前所未闻的。他的假设基础是当人类的生活形态都市化及现代化后，并非身体"得到"的、而是"失去"的物种导致我们罹病。他认为病因不是我们的身体出现新的入侵者，而是少了原有的寄生者。人类的身体因为失去长久以来的伙伴，而开始自我毁灭，以侵蚀肠道的方式表现。在局促的机舱内，温斯托克感到豁然开朗，有关克隆氏症的谜底似乎揭晓了：蓝领阶层的劳工罹患该病的几率低于白领阶层，原来是因为他们较常接触泥土灰尘与其中的寄生虫！顿时间，所有先前的观察变得合理。机舱内周遭所有的旅客都在抱怨空间狭小又充满异味，或空服人员无礼的服务态度，但温斯托克对这一切视若无睹，反而觉得眼前一片辽阔且令人心满意足。

其实温斯托克的理论并非全然天马行空、毫无依据。之前即有一个理论提及，当某个物种（如人类）失去长久以来共存的伙伴，尽管它们原先对我们有害，身体却会不自觉地思念起它们的陪伴。例如，接下来要说的有关叉角羚的故事，不仅与克隆氏症密不可分，还可能是一个提供我们厘清现代慢性疾病的重大契机。

从生态圈中找线索：叉角羚为何而跑？

叉角羚（学名为 *Antilocapra americana*）是种与山羊相当体形的动物，但在分类上它们既不属于羚羊、也不属于鹿，自成一个独特的物种。[*] 回溯叉角羚在演化祖谱中与其他物种分支的起点，较人类与灵长类的分支还早。过去它们曾经种类繁多，但现在幸存的只有单一品种。叉角羚的特征为背部呈褐色、腹部呈白色，头部有一个暗色的鼻子及两支长长的黑角。与驼鹿、麋鹿甚至真正的羚羊相比，叉角羚的体格像是经过苦练一番那般纤瘦轻盈、肌肉结实，奔跑的时速可达每小时一百公里。曾经有位生物学家企图在科罗拉多州的矮草原中追踪数只叉角羚的移动，它们在跑了三公里之后突然加速，而尽管该科学家将驾驶的观察型飞机加速至时速七十二公里[6]，仍无法赶上叉角羚们飞也似的步伐。更惊人的是，在马拉松式的高速奔跑后，它们毫无疲态，继续以更快更远的步调奔跑；或许子弹的速度还无法与之比拟，毕竟叉角羚最终甩开的是一架拼命追赶它们的飞机。

在繁盛时代，从加拿大延伸至墨西哥的整个北美大陆共有数千万只叉角羚。接着，人类的西进带来了枪支与贪婪，叉角羚与野牛的命运相同，皆沦为满足人类口腹与打猎嗜好的工具。终于，叉角羚的数量从原先的数以千万计下降至数百万、数十万，最后，全北美洲仅剩下数千

---

[*] 叉角羚属于叉角羚科、叉角羚属、叉角羚种。——译者注

只叉角羚。少数幸存的雌性叉角羚慢慢地以身为母亲的力量，赋予此物种一线生机，而此时人类也终于惊觉土地保育的重要性，因此在两者相乘影响下，今日北美叉角羚的数量终于又回升至一千万至一千两百万左右。它们散居在草原上，低头觅食，而现在一旦周围有风吹草动，叉角羚们即不假思索地逃命。

统计叉角羚的数量与试图计算乌鸦或云朵的数量一样艰难，因为它们一向来无影、去无踪。在大部分的栖地里，人类对叉角羚的生活一无所知；它们属于全然野生的物种之一。但在美国蒙大拿国家野牛保护区（National Bison Range of Montana）的叉角羚却是个例外。这里的草大约生长到它们背部顶端一半的高度就不继续长下去了，风吹草低时即可见到成群的叉角羚，以它们棕色的大眼回头盯着你。大致而言，国家野牛保护区的环境还算适合野生动物在无人干扰的条件下生存、交配、死亡。然而1981年时，该保护区有两个人类"入侵"——动物学家约翰·拜尔斯（John Byers）与他的妻子凯伦决定跳脱原本的生活模式，亲自近距离观察野生动物，以学习自然界中更为开阔的真相。于是，他们夫妻俩离开芝加哥，到了爱达荷州的莫斯科（Moscow），约翰在此取得教授职位。接着暑假来到，他们开着一台名为巴基（Bucky）的休旅车，搬迁到国家野牛保护区。虽然巴基称不上是什么高性能的车，但至少顺利地带领他们抵达目的地，以及生活的另一个阶段。[7]

当约翰及凯伦迎向草原时，眼前壮丽的景观也迎向他们。国家野牛保护区的草原与全世界其他地方的草原（包括非洲大草原等地）一般，辽阔宽广，因烈日晒成了美丽的大地褐。驶近草原时，两人的心情犹如返乡——一个真正有归属感且意义深远的故乡。他们继续前进，来到一片灰绿色的牛毛草、鼠尾草及麦草的田野间，森林伴随着他们的日常生活在身后渐渐消失。约翰之后将他所见到无边无际、错综绵延的草原形容为"天空之地"。[8]"天空之地"或许将使他们决定在此驻足，待上一整个暑假甚至一辈子。

当拜尔斯夫妇抵达终点后，他们发现了叉角羚。他们观察叉角羚群奔跑，直到再也见不到任何一只的身影。他们决定第一个任务是捕捉这些动物，且在每一只捕捉到的个体上做记号，以持续追踪研究。完成这项任务起码需要好几年的时间，而捕捉叉角羚本身就挑战重重，因为成年个体跑得太快，年幼的个体又难以寻获。终于，在约翰及凯伦的坚持下，事情出现了转机。他们发现一只叉角羚妈妈带着两个孩子，躲在剑形叶片之间。当约翰一步步接近它们时，妈妈立刻逃走，而两只年幼的个体吓得一动也不动。约翰将它们拾起，并测量身长、体重，做好标记。年幼的叉角羚如小鸟般微小，而草原就是它们的家。约翰及凯伦希望能够借着追踪这两只标记好的叉角羚，捕捉到预期即将前来会合的双亲。在拜尔斯夫妇测量与标记的过程中，两只小家伙的心脏像是要跳出来一般，直到它们被释放后才逐渐平静下来。

拜尔斯夫妇决定先留守草原，定点观察叉角羚的移动模式、饮食和交配行为等。如同任何一位科学家的期待，拜尔斯夫妇希望通过观察此单一物种而见微知著。从叉角羚的跳跃与奔跑中，约翰及凯伦仿佛看到了其他物种的奔驰方式；从叉角羚的身躯，他们仿佛感受到所有动物身体构造的代表。

然而就在约翰及凯伦期待他们能够发现某些物种生存的通则时，一切却事与愿违。拜尔斯夫妇所记录到的义角羚生存模式，往往被认为不会在绝大多数动物身上发生。它们的行为属于特例，而它们非比寻常的奔跑速度，对生物学家而言，已是困惑多年的疑问。之前，奥杜邦

（Audubon，美国博物学家）就曾经注意到此项突出的特征，而事实上任何一个人只要花几分钟观察叉角羚，都会注意到叉角羚惊人的奔跑速度。以中距离的奔跑而言，叉角羚较非洲猎豹还要快，也比一台正常速度驾驶的野外露营车来得快；它们的奔跑速度整整是野狼的两倍。叉角羚可能是有史以来中距离奔跑时速最快的物种，而其惊人的速度并非来自什么特殊的生化魔术，纯粹来自它们的身体结构——细长的腿、前端精巧且几乎毫无特征的脚部形状、耐得住快速拉扯的肌肉以及效能绝佳的肺活量。叉角羚似乎将可用以成长为较大体形或是繁衍后代的资本，全都投资在速度上，仿佛只是为了追求卓越而演化出如此适合中距离快跑的身形。所有讨论叉角羚奔跑速度的科学论文[9]，均有志一同地得到一个结论：此演化结果相当有趣且不合常理。叉角羚不是单独行动的物种，它们采用紧密群体模式迁移或逃跑（遇到天敌或其他威胁时），与其将它们与陆地上的物种相比，倒不如说它们与鱼类或鸟类的集体移动模式较为接近——同步调地高速前进。暂且不问叉角羚是如何办到的，另一个更引人入胜的问题是：为什么它们要办到？

被天敌的鬼魂追逐

根据达尔文的演化理论，过度的性能设计是不合理的。天择塑造生物的过程一丝不苟，没有物质浪费，没有个体会演化成比所需要的更高、更快、更强壮，一切存在与追求卓越无关。如果地球上不存在乌龟，当一只兔子就没有任何好处了，只需要当一只速度最快的乌龟即已足够。然而回到叉角羚的奔跑速度，在集体的移动中，究竟为何会发展出谁也追赶不上的速度呢？拜尔斯夫妇与其他研究学者甚至猎人或当地居民无数的观察结果都显示，仗着其惊人的奔跑速度，一头成年叉角羚被天敌捕捉到的几率微乎其微。为了追踪之便，许多叉角羚身上装有无线电项圈，科学家常可发现天敌成功捕食到年幼叉角羚。[10] 年幼叉角羚的天敌包括老鹰、郊狼等，但不是因为年幼个体奔跑速度较慢，而是它们在遭遇天敌时，往往吓得一动也不动（与上述拜尔斯夫妇记录的一致）。然而成年个体一旦开始奔跑时，无论是熊、灰狼甚至郊狼都不会白费气力去追逐它们。拜尔斯夫妇初次目睹叉角羚的奔跑速度时，感觉犹如目睹一场对天择论的当众羞辱——一个华丽的特例、无谓的炫耀。

约翰于是开始思考此特例背后的含义。渐渐地，他看到叉角羚身后的鬼魂在冲刺，并逮到它们的脚踝，扑倒它们；这些鬼魂躲在高耸的草丛间伺机而动。约翰看得见鬼魂存在的证据，就在风里。目前最大体形的熊类是叉角羚的天敌，但除此之外，约翰还看到了非洲猎豹及狮子的踪迹。当他眯起眼睛仔细瞧，甚至看到了追逐叉角羚的鬼魂。约翰相信这些鬼魂是叉角羚不合乎演化逻辑的解答，这些鬼魂真的存在——在过去。

一万年前，亚洲的牛开始被驯化。当时的美洲大陆上，叉角羚与灰狼、黑熊、棕熊、郊狼及其他大型肉食动物生活在同样的栖地。人类首度抵达新大陆时，他们发现叉角羚及其他各式各样的草食性动物，但除此之外，这些草食性动物身旁也充满各式各样的天敌。美洲草原与非洲草原相较野性十足，最早移民到美洲大陆的肉食性动物与今日所有肉食性动物对照，体形大、速度快，也更为凶狠，其中包括掠劫犬（*Borophagus* spp.）、短足犬（*Protocyon* spp.）、野狼（*Canus dirus*）、巨型猎豹、巨型穴狮（*Panthera atrox*）、剑齿虎、巨型短面熊（*Arctodus simus*）以及其他面目狰狞的野兽。不幸的是，它们的猎食速度也极快。巨型穴狮身长约十二英尺，剑齿虎体重一千磅，而巨型短面熊更重达两千五百磅。至于叉角羚故事中的主角北美猎豹（*Miracinonyx trumani*），一种体积大、身形长、速度快的肉食性动物，是对叉角羚威胁最大的天敌。[11] 若以狩猎行为模拟，昔日北美猎豹热爱叉角羚的程度，与今日非洲猎豹热爱非洲羚羊的程度不相上下。因此，叉角羚的高速集体奔跑技巧源于演化历史的鬼魂——拜尔斯想象的鬼魂——只是今日这些鬼魂已然绝种，徒留下叉角羚必须拼命逃跑的记忆。过去，北美猎豹与叉角羚的奔跑速度是一场不折不扣的演化竞赛；当后者赢了，前者必须跑得更快，反之亦然。接着，人类的出现造成许多美洲大陆的大型哺乳动物灭种（约六十几种），其中包含叉角羚的天敌北美猎豹。其他随着人类入侵栖地而绝迹的还有狮子、猛犸象、乳齿象及骆驼等。巨型猛兽的消失，尤其是北美猎豹的消失，使得叉角羚飞也似的奔跑速度在现代显得唐突。

之后出现更多数据及分析数据佐证了拜尔斯的洞见，而叉角羚的生活形态也变得合乎演化逻辑。叉角羚所有的生物机能皆为了躲避一度存在的天敌而设计，特别是雌性个体。雌性叉角羚倾向选择奔跑速度较快的配偶，以提升亲生孩子面对天敌时生还的几率。另外，雌性个体双角子宫（double-horned uterus）与脊柱压缩（compressed spine）的生理特征，似乎也是历史的痕迹。因此，叉角羚不仅不是演化特例，反而提供了天择法则最有力的证明；进一步而言，它们就是天择法则。今日，叉角羚的奔跑速度及生理特征似乎过于浪费；假设演化的"审判"结果果真如此，加上叉角羚的数量日益增多、栖地却日益减少，它们的奔驰速度可能就得减慢——因为跑得最快的那只，为了闪躲天敌的"鬼魂"而消耗过多精力，要付出英年早逝的代价。假以时日，叉角羚的奔驰速度也许将不再创造非凡纪录。[12]

叉角羚通则

科学家们都在追寻一件事：从特殊现象的研究结果中获得通则。当约翰·拜尔斯与其他科学家讨论他对叉角羚的发现时，他就越发体认到这并非特例。叉角羚不但不是特例，还是个经典故事，诉说了在长年共存的物种消失之际，存活下来的物种仍摆脱不掉对鬼魂的思念（即使在此例中，思念对象是避之唯恐不及的天敌）。在哥斯达黎加，热带栖地生物学家兼生态保育家丹·杰森（Dan Janzen）提出另外一个类似的例子。他认为目前世上体积最大的水果，之所以生长在不见天日的阴暗处，是为了等待现已绝种的巨型动物前来播种之用，而这些巨型动物绝迹的年代与北美猎豹相近。1979 年，杰森在观察到一种豆荚长达三英尺的红花铁刀木（*Cassia grandis*）后做此推测，而历经三十年的考验，证实杰森的理论为真。古生物学家保罗·马丁（Paul S. Martin）曾说："我们活在鬼魂出没的年代；史前鬼魂一度存在的证明藏在甜美的大型果实中。"[13] 不少深受人类喜爱的水果，事实上曾经以巨型哺乳动物的消化道为交通工具四处迁移，包括木瓜、鳄梨、番石榴、番荔枝、桑橙与气味浓厚但美味十足的榴莲。[14] 除此之外，生物学家也发现一些缺乏公开授粉者的花株，曾经与一种拥有细长口器的授粉者共存，但授粉者本身已绝种。将来或许会有更多相关的例子被发掘，更多失去伙伴的物种思念着往日的羁绊。

叉角羚与上述的例子仍有微妙差异。大型水果思念的猛犸象、树懒曾为其播种，但叉角羚思念的竟是曾经猎食它们的北美猎豹。然而一旦少了北美猎豹，叉角羚已不知正为谁奔驰与冲刺。因此，尽管北美猎豹是威胁叉角羚生命的天敌，天敌的消失却又意味着另一种形式的威胁——固有的生活形态突然显得没有意义，卓越的速度突然显得白费精力。叉角羚已经可以静静休息时，却不得不继续奔跑，全只为了逃离昔日鬼魂的追逐。

我们也是。

第三章　叉角羚通则与肠道的鬼魂

地球上每个生命与其他物种的互动关系，都会影响自身演化的方向。如同动物为了采蜜而演化出细长的口器，为了侦测果实的香甜而发展出敏锐的嗅觉。然而即使互动物种已绝迹，动物的这些特征或能力仍然不会消失。就像失去天敌的叉角羚，依然拥有高速奔驰的能力。如今我们的肠道不再受寄生虫的威胁，身体的免疫系统，却还不习惯没有它们的存在。

拜尔斯以切身经验了解叉角羚的奔驰，并从中发现一个通则，我们姑且称之为"叉角羚通则"。叉角羚通则由两项要件组成：（一）每一个物种皆拥有某些基因及生理特征，与其他具有互动关系的物种密切相关；（二）即使具有互动关系的物种已经绝迹，这些特征或能力仍不会突然消失，并且成为一种过时的存在，甚至是负担。举例来说，植物为了保护叶子而生产毒素，为了引诱授粉者而制造花蜜，为了吸引播种者而结果。

相对地，动物为了采蜜而演化出细长的口器，为了侦测果实的香甜而发展出敏锐的嗅觉；肉食动物长而尖锐的牙齿是为了捕捉猎物。同理，肠道寄生虫拥有的附器（appendage），其形状刚好与宿主肠道的构造互补对应，因此可以牢牢地附着其中。地球上每个生命与其他物种的互动关系（即生态学家所称的"种间交互作用"〔interspecific interactions〕），对自身演化方向的影响力，绝不亚于生存、摄食、呼吸及交配等基本需求；这也正是达尔文提出的"树根纠缠的河岸论"（tangled bank）。拜尔斯在观察叉角羚的过程中进一步领悟出一项道理，倘若互动物种消失，对原本应运而生的生理特征会有何影响。此现象可见于失去美洲猎豹的叉角羚、失去播种者的大型水果甚至是失去寄生虫的肠道——最终只得毕生携带着演化遗迹，痴痴枯等那早已绝迹的互动物种。

虽然对生态或演化生物学家而言，叉角羚通则在生命世界中十分显而易见，但包括拜尔斯在内，鲜少有人将其与人体内的世界做联想。一般来说，医学研究者在演化领域的知识有限，因此习于将人类当作隔离于其他物种之外的"孤岛"，而忽略了人类过去漫长而原始的历史（例如我们曾经拥有敏锐的视觉及嗅觉，以寻觅果实等食物）。直到最近，当人类消灭周遭所有天敌与肠道寄生虫之后，温斯托克等学者才渐渐注意到此问题，并开始思考：那么是人体的哪一部分受到鬼魂纠缠呢？当人体抛弃原有的互动伙伴时，无论与其是友好或敌对关系，会发生什么事？

想念寄生虫的肠道

可惜事实上，温斯托克对叉角羚通则一无所知。他与多数医学研究者一样，从大一开始，完全没有修过任何演化学或生态学相关的课程，因此要他说明人类的祖先或期待他热爱大自然，可能有些强人所难。温斯托克的本行毕竟是免疫系统以及寄生虫对人体的影响；你或许会觉得他的研究领域过于狭隘，但与绝大多数的生物学家相较，其实已经堪称"广泛"了。从纽约返家的长途旅程中，温斯托克快速翻阅有关克隆氏症及其他文明病的资料，一如其他科学家，他看着眼前日益增多的病例趋势，不禁问自己：背后的原因是什么？接着他回想起克隆氏症多发的这几年，恰好与发达国家中寄生虫感染罕见的时期相互重叠。温斯托克成功地应用自身对人体免疫学及寄生虫学的知识，将上述观察到的现象结合——灵感乍现，克隆氏症的成因可能是肠道寄生虫！反复看了一次又一次的数据之后，他更加确定这是个标准答案。而这个答案与叉角羚通则的关联性，远远大于正统医学。

一个科学家找到解答的瞬间是令人振奋的，他会心跳加速，还可能在实验室内绕跑一周，振臂欢呼。通常在这种时刻会忍不住找个人来分享，而依据我的个人经验，这正是回到残酷现实的开端。有时，某个聪颖的学生会回应我："我不确定这个想法可行。"于是我渐渐清醒，怀着郁闷的心情正视事实。然而偶尔，灵感会是对的——或至少从天堂跌入地狱的时间还没到。

时间最终将证明一切，对温斯托克而言亦然。他认为克隆氏症是人体肠道的免疫系统无法忘怀昔日的演化伙伴——寄生虫，而包括克隆氏症在内的所有发炎性肠道疾病，皆起因于逃避古老的鬼魂。当叉角羚为了摆脱绝种天敌的纠缠而狂奔时，平白消耗着身体的能量；当人体急于在寄生虫的幻影中逃命时，免疫系统便出了差错。又或许，自始至终我们的免疫系统从未学会如何正确地逃命。

但目前毕竟只有温斯托克身为科学家的直觉，而没有任何科学证据。在发达国家，克隆氏症的多发率远高于寄生虫感染，而在较为原始落后的地区，情况则刚好相反——单是两种钩虫（美洲钩虫〔*Necator americanus*〕、十二指肠钩虫〔*Ancylostoma duodenale*〕）的感染人口即高达十亿之多，更遑论加上绦虫、鞭虫等其他寄生虫的感染人口。为什么呢？因为人类与寄生虫的相遇之初其实"纯属巧合"。寄生虫的祖先原是海栖生物，自从以动物消化道为交通工具而顺利登陆后，我们的肠道系统便化身为他们的新海洋、新栖地。

然而，在正统医学学者眼中，这段深厚的渊源令人难以接受。长久以来，药物研发的基础建立在借由"消灭"体内病原体的手段来恢复健康，因此无论抗生素、防腐剂或驱虫药之类的"对抗有机体用药"（antis），其原理皆在于扫荡外来物种。温斯托克的论点却与众不同——而他也准备好在公开发表人体因"缺乏"寄生虫而生病的假说后，迎接来自各界的议论。幸好，一般而言，疯狂假说若是出自德高望重的学者之口，议论声浪相对较小，因此他们还算拥有"大放厥词"的权利。但是一旦占了媒体版面，仍不免有人会质疑道："拜托，接受奥普拉访问之前难道不能先准备点实验数据吗？"

的确，证实新假说的可信度，通过科学实验是个好方法。但如果进行的是一项"人体实验"，常会遇到重重阻碍，有时甚至会引发道德争议。试想在现实生活中，企图验证冰箱对克隆氏症的影响有多么困难——即使是病情严重的患者，也不见得能够放弃对冰箱的依赖。至于寄生虫与克隆氏症的关系呢？唯一可行的方式与研究叉角羚的奔驰行为相仿：重新寻回天敌，寻回肠道中的美洲猎豹。

拯救叉角羚！再野化栖地

如果消化道缺乏寄生虫是罹患克隆氏症的主因，理论上，重新引入它们或许是最好的解药，但是这可能仅是个过度简化的推测，正如有人想以复育叉角羚天敌的方式"再野化"（rewild）栖地一般。如果寄生虫引入患者的实验不成功，有可能是因为在人体早期免疫系统发展阶段即需要寄生虫存在，或是寄生虫在人体内的时间必须够长（慢性感染），才能使消化道的免疫功能恢复正常。上述原因皆纯属猜测。但是一旦将寄生虫植入病患体内，并且病情出现好转，则代表这或许是个有效的治疗手段，而若参与实验的病患数增加，温斯托克的论点就会变得更加具有说服力。

我在查询克隆氏症的相关数据时，曾怀疑过其实验程序是否能够符合道德标准，有可能因某人反对的声音而不得不中止研究吗？这项疑问同样可以回到保育叉角羚的议题上。当时包括拜尔斯在内的某些科学家，曾建议将北美西岸大陆彻底再野化——抛弃保育生物学的成见，大规模复育现有肉食动物。北美西岸的原生肉食动物包含熊、狼等，而今日它们的活动面积大不如前，只剩下原本的百分之一。同时，由此观点衍生，我们还需要引进其他替代动物；举例而言，引进象群以填补因猛犸象与乳齿象绝种所留下的生态空缺，引进非洲猎豹替代绝迹的美洲猎豹，引进非洲狮替代绝迹的美洲狮，甚至引进双峰骆驼替代一度曾生活在北美大陆的同类。当所有消失的物种重返齐聚，当老鼠、野草或蒲公英等外来物种被驱逐出境时，复育工作才堪称"成功"。届时，叉角羚的飞奔将不再只是为了躲避鬼魂虚幻的追逐，而是为了躲避真实存在的天敌。

上述的革命性论点是由以乔许·唐蓝（Josh Donlan）为首的康奈尔大学保育生物学家们率先提出，他们个个都是曾经亲自在野生环境中追逐大型哺乳动物及蛇类的"猛男"。这群科学家既不畏大型野生动物，也不畏公然提倡自己的主张。像多数男人一样，如果要在心脏病发以及与老虎搏斗中丧命二择一，他们宁可选择后者。唐蓝在某篇文章中曾提及："眼看美洲原本丰富的野生环境在数百个世纪以内快速流失，你能坐视不管吗？"唐蓝本身显然无法这么做，他认为应该为北美洲找回失落的狮子与老虎。由于唐蓝研究团队的迫切渴望，他们决定深入荒漠，将计划付诸行动。事实上，他们目前已从墨西哥生态保育区以卡车载运一些野生生物，通过边境带入美国得州，并于泰德·透纳（Ted Turner，CNN 创办者）的牧场野放。不过那群野生生物并非狮子，而是重达一百磅的墨西哥陆龟（*Gopherus flavomarginatus*）。牧场虽然占地广大，但周围设有防护栅栏，这倒也无关紧要。唐蓝的终极目标是要恢复所有绝迹物种的生态功能，只是引进狮子之类的大型动物，可能需要更大的卡车。

野放观点向来是个禁忌 [1]，唐蓝及其他提倡"再野化"的学者受到了各界激烈的回应，其中包括反对邮件以及消极式攻击的学术论文。举例来说，农民认为先人们搏命铲除大型动物、拓荒垦地，好不容易才有今日的成就，怎么可以轻易放弃。这类缅怀前人的感伤情怀，早在两百四十年前左右，英国生物学家威廉·杭特（William Hunter）即描述过："尽管身为一位生命哲学家，对多数物种在一个世代内灭绝会感到遗憾，但身为人类，我只能对上苍心存感激。"[2] 换句话说，老虎生活在孟加拉国是件好事，但跑到我家的后院可就得另当别论了。显然，社会大众对于再野化爱达荷州绵延的草原与再野化人体内部两者的接受度有天壤之别，而后者高出许多。

也正因如此，唐蓝至今仍苦苦等待有关当局通过北美野放的申请计划。虽然仍不易取得哺乳动物的野放许可，但他们的努力已经换来些许成果：丹麦生态学家丹尼斯·汉森（Dennis Hansen）成功引进亚达伯拉（Aldabran）象龟至隔离的毛里求斯岛（曾有原生大型龟类居住于此），并且发现由于亚达伯拉象龟对播种的协助，当地植物族群的生机因此恢复。借由亚达伯拉象龟的排泄物播下的种子，发芽后植株成长得较为高大、茂密，与直接落地的种子相比，沦为食物而无法散布的几率也较小。然而，是否准许将亚达伯拉象龟进一步野放到毛里求斯岛以外的栖地，依旧悬而未决。[3] 同一时间，温斯托克在"体内栖地"的野放计划也已经展开，并以老鼠为第一个实验对象。研究团队发现在老鼠体内植入线虫后，可预防它们罹患发炎性肠道疾病。温斯托克接着乘胜追击，向爱荷华大学研究审核委员会申请人体实验计划。出乎他们的意料，计划顺利通过了。

人体野化实验：复育肠道寄生虫

1999 年年初，克隆氏症患者一个接着一个进入爱荷华大学研究室，接受实验前的医学检验，确认是否符合受试资格。在淘汰有孕在身、病情过度严重以及过度轻微的患者后，筛选出 29 位受试者。大部分的患者在当时对寄生虫疗法可能带来的风险几乎一无所知，而在充分了解后，全数都愿意参与这项理论极端的实验。如果温斯托克的推测正确，他们将有机会痊愈；但如果温斯托克错了，他们的病情则可能更加恶化。无论是何种结果，这些受试者势必成为寄生虫——人类曾经耗费数百万美金根除的物种——的宿主。简单来说，这项实验是在医疗前进的道路上"逆向行驶"。

通常，当我们健康时，身体仿佛不存在似的；一旦出现状况，肉体的感受就变得格外清晰，每个器官、组织似乎突然有了敏锐的知觉。

克隆氏症患者也不例外，病痛无时无刻不在提醒着他们，肉体（尤其是消化系统）一天比一天更加衰弱。正常的进食过程是从咀嚼开始，运用起源于鱼类、演化历史悠久的牙齿构造磨碎食物；接着，口腔分泌的唾液淀粉酶等进一步将食物分解成黏稠物，并以舌头将其往下方推至胃里。经胃酸溶解后的物质将通过数米长的肠道，而被肠道壁吸收的养分则随着血液流动，运送到各个细胞产生燃料。对多数人来说，上述奥妙的机械系统从未罢工，并且工作时数往往超过垃圾处理机或汽车引擎等任何一台人造机器。然而，对克隆氏症病患来说并非如此，他们终身都必须随时有心理准备，面对消化系统无预警的故障或罢工。因此，其中某些饱受折磨的人宁可选择看似极端的寄生虫治疗手段。

温斯托克的医疗实验所采用的寄生虫种类为猪毛首线虫（明确地说，即是鞭虫）。为了确保这些寄生虫没有从原宿主的肠道携带其他病原体，所有实验用虫卵均先从一般猪身上取得，再置入另一批无菌猪体内孵化。经同种交配后*，孵化成功的虫卵以每组约两千五百个的数量平均分配。猪毛首线虫虫卵的形状像两端带有门把的橄榄球，内部紧紧地蜷曲着一只活生生的幼虫。

1999年3月14日，29位受试者均被分发到一杯悬浮着鞭虫卵的运动饮料，其中添加有深色炭粉，使虫卵无法以肉眼看出来。在研究人员的监督下，每位患者都非常配合地喝光泥浆色的"运动饮料"，没有人吐出来。[4]他们大口咽下虫卵，擦一擦嘴，静待接下来即将发生的事。

温斯托克的理论除了一年之前六位重度克隆氏症患者预先参与过的小型测试[5]之外，没有任何可供参考的背景资料，因此实验结果完全

---

* 有人想象当时线虫交配的背景音乐可能是马文·盖伊（Marvin Gaye）的曲子。

无法预料。倘若如同小型测试的结果，理想中猪毛首线虫附着于肠道的时间不应过长，然而，谁也不敢保证实际状况。一旦寄生时间延长，即可能出现严重的副作用——这点受试者在事前已经相当清楚，他们在图书馆也可找到许多鞭虫的相关信息，包括各式各样写实的图片。从图片中可见鞭虫像极了形体细长且无特征的蛇，一只雌性鞭虫每天可产下上千个卵，以委婉一些的说法形容，这些卵会被宿主"遗留"在土壤里。此时，虫卵无法做什么，只能等待时机成熟时，下一个宿主不小心将它们吃下肚中。换句话说，数百万年以来，鞭虫向来是借着一次又一次类似的意外繁衍后代，延续族群生命。接着，重返消化道的卵会在动物体内孵化成幼虫，并爬行至肠壁黏膜表面附着、发育，长成成虫后又再度回到前述的交配周期。然而在这项实验过程中，鞭虫的交配阶段不应在宿主体内发生；根据温斯托克的构想，鞭虫的功能仅在于诱发克隆氏症患者恢复正常的免疫反应，然后在成熟以前即离开宿主。

眼看一星期、两星期过去，所有受试者却依旧无法感受到病情有明显好转的迹象，也因此相当犹豫是否应该继续参与接下来的实验，就在此时，4 位病患选择退出。随着时间一点一滴流逝，在吞下虫卵后的第七周左右，某些病患开始出现些微的好转现象；第十二周时，受试者们回到实验室接受追踪检查。终于，温斯托克的人体野放计划成效到了见真章的时刻。实验管理人在电话里通知他们检验结果：选择留在计划里的 24 位受试者中，病情确认好转的共计 22 位；第二十四周（本实验最后一周）时，所有受试者的症状都获得舒缓，其中 21 位受试者的病情受到有效控制。此项实验得到的结论是：克隆氏症患者在肠道有寄生虫的情况下，身体变得更加健康。

这项实验的发现引发了两极回应。第一种是对温斯托克借由"再野化"人类肠道成功改善原先治愈希望渺茫的克隆氏症[6]感到兴奋。克隆氏症的实验结果仅是个开端，而此开端鼓舞了许多科学家前仆后继地以类似的理论基础，投入各类医学领域的研究，包括自体免疫、过敏等，甚至有些学者认为抑郁症或癌症与缺乏寄生虫也息息相关。科学实验的范畴愈来愈广，几乎到了一发不可收拾的地步。当然也有一些医学家抱着怀疑的态度，以反复实验、累积数据的方式检验温斯托克的研究，但事后反而更加巩固他的理论基础。除此之外，罹患其他发炎性肠道疾病的患者在接受寄生虫疗程之后，症状也显著减轻。另外相关的科学发现还包括患有糖尿病的老鼠，在植入寄生虫后血糖值竟恢复正常[7]，乃至于心脏病以及多发性硬化症也可获得改善。

从前，发达国家向来以根除寄生虫作为公共卫生的重大成就与有效控制大自然的里程碑。温斯托克的实验结果却使我们惊觉"控制大自然"未必是项成就，我们甚至应该重新将某些种类的蠕虫（当然不是全部）带回体内。然而犹如密西西比河渠道的整治一般，过程必须小心翼翼，才能使外流洪水导入"正途"。人类习惯视自己为地球上独一无二的物种，也因此许多冲突与矛盾油然而生；的确，我们的文化、行为、饮食、药物全都改变了，但我们的身体并没有。打从祖先开始狩猎、逃避天敌追逐、徒手取水或仰望满天繁星以来，历经六千个世代交替，人类的身体始终"本性难移"。古老的记忆极为深刻，人体在没有察觉文化改变的同时，已经做出本能性的反应，尽管这些本能在今日已像叉角羚或巨型水果。

作家瑞克·巴斯（Rick Bass）曾为拜尔斯的著作写过序言："世上几乎没有任何一个新发现能够立即交织出缜密的真相，却可启发人们探索未知或未经验证的科学荒地。由此，第一个答案继而衍生出更多的疑问。"温斯托克的发现引发的第一个疑问是：为什么？为什么人体需要绦虫、鞭虫或钩虫的陪伴？为什么它们离开，我们会生病，而它们重返人体（虽有"腹背受敌"之感），我们却变得健康？当然，在急着吞下虫卵之前，早被判定有害的寄生虫似乎值得我们重新了解。只是无论答案为何，大多数人的体内已经失去它们了。

温斯托克渐渐相信，免疫系统的发展过程需要寄生虫；少了它们，免疫系统就像在无重力环境中生长的植物。过去，陆生植物演化的基础建立在征服重力之上，成功克服地心引力的种类才能由沼泽区一步步顺利登陆。厚实的细胞、强而有力的茎（之后甚至演变为木质树茎）以及运输糖分、水与气体的结构，全是为了对抗地心引力；这也正是一棵树及一株沼泽杂草之间最大的差异。如果少了重力，陆生植物的枝芽与根茎将变成美杜莎杂乱的发丝，无法区分方向，而我们的免疫系统正面临类似的问题。

寄生虫是敌？是友？

或许你会认为以上的模拟过度暧昧不清，但免疫学家本身在解释人体免疫系统与寄生虫的关系时，往往比前述的譬喻更加隐晦。温斯托克等免疫学家曾形容：少了寄生虫，免疫系统将陷入"失衡及不和谐的状态"；或相形之下较为直接的说法：陷入"紊乱的状态"（out of whack）。"不同"的免疫系统是发达国家人民的共通点，而"不同"一词代表了我们对此事的"不确定"——没有人知道完全远离寄生虫的身体将会发生什么事，唯一确定的是，生病的几率似乎提高了。

对此，温斯托克心中有一个较为具体的答案，当然，其他学者心中也有，然而科学家们通常彼此意见分歧，并且难以达成共识。温斯托克心中的推测（最初由剑桥大学的免疫学家格雷厄姆·鲁克〔Graham Rook〕所提出）看来相当合乎逻辑，虽然这并不意味它必定属实，但至少提供了我们一个可能答案。

在进一步解释之前，先稍加介绍人体的免疫系统。如果将人体视为一个国家，这个国家拥有两种军队：第一种专门用来对抗病毒与细菌，第二种则专门用来对抗线虫等寄生虫。它们互相合作，但是当身体消耗较多能量在第一种攻击行动时，第二种攻击行动获得的能量将会减少，反之亦然。上述说明看似过度简化或有些"卡通化"，然而事实上，科学家们直到1980年代初期才得知这项事实。我可以在此洋洋洒洒地用更多专有名词描述细节，例如TH1s、TH2s以及其他连专业字典都无法翻译的词汇，但说穿了，这不过是在掩饰我们目前对免疫学的知识匮乏罢了。所以，只需记得一个观念：两种免疫系统的军队在前线分别奋力地抵御外侮。

而这两种免疫系统军队存在的时间已长达两亿年之久，举凡鲨鱼、松鼠、鱼类、昆虫的体内都具备与我们相同的军队，足见动物与细菌、病毒以及寄生虫之间的渊源有多么深厚。寄生虫对我们来说如重力之于植物般不可或缺，也使得免疫系统发动的战争有了意义。然而在漫长演化史最近的一秒钟，巨变骤然发生——人类开始居住在建筑物里，开始使用厕所。

如前所述，免疫系统的两种军备分别攻击不同目标：病毒细菌及另一种较大型的病原体——寄生虫。但在过去五年，科学家逐渐发觉这不是故事的全貌，什么关键元素似乎遗漏了。当寄生虫藏匿在体内一段时间后，免疫系统最终会自动休兵。但究竟是为什么呢？

原来，我们遗漏的关键是免疫系统的另一种军队——和平部队

（peacekeepers）。一旦免疫系统与寄生虫初步交手失败后，该怎么办？它可以选择继续作战，而在某些情况下，这也的确是事实。然而无穷无尽的免疫战争为人体所带来的麻烦，往往超过寄生虫感染本身。因此，比较聪明的选择是休兵，学习接受现实，与敌人和平共处。这也是多数免疫系统的选择：和平部队发表止战宣言，将能量分配到对付那些较有胜算打败或是更具威胁性的敌人。

温斯托克、鲁克等科学家发现的和平部队是免疫系统昔日的调停方式，但从某方面来看，却成为今日棘手的问题。学者推测，这类免疫物质只有当情势需要时，人体才会制造。如果在免疫系统发育初期，敌人压根儿未曾现身，和平部队自然不会出动，也因此这项免疫功能将随之衰退、凋零。然而前述的第二种军队依旧维持着强大武力，并且急于取得胜利。此本能使得所有在士兵眼中看似外来敌人的任何物质皆难逃轰击，其中包括我们的身体结构。而本该负责中止这场"无差别攻击"的和平部队又偏偏因免疫功能不全而在紧要关头失效。于是，免疫系统与"身体内部"（非外来病原体）的战争永无止尽地持续下去，人类也变得愈来愈虚弱，皮肤过敏、肠道发炎、肺衰竭及呼吸困难等症状便层出不穷。最后的下场即是原属同一阵营的双方两败俱伤。

调停肠道免疫战争

那么温斯托克实验成功的原因何在？依据他的推断，引入鞭虫至克隆氏症患者体内，可诱发免疫系统恢复和平部队的建立，达到休兵目的。但如同美洲猎豹的复育计划势必对叉角羚产生威胁般，接受寄生虫野放的人体也得付出相应代价。最常见的副作用是由严重感染导致的肠道失血（因寄生虫会吸取我们的血液），或在进一步恶化时，转为贫血症。无论如何，这样的代价与免疫系统的无差别攻击相较实在算是件无关紧要的小事。而如果寄生虫成功隐居在消化道中，为了不浪费身体的能量，和平部队的自动免疫机制将会率领大部分"第二种军队"的士兵撤退，避免无差别攻击的发生与战场扩张。换句话说，若说免疫系统和平部队的职责是在维系体内和平，那么寄生虫则是促进和平协议诞生的推手——这是一种可能的解释。

而我个人比较偏好的另一种解释，与前述推论没有任何冲突，甚至彼此互补。长久以来，科学家即知道当寄生虫寄生于动物体内时，会分泌一种抑制宿主免疫系统的化合物，此化合物类似通知宿主的讯息，告诉宿主："嘿，别担心！这里没事，不必发动战争。"寄生虫分泌的"讯息化合物"与人体本身拥有的化合物相仿，因此得以顺利蒙骗过我们的免疫系统。在发育过程中，我们或许也必须仰赖这类的化合物（至少必须仰赖少量的寄生虫化合物），而免疫系统可能由于"预想"寄生虫的抑制作用，所以备好更为强大的武力应战。虽然至今依旧无人能够具体证明上述现象，但不可否认，这也是个十分合理的解释。

然而，最终的结论都是：我们必须面对一个肮脏的事实——寄生虫是免疫功能正常发育的必要因素。生物学家将此称之为"卫生假说"（hygiene hypothesis），该假说认为：免疫系统需要暴露于含有寄生虫、微生物等病原体的环境中，才能正常运作。不仅如此，除了肠道之外，我们口腔分泌的酵素，甚至我们的视力、脑部发展、文化等都必须仰赖其他物种的陪伴与"塑形"。在努力对抗自然界的"重力"之后，我们才惊觉它的重要性，尽管至今科学家对于失去寄生虫或其他物种的生活是利是弊仍有争议，但显然人类已成了在生态界失去舞伴的独舞者。

人体终将记得与其他物种互动的过去，也记得肠道的共生者，自然界的天敌与猎物。就在你阅读这段文字的当下，体内的军队没有一刻懈怠，而这场战役的胜负取决于寄生虫的存在与否以及你天生的遗传基因。免疫系统永远为你而战——在意识完全无法控制的状态之下；如果你的运气不错，这场战役将不会带来过敏反应、糖尿病、克隆氏症等麻烦，而你该好好感激体内的共生者或好基因。然而万一运气稍差，万一你的免疫功能失调，该怎么办？你会不会或能不能寻回演化途中遗失的寄生虫？

第四章　肮脏的现实：万一生病的是你……

如果你不幸罹患克隆氏症，不但无法正常进食，还会严重腹泻、作呕，你该怎么办？而以消灭体内物种为基础的传统医疗思维，显然无法帮助你重拾健康。根据研究显示，这类肠道疾病与人体中寄生虫的消失息息相关，然而你愿意为了健康，冒险接受寄生虫感染吗？

目前，全球有数百万人正在为免疫失调相关的疾病所苦，并且对医疗进展缓慢的速度渐渐失去耐心，因为等待新理论证实的过程，无异于等待死亡，而两者同样令人绝望。约在 2006 年到 2007 年间，黛伯拉·韦德（Debora Wade）阅读了许多温斯托克的寄生虫理论，决定不再枯等下去。如同多数患者，二十年来的病痛煎熬使她对无止尽未知的等待感到厌倦。黛伯拉一心只求摆脱病苦纠缠，无奈选择有限，克隆氏症已不知不觉成为她日常生活的梦魇。

黛伯拉终于下定决心，她愿意为了治愈宿疾付出任何代价。对一般人来说，温斯托克的"鞭虫特制饮品"相当恶心，但对黛伯拉来说，在服用多年药物却始终不见病情好转的情况下，这是个吸引人的选项。她无法当一个正常人，长年以来她受困家中，日益憔悴，同时饱受慢性腹泻、腹痛及夜间盗汗的折磨。享受美食的权利早就被克隆氏症彻底剥夺，稍微"健康"一点时，消化道只允许她喝一些汤。

她已经无法记得所有的用药量（药物带来的副作用倒是十分难忘）。在遍寻网络及图书馆的数据，并与朋友、专家反复讨论过后，终于，她从医师口中得知一项新讯息——参与临床实验的机会，但相对风险是提升罹癌几率，这仿佛是渴望健康的一种惩罚。由于风险过高，她又重来一遍上述的过程：寻找数据、咨询专家，最后又回到了原点：寄生虫。与其他选项（未经测试的密集化疗或骨髓移植）相较，这个选项反而显得较不骇人听闻。黛伯拉暗忖："将虫卵吞下肚能有多糟？不可能比现在的处境更糟了吧？"几经挣扎后，她决定采用寄生虫疗法。

在与主治医师确认过后，她准备邮购一包鞭虫卵（配方与温斯托克实验助理交给受试者的相同），但新问题来了：依据美国食品药物管理局（FDA）的规定，邮寄虫卵是违法行为，而就算她有办法私下取得，前两周的剂量得花上 4700 美金，接下来按月计费（价格仍维持4700 美金之高），同时可能需要终身服用。

她好不容易得来的一丝希望再度落空。接着，转机出现，她得知一项鞭虫医疗临床实验将在英国诺丁汉进行，并且正在招募受试者。实验采用双盲（double-blind）方式，即某些受试者实际吞下鞭虫，另一些受试者服用的则是安慰剂，而两组受试者事前均不知情取得的是哪一种。实验末了，研究人员会评估鞭虫对于过敏性鼻炎、气喘、克隆氏症的疗效如何。黛伯拉按捺不住心中的期待，立刻致电询问，对方表示愿意接受美籍受试者的申请，这是个天大的好消息！但当黛伯拉的心情渐渐平复下来之后，她发现自己刚才似乎有些被满腔乐观给冲昏头了。现在是面对现实的时候：为了参与所有实验过程，她必须在一年之内飞往英国六次，这对她目前的健康及经济状况而言是个相当沉重的负担。而就算她成功克服上述障碍，要能够拿到真正的鞭虫卵仍得拼一拼运气（50% 的几率会拿到安慰剂）。

正当黛伯拉陷入烦恼之际，脑中突然灵光一闪：为何不凭自己的力量去寻找寄生虫呢？其实我在撰写本书时，也曾试着输入"克隆氏症临床实验"、"改善克隆氏症"或"克隆氏症的治疗"等关键词，于网络上搜寻相关信息，我发现大约只需筹备 3900 美金，就可以在墨西哥买到一剂钩虫；可不是取自寄生在猪身上的钩虫，而是墨西哥传统医学中所使用寄生在人类体内的钩虫。这种钩虫的感染途径是通过皮肤钻进人体内，有时会导致患者出现贫血或其他更严重的感染症状。黛伯拉发现的网络广告与我查到的类似，广告中号称以购买一台中古车的花费，即可换取梦寐以求的寄生虫。你可能会质疑她是不是欠缺理性、周详的考虑，才会相信一则来自墨西哥蒂华纳（Tijuana）小诊所的夸大宣传？毕竟这是 21 世纪，一个崇尚现代医疗系统的时代，黛伯拉竟然会选择一间来路不明的小诊所，而且连里头的医师是否具备医学院学历都还搞不清楚（事后证明他没有）。话说回来，或许一时之间死神还不至于立刻降临在她身上，但每日活在反复的病痛折磨与生不如死的绝望中，她还有其他选择吗？

医疗体制外的配方

黛伯拉于是告知她的主治医师那则寄生虫广告以及她的计划，他力劝她打消这个念头；尽管医师十分了解她的心情，因为现代医学对体内"物种遗失"的问题，除了不断开处方笺直到新药物发挥疗效为止之外，向来束手无策。万一发挥疗效的那一刻无法成真，医师与患者都只得莫可奈何地耸耸肩（黛伯拉的医师也是一直遵循这样的程序）。然而对黛伯拉来说，她很难欣然接受医师的建议；与她现在所接受的各种疗程相较，寄生虫带来的困扰显得微不足道，她早已厌倦了长期频繁的注射、大量用药与随之而来的身体排斥反应。寄生虫仿佛是她唯一的解药，如果顺利的话，钩虫将从手臂的皮肤钻进她的血管中，通过心脏、肺脏，并进入肠道中定居下来。而若钩虫觉得黛伯拉的肠道算是个不错的栖地，它们可能一待就是三年至五年不等，有时更久。这些定居下来的钩虫当中恰好有至少一雄一雌，便极有可能在黛伯拉的肠道里交配并繁衍后代，但人体内寄生个体的总数不会因此增加，因为虫卵会流入马桶，进入加州（黛伯拉的居住地）下水道的污水处理系统。另外，根据广告内容，黛伯拉无须每周都喝一杯"虫卵特制饮品"，她只需三年重返诊所复诊一次（或少至十年一次），接受相同的治疗。这感觉与其说是治疗，倒不如形容为"在体内收养一群野生'宠物'"可能更加贴切，虽然这群宠物比较另类——细长、半透明的身躯，且以吸食主人的血维生。

　　这项绝佳的选择背后，当然有风险存在。然而黛伯拉心想：她现在接受所谓的"最先进疗程"又何尝没有风险呢？医师开给她的药物，其副作用为增加罹癌及器官感染的几率。除此之外，这些最先进疗程的临床研究基础与寄生虫疗法同样薄弱，但至少后者的副作用明确且可预测性高（建立在现今全球数百万个病例之上）。因此，黛伯拉说服了家人一同陪伴她开上前往墨西哥的五号公路。

途中，黛伯拉的脑海不断地浮现医师警告她的每一句话："到了当地诊所，你无法随自己的意愿决定要不要服用药物，也无从得知药物成分，甚至不一定能够确定你取得的是否是你需要的钩虫。当然钩虫的来源也无从得知：原宿主是否带有其他寄生病原、细菌或病毒？"她明白主治医师的话相当中肯，但不知何故，她的心情丝毫未受影响。她直觉自己为生命做了一个重大的决定，使她终于有机会摆脱二十余年来病魔的纠缠。

黛伯拉此行还有另一个目的——拜访贾斯柏·劳伦斯（Jasper Lawrence）。虽然素昧平生，但她对他的故事早已耳熟能详，而每一个听过劳伦斯经历的人莫不印象深刻。

非洲找寻寄生虫之旅

劳伦斯原是一位在硅谷工作的资深广告人，事业上表现得有声有色，却长年为气喘所苦。随时可能发作的宿疾，使他时时对自己的健康状况提心吊胆。尽管随身备有气喘吸入器，脆弱的肺脏仍不断提醒着他：死亡仿佛只在呼吸之间。劳伦斯自幼体弱，而最近他可以清楚感觉到病情日趋恶化。其中一个可能造成病情加重的因素是烟瘾，劳伦斯的内心常因无法成功戒烟而充满罪恶感，然而肺部衰弱是否单纯因为吸烟导致，抑或由其他更为复杂的成因造成（例如遗传），在科学家眼中至今依旧是个谜。无论实际原因为何，劳伦斯近来开始频繁进出医院，并完全仰赖强体松（Prednisone）类固醇片控制病情。另一方面（无关他的气喘问题），劳伦斯转职并对新工作雀跃不已。当时的他尚未察觉，此刻，是他生命的转折点。

转换工作后，劳伦斯需要处理的第一件事即是加入新的健康保险计划，以支付所需的各项医疗费用；但保险公司以"既存病史"为由拒绝受理他的申请，这为他带来强烈的不安全感。惶恐之余，他禁不住想到自己的墓志铭上将刻着："贾斯柏·劳伦斯——因'既存病史'离开人世——长眠于此。"边想边感到呼吸愈来愈浅，也愈来愈珍贵。

或许目前看来，劳伦斯的病情还不到危及性命的地步，然而他内心隐约涌起一股预感，"这个地步"已经近在眼前。因为气喘频频复发，与雪上加霜的拒保事件，使他不愿错过任何可能改善健康状况的机会。劳伦斯对于"改变"并不排斥，而这趟改变之旅的起点是英国的阿姨家——他毫不迟疑地立即动身。在阿姨家某个辗转难眠的夜晚，他处于亢奋却无法专注思考的精神状态，坐在计算机前疯狂地搜寻治疗气喘的相关数据。劳伦斯记起阿姨曾向他提过前一阵子 BBC 播出的一部纪录片，讨论钩虫对多发性硬化症及气喘的疗效，因此他试着在网络上寻找此片。与此同时，他意外地发现了温斯托克等科学家发表的文献。起初，劳伦斯对文献所叙述的内容感到半信半疑，但随着一篇接着一篇相关文献的浏览之后，他止不住胸口的兴奋与悸动。纵然读完后他只依稀理解温斯托克的实验主在讨论虫卵剂量及肠道发炎的关系，但当天"清晨"就寝前，他已下定决心放手一搏，把自己的健康托付在寄生虫身上。他想，最糟的情况不过就是当一个失败的蠢蛋罢了，而相反的情况却是能够从此获得这辈子最渴望的健康。接着，劳伦斯进入梦乡，他梦见许多纠结、缓缓蠕动的寄生虫。醒来后，他又重新回想了刚才的梦境，他发现对他而言，这是场美梦。

接下来劳伦斯花了整整一个月的时间，研读所有寄生虫对人体健康影响的文献。但如同多数决定将健康掌握在自己手里而非任凭医师摆布的人一般，要读懂此类专业文献不是件容易的事。至于科学文献的内容之所以显得艰涩，一方面是因为其中充斥了成堆的专有名词，另一方面其实是因为科学家本身也无法确定真相为何，因此即使他们真的发现了真相，多半也是无心地歪打正着。尽管如此，劳伦斯本身愈读愈确定他所需要的正是"重新寻回体内的寄生虫"。他首先遇到的问题与黛伯拉相同：该选择哪一种寄生虫？该怎么取得他们？当年他能够找到的所有文献中没有一篇提供上述问题的答案，而寄生虫的种类多到不计其数——鞭虫、可在结肠长到三十英尺长的绦虫、使睾丸肿胀的丝虫等等。考虑利弊之后，虽然看来最可能治愈气喘的是绦虫，但由于其再感染率过高，因此最后当选的是钩虫。当然，另一个原因是劳伦斯不愿意在体内豢养一只三十英尺长的"怪兽"，同时，能否成功摆脱这只怪兽还得凭个人运气。*劳伦斯的决定或许不够专业，但至少是一项经过审慎评估的可行方案。

但经过漫长的十八个月，劳伦斯依旧毫无头绪该如何取得寄生虫。他的病情似乎更加恶化了，不过对寄生虫治疗的信心却与日俱增。他时而陷入沉思，时而埋首文献，另外还试着打了几通咨询电话。终于，他恍然大悟，某些领域（例如寄生虫疗法）在现代医学的体制内属于蛮荒之地（尤其在他急于寻找"解药"的年代）。换句话说，他得凭借自己的力量从他人身上"取得"所需要的钩虫——以最原始的手段。从他读过的相关信息中，劳伦斯得知在第三世界国家钩虫感染随处可见，再加上公共卫生资源匮乏，"取得"钩虫简直轻而易举，就算你不愿意。"DIY 感染计划"的第一步是订机票前往非洲，他挑选的地点是喀麦隆，

---

* 一般而言，成功摆脱的几率并不高。另外，我在访问一位寄生虫专家时，他将此摆脱过程描述为"排泄出一条龙"——相当写实而未经修饰的科学用语。

近乎百分之百的当地人的体内都携带着钩虫。因此，在"钩虫圣地"，理论上他只需要"稍不留意"，DIY 感染计划应该就会成功。万一计划不小心失败了，他心中也已准备好备案：他愿意为此付出更多。

这趟旅程既昂贵又疯狂，对一个在美国加州土生土长的企业家，以及一个未曾到过发展中国家旅行的家伙而言，的确是个相当大胆的冒险。当他抵达喀麦隆机场时，环顾四周，他压根儿感觉不出自己到了航空安全的管理站，在这里他反倒比较像是置身于某间中学的校园里头。一走出机场，劳伦斯立刻感到热气逼人，同时也亲眼目睹当地人民一贫如洗的普遍程度。接下来的日子，他每天都可在路上见到断指的麻风病患与成群的乞食孩童，还有许多公交车事故以及一个骇人的事实：生命在喀麦隆并不值钱。劳伦斯感到自身的所作所为相形之下是何等讽刺（他一时想不出比讽刺更强烈且更贴近现实的词汇）。包括喀麦隆在内，世界上绝大多数地区，因受限于卫生条件及匮乏的医疗资源，使得人民一直无法摆脱寄生虫感染病，并且时时刻刻都有不计其数的幼童为此丧命。另外，这里的人民也饱受艾滋病毒（HIV）、疟疾、登革热的威胁，进而导致政局不稳定及战争的发生。然而如同温斯托克般，对劳伦斯来说，这些致命的寄生虫或传染病具有另一层意义及"信仰"，而劳伦斯打算以自己的身体作为试炼信仰的工具。

劳伦斯与一个在机场初次相遇的当地家庭同住。可想而知，当他向这家人解释此行的目的时，他们心中可能暗想着，这个西方人疯了。但事实上，劳伦斯并不是第一个为了获取珍贵宝藏或解药，抛下生活的一切跑到原始丛林及非洲草原的西方人。他的行为无异于早期的西方探险家，只不过他的目标更加明确——他要深入这个国家最落后、最肮脏的地区，赤足而行，并祈祷钩虫愿意选上他。这当然不是最理想的治疗方式，而如果他的病情无法因此好转，他就真的得面临山穷水尽的处境，加上身边的强体松一旦吃完，他甚至可能客死异乡。既然已经没有退路，劳伦斯毫不犹疑地一脚踩进眼前成堆的人类排泄物之中，期待几只"救星"能穿过他那层细嫩的"文明肌肤"，顺利进入体内。

在喀麦隆满是新鲜粪便且潮湿、恶臭的"户外公厕"中赤脚来回行走多次之后，劳伦斯才得知，其实根本没有必要采取如此极端的手段。由于钩虫的成熟过程为期数天，因此想要感染上它们，于干燥的排泄物中即可找到。干燥的粪便通常位于一般住家后方的坑洞，有时还附有卫生纸，是当地的"私厕"。劳伦斯企图到那里寻找钩虫，想当然耳，附近居民对这位形迹可疑的外国人态度不会太友善，他们追着他吼叫，似乎在阻止他接近私厕。陷入半疯狂状态的劳伦斯站在这群人面前，努力解释自己来此的用意，但不知何故，他解释愈多，人们愈愤怒，双方持续对峙。依照目前的情势发展下去，故事结尾极可能是一个绝望的西方人与一群非洲原住民在粪坑里扭打成一团——西方人为了性命而战，原住民为了尊严而战。此时，故事却突然出现意料之外的转折，当地人的态度软化下来，原本僵持不下的局面也和平落幕，他们允许劳伦斯进出各户的私厕。终于在某一天，劳伦斯的脚上出现了一英寸正在蠕行的钩虫，缓缓钻入他曾经文明的皮肤。望着这"一英寸的好运"进入体内后，他不禁仰头向上苍祈祷，奇迹能早日降临。

黛伯拉在决定踏上寻找寄生虫之旅前，就曾听说劳伦斯的故事了。她知道他波折的长途旅程，也知道这个故事的高潮——劳伦斯的血管将钩虫运送至心脏，并成功进入肠道；接着钩虫与免疫系统开战，而这场战役最大的赢家是劳伦斯本人。他的气喘近乎痊愈，原本对花粉及其他过敏源的过敏反应随之消失；他的免疫系统不再引发各种折磨人的症状，他的呼吸也变得十分顺畅。这趟奇迹般的体验自此改变了劳伦斯的人生观：他发觉自己的使命在于帮助需要寄生虫的人（当然不会是在喀麦隆），于是在距离故乡加州不远的墨西哥，他开了一间专门实施寄生虫疗法的诊所。这位前硅谷广告公司的高阶主管在网站上宣称："我的生命因寄生虫而改头换面，而你，也可以。"

寄生虫疗法

当黛伯拉驾驶着车逐渐接近目的地蒂华纳时，她感到一股莫名的焦虑。因为担心感染寄生虫，从前她一直不敢来墨西哥旅行，但现在她竟然专程到此接受感染。黛伯拉不断自我质疑："我到底在搞什么鬼？"2007 年 12 月 17 日，她从圣地亚哥跨越美墨边境，进入一个崭新的"寄生虫世界"。她与家人事先订了一间蒂华纳的度假旅馆套房，毕竟在面对寄生虫世界之前，来点放松心情的享受行程是情有可原的。然而，在她还没来得及办理入住手续时，劳伦斯已现身在旅馆柜台附近，而这番无预警的握手致意与自我介绍，仿佛提醒着她：明天一早寄生虫就要进驻你的身体，别忘了！

当晚黛伯拉睡得还不错，但早晨醒来时，一阵紧张感再度向她袭来。她的心脏随时都要跳出来似的，肾上腺素也充满着全身。但该来的总是躲不掉，她终究得面对现实，驱车前往劳伦斯的诊所。这间诊所毗邻的住宅区看来相当落后，而诊所本身则坐落于一条繁忙的街道旁，楼高两层，同时也是劳伦斯的自宅。一开门，黛伯拉随即看见劳伦斯以及他身旁一位名为亚马斯的医师，这位医师将负责操作整个感染流程。黛伯拉与丈夫在一间等候室兼客厅的地方短暂歇息，随后就被领至走廊尽头一间类似一般医师办公室的房间，里头陈设有一张铺上白纸巾的家用长椅。亚马斯医师十分亲切地问诊，一边聆听一边不时流露出同情的眼神，同一时间，一名护士提着一袋血液走进来。黛伯拉突然意识到：在这里，旁人如何"安排"她的身体不容她置喙，她唯一能做的只有在医师、劳伦斯与野生寄生虫的"处置"下不计后果地接受治疗。而令她心中格外发毛的是，她是死是活，对后者（野生寄生虫）而言无关痛痒。次日，重头戏登场，亚马斯为她植入"重返健康生活的解药"（至少这是黛伯拉的希望）。如果进展顺利，幼虫（来自劳伦斯感染到的钩虫之后代）会钻进她的皮肤里，启动免疫功能恢复正常。当所有程序完成的那一刻，黛伯拉起身向诊所里的每个人道谢，并偕同丈夫驾车返家。

寄生虫真能治病？

而今，寄生虫之旅已不再稀奇，至今约有上百名为气喘、溃疡性结肠炎、克隆氏症或其他自体免疫疾病所苦的患者，到黛伯拉造访的同一间诊所寻求协助。而黛伯拉本人呢？在她等待病情好转的期间，回想整个过程，她总觉得与当初的想象不同。一方面是因为这趟旅程花了她一大笔钱（8000 美金左右），另一方面是因为没有人预先告知过她有关幼虫捐献者的信息。事前，她对幼虫直接取自他人体内一事一无所知，当然更没有料到"他人"就是网站上那位知名的劳伦斯，因此完全没有调查过劳伦斯的背景。她暗忖着劳伦斯是否符合捐献资格；她依稀记得在劳伦斯抽血时，她不小心瞄到他污秽的指甲；她还记得诊所本身的环境卫生也有待改进。想到这里，黛伯拉又质疑起自己当初的选择究竟是否正确。

她拆下绷带，原以为会看到十个并排的红点（医师为她植入幼虫的位置），却只找到一个，这个结果使她有些沮丧。两天过后，黛伯拉的病情没有出现任何好转迹象，她整夜都得待在厕所，无聊地盯着窗外的星辰。接着，在圣诞节当天，黛伯拉开始发烧，她由衷期盼这是个好征兆，那代表寄生虫与免疫军队之间终于开战了。之后几天，她的克隆氏症及高烧更加恶化，尽管她不愿承认，但身体愈来愈糟却是不争的事实。又过了一阵子，她隐约感觉到病情似乎渐趋好转，但因速度过于缓慢且与预期的复原进度有所落差，她无法百分之百确定现状是否称得上是"好转"。

再来的日子她可以相当确定，现状不是好转，而是恶化：宿疾未愈，关节炎、脚踝肿胀等新症状又莫名地接踵而来。[1]然而随着煎熬期结束，黛伯拉的状况改善了，而且是大幅地改善——近乎痊愈。正当她沉浸于摆脱克隆氏症纠缠的喜悦时，病情再度急转直下。在无计可施的情形下，她重新接受寄生虫接种。黛伯拉发现，每次寄生虫感染后，病情就会好转，然而只能维持数个月，她猜想这段时间可能是寄生虫在她体内存活的寿命。2010年6月，复诊的时间又到了，而黛伯拉接下来的生活都会以规律接种寄生虫的方式继续下去，周而复始地"再野化"自己的肠道。尽管无法痊愈，病情却持续改善——对此结果，黛伯拉已经心满意足了。

精准、有效、信息透明化向来是人们对医学的期待。过去，埃及人与印加人相信在头盖骨凿洞可带来健康[2]，有些患者果真康复了，有些却因钻孔器具卡在头部而死亡。古今中外所有的医疗手术，结果是好是坏都难以预料，但至少我们能够从错误中学习，借由案例累积归纳出成败的原因，并且尽可能地避免重蹈覆辙。黛伯拉的故事明白点出，我们对医学的认识往往仅是皮毛而已——我们知道是否发挥疗效，至于为何发挥疗效通常仍是个谜题。医学进展到今日，人体依旧被视为一部机器，故障时仿佛只需要焊接、拿把铁锤敲打或补给几滴化学药剂就能修理好。可惜人体不是机器，是复杂的生物体，是与其他物种交互作用、共同演化而成的生物体。机器具备逻辑性与规律性，但人体处处充满特例；即使历经好几个世纪的发展，医学对大部分的人体运作仍毫无头绪。我们需要更充分的信息，尤其人类长期以忽略演化及生态环境的态度面对疾病，究竟会导致怎样的后果？

目前针对克隆氏症之类的疑难杂症，最普遍的处理程序是"症状治疗"，然而这种治标不治本的方式说穿了不过是缓兵之计罢了，终有一天将会一触即溃。克隆氏症可比拟为北美生态保育问题的缩影，无奈医界对此领域的知识极度贫乏。寄生虫或许可以减轻某些病患的痛苦，但绝非全体病患，我们不能指望发现了寄生虫等于发现了万灵丹。依据劳伦斯粗略的估计，约有2/3在他诊所接受过治疗的患者病情有所改善，若将那些返家后从此不曾复诊或无法联系上的人纳入考虑，这个追踪结果只能当作参考。另一项可供参考的数据来自黛伯拉，在她访问过拥有相同经验的病患之中，约有70%的人认为寄生虫疗法有效。其中有些患者的故事的确堪称奇迹：两位多发性硬化症好转的情形稳定维持两年之久，还有许多气喘及过敏患者因此而痊愈。反之，寄生虫在某些个体体内似乎无法发挥疗效，同时针对如溃疡性结肠炎之类的症状，寄生虫看来也不是解药。至于克隆氏症呢？黛伯拉保持联系的病友当中，多数都遇到与她相同的状况——感染寄生虫的初期，可明显感到症状大为改善，但"好景"只能维持半年，之后必须定期（每半年）接受再感染，以稳定控制住病情。

虽然与其他病友相较，黛伯拉的治疗结果难说是成是败，但她俨然已成为寄生虫疗法的信仰者之一。在常态性的再感染下，大部分时间她的病情控制得相当不错，只是偶尔会有一些莫名的新症状发作。黛伯拉无法确定寄生虫是否就是元凶，正如她当初在接受正统医药治疗及注射的那段期间，当身体出现难受的排斥反应时，也没有人能确定是否是药物带来的副作用。她与其他病友期待能够尽速看到更多相关的研究报告出炉。在我访问黛伯拉时，她说："有关这项理论的研究几乎算是一片空白，我们不知道自己接受的治疗到底算是什么，也不知道是不是感染次数愈多疗效就会愈好。"因为至今没有任何学者提出再感染之"适当频率"的数据。的确，有为数不少的科学家投入这个研究领域，但身为一名病患，黛伯拉觉得进度实在过于缓慢。以她曾经考虑参与的诺丁汉研究计划为例，应已如期完成所有的临床实验及追踪程序，然而目前仍未见到任何文献发表。

据我所知，诺丁汉实验室的计划主持人生物学家戴维·普里查德（David Pritchard）博士，正忐忑不安地推动下一步研究计划。普里查德不安的原因来自他认为在临床测试参与者众多的条件下，以探讨寄生虫对人体免疫系统有何影响为题的学者却少得不成比例。尤其在临床测试的体制下，患者可自行选择接受寄生虫感染，更提高了未知风险发生的可能性。而除了普里查德及劳伦斯之外，正在进行临床测试计划的还有一间位于美国（由温斯托克主持）、两间位于英国（爱丁堡、伦敦）以及一间位于澳洲的实验室。另外，在墨西哥还有两处提供类似劳伦斯诊所的寄生虫疗法，分别为欧发医疗研究中心（Ovamed）与寄生免疫医药公司（Wormtherapy）；其中，寄生免疫医药公司的经营者盖林·阿格利提（Garin Aglietti）为劳伦斯过去的合作伙伴之一。

普里查德博士的担忧其实非常合理，在墨西哥完全是以野生的寄生虫及野生的途径感染人体。以劳伦斯的诊所为例，其治疗方式缺乏充分证据支持，又不属于临床实验的范畴，因此基本上没有正式的医疗控管或病情追踪，也没有提供未经过治疗的控制组数据以供对照。

那么，万一生病的是你，该怎么办？如果你不幸被克隆氏症、发炎性肠道疾病、过敏、糖尿病或多发性硬化症纠缠，对于重拾健康能够抱多大希望？依现有的研究结果来看，寄生虫与这类疾病确实息息相关，然而科学家对于两者之间的关联性为何仍然一知半解，答案极可能隐藏在历史之中。尽管历史一去不复返，我们可以借由新的途径找回某些遗失的元素，寄生虫即为一例。或许有朝一日我们可以将它们"驯养"在体内，使感染的可预测性及可控制性增高，因为截至目前，正统医学对于由缺乏寄生虫所导致的各种顽强疾病，治疗选项不但少，同时还效果不彰。如果你反问我相同的问题，我可能会告诉你，我愿意在审慎评估之后，选择到一个寄生虫普遍又还算安全的地区来段"赤足旅行"；而万一幸运点，说不定我体内早已居住有寄生虫了。没有人知道标准答案，但我们必须认清这个"肮脏的现实"：人类终究无法（或至少现在无法）从漫长演化史交织而成的纠结生态网中，成功挣脱。

从"肮脏的现实"里，我们记取一个重大教训：以消灭体内物种为基础的传统医疗思维，显然是错的。包括免疫系统在内的身体机制，都是通过与仰赖我们维生的物种交互影响、共同演化而成；人体不仅是单纯的宿主，也是与其他生物环环相扣的"伙伴"。昔日学界认知的"人类"及"其他物种"之间的界线愈来愈模糊，甚至"有利物种"及"有害物种"的分类也必须重新修正。寄生虫只是这个故事的开端，我们身体内外的"房客"种类成千上万，人体是一座不折不扣的"野生动物园"。即使以当初繁衍巅峰期的北美野牛数量当作参考值，仍比不上我们身上的细菌总数；更惊人的是，我们身上的微生物细胞（micro-bial cell）总数，甚至大于人类细胞（human cell）。现在关键的议题在于：这些体形虽小却举足轻重的微生物细胞，对人体而言扮演着什么角色？人类长年企图改变的共存关系，原貌究竟为何？而改变的后果又是什么？即使根除体内每一只寄生虫，也没有人能够真正成为一座孤岛。

第三部　阑尾的原始角色及转变

第五章　被大脑遗忘的"消化道记忆"

人类曾经备受细菌、病毒等致命性的微生物严重威胁，因此，除去体内外全部的细菌、建造无菌世界，成了人类追求健康的终极目标。但无菌空间终究只存于想象，人类难以摆脱微生物如影随形的陪伴。当人类的大脑一心只想消灭全部的细菌时，消化道却忘不了远古遗留的记忆：消化道内的细菌，一直以来分泌合成酵素，维持人体运作。

一旦人类学会残杀生灵，从此便欲罢不能。因热衷狩猎，人类发明出各种武器刺杀乳齿象、剑齿虎、野狼以及叉角羚的天敌——北美猎豹。随着枪支诞生，这迫切的渴望进一步促成大规模的物种屠杀。终于有一天，当狼或熊等大型动物的族群数量只剩下一小撮时，我们开始将枪口瞄向候鸽（passenger pigeon）等小型动物，偶尔会将尸首烹煮来吃，但绝大多数只是单纯为了满足人类嗜杀的欲望。接着DDT等杀虫剂问世，一次性的喷洒即可消灭方圆百万亩以上的小型生物，然而曾经有一段时间，人类甚至将 DDT 直接喷洒在身上，并将其涂抹于孩童的头发。只要我们一发现有什么可用来消灭微生物的化合物，就毫不犹豫地往肚里吞。人脑对自身身体里外或四周生物的排斥感，与喜爱风景画，或在观光景点瞥见野生动物时的兴奋感同样自然，仿佛那是我们天性的一部分。

以上所提及的各项技术基本上都可归类为"抗生素"（anti-biotic，名副其实的对抗生命），尽管至今尚未有任何技术能够真的消灭全部人类企图对抗的物种。事实上，这些化合物在歼灭某些物种的同时，却助长另一些物种的繁荣——生命力强且繁殖快的物种，渐渐取代生命力弱而繁殖慢的物种。起初，在我们猎捕大型天敌时，大型与小型掠食者物种间出现消长[1]，而在我们使用 DDT 杀死田里或家中的害虫之后，原本潜伏的顽强抗药性物种，势力日益庞大。另外，对农作物及庭院草坪使用除草剂后，生命力超强的野草也悄悄地在农地、水泥墙的裂缝间欣欣向荣。因人类的介入，在今日的文明世界之中，随处可见的物种演变成生命力强韧的蒲公英、猪草（菊科）等，有时它们的叶子甚至会破坏柏油路坚固的结构。

当我们将叉角羚的生态圈视为一个非刻意建立却活生生的实验场，检视着它们因失去天敌所付出的代价时，别忘了人类才是这项实验最广泛的受试族群——我们不仅失去了原本共存的各种天敌，也同时失去了体内外的寄生虫、微生物，而目前幸存下来的物种为何，现状又将带给人类怎样的冲击，依旧有待厘清。唯一能够确定的是，生活在文明世界的全体人类皆无法摆脱这项有史以来规模最大的研究计划。在医学成功地将寄生虫阻挡在外之后，紧接着就开始试图大举歼灭细菌，最后制造出"抗微生物药剂"（antimicrobial agent），试图摧毁全数单细胞生物，此类药剂即为抗生素。抗生素的发明人是亚历山大·弗莱明（Alexander Fleming），他意外地从面包霉菌中萃取出能够杀死微生物的化合物；直到今日，它已成为现代生活不可或缺的一部分。即使你未曾主动使用抗生素，你的身体也必定逃不过抗生素的"污染"，因为抗生素无所不在——当你吃饭喝水时，农作物或牛、猪等畜养肉品全都残留有抗生素。根据统计，世界上每年抗生素的消耗量为二十万吨[2]，无论是个人消耗量或整体消耗量皆日趋增加。加上我们习惯的洗手、擦手、洗头、洗澡等仪式，每个动作都再三确保了微生物被彻底消灭。这是打从远古时期起，人类根深蒂固的文化之一，在其他观点成为主流之前，我们将持续遵循此项古老的仪式。因此，我们的确应该深入探究抗生素所带来的微生物新生态，及其中优势物种消长为人类带来的影响。

杀光细菌真能带来健康？

盘尼西林（Penicillin）*是医疗史上效果第一且救人无数的药物，而效果排名第二的药物也是另一种抗生素。初期，由于迫切的需要，人类开始服用抗生素，而弗莱明的发明不仅为他及其他两位研究伙伴赢得了诺贝尔奖的殊荣，也的确造福了许多罹患淋病、结核病、梅毒的病人。[3]然而在今日，抗生素治疗致命性疾病的案例只占少数，大部分的抗生素治疗用于解除鼻塞、耳道疼痛等小症状，甚或用于感染疾病的预防。（例如许多求诊的病人常主动跟医师说："我觉得身体不大对劲，可能是得了某种病，不确定是什么……嗯……但我想，吃点抗生素应该会有帮助。"）对现代人来说，将成堆的阿莫西林（amoxicillin）、安比西

---

* 或称青霉素，是一种能够破坏细菌细胞壁的抗生素。——译者注

林（ampicillin）、盘尼西林等各种抗生素往嘴里送，似乎是件稀松平常的事，仿佛吞下了它们，身体的自我防卫武器立即装备完毕。但是我们一直没有搞清楚，在扣下扳机的一刻，这把名为抗生素的枪能够瞄得多准。

大多数在医疗系统中"历史悠久"的抗生素，背后皆缺乏详尽的研究，我们不了解服用后对消化道的细菌有何影响。一般而言，医疗研究的手段会以"有无疗效"为优先考虑，确认了这点之后，才会开始细究药物在人体内作用的方式及原理。目前已知的是抗生素可杀死梅毒等病原体（因为医师投予抗生素后，病患的梅毒症状消失了），然而梅毒病菌死亡的同时，其他种类的微生物受到什么影响，却无从得知。理想的研究技术当时并不存在，加上医学界的首要目标是"治疗"——既然多数疾病起因于细菌，我们很自然地将所有细菌都视为对人类有害（像之后将提到的"詹姆斯泡沫老鼠王"一样）。细菌等同于豹、狼等天敌，它们攻击家畜和儿童；细菌也等同于害虫，残害农作物等粮食。当时，人类只有一个念头，那就是"杀光所有细菌"，其他问题都只是次要的。而从医疗的时代背景看，这也的确算是合情合理。

毕竟，一开始会发明这项工具是为了求生存，因此手法有些粗暴是可以理解的。我们的逻辑是当某种症状的病因确定，而我们有能力控制病因时，就必须有效控制它。但当我们已然学会分辨轻重缓急、益菌与坏菌的差异后，我们采用的"控管"手段仍大同小异。以消化道为例，直到最近，我们才渐渐能够区分何谓益菌、何谓坏菌，也对于我们的武器——抗生素——瞄准的目标属于哪一种稍有头绪。又或者，问题其实出在人类的大脑，它虽然促使武器的发明与使用，却无法为消化道（尤其阑尾）瞄准真正的病原体；不幸的是，全盘皆知的消化道本身却说不出一句话来。

我们对自己体内一无所知的理由很简单：消化道就像热带原始雨林般神秘，却少了雨林迷人的景致及浪漫传说，因此向来乏人问津。如果在朋友的餐会中提及你研究的环境是在巴西或哥斯达黎加的雨林，人们的反应常是："啊，我听说过哥斯达黎加是个钓鱼的圣地！"或是："好羡慕你去过！"接着，各种兴致高昂的对话旋即展开。但是如果在餐会中提到你研究的对象是结肠，人们顶多跟你聊聊纤维素的摄取。不仅是因为肠道难以在享用美食的过程中构成什么有趣的话题，也是因为肠道研究本身非常困难。对于生活在雨林中的生物，科学家至少可以带回研究站或实验室进一步观察、触碰，或是给予特定刺激探索它们的行为反应；同样的方法对于生活在消化道里的微生物就真的完全不可行，更遑论多数种类肉眼无法观察得到，也无法培养。依据目前的发现，约有一千种以上的微生物居住在消化道中，而另外一千种则住在人体其他部分；其中，绝大部分的品种离开"原生栖地"便无法生长，因此科学家无法在实验室的环境中成功培育。虽然近在眼前，虽然其家园就是我们的身体，但至今面对这些微生物，我们依旧极度陌生。

随着遗传学的发展，我们拥有一项新利器："基因体序列地图"（geneoscope），这不是用来残杀生命，而是用来观察生命。"基因体序列地图"就像望远镜，但观察对象并非人类周围的世界，而是我们体内的世界——借由解析 RNA（DNA 的亲戚，在细胞内从 DNA 转录、转译成蛋白质的中间物质），得以一窥生存于体内的物种为何。我们只需取一匙雨水（或粪便样本），分析其中的 RNA 组成（相当于基因组成），即可在无法培养微生物的情况下，间接探索一个欣欣向荣的迷你生态圈。这项低成本的遗传技术非常方便，因此如艾米·克洛斯威尔（Amy Croswell）这样的年轻技术人员与指导老师尼塔·萨尔兹曼

（Nita Salzman）再加上三位同事，就可着手研究了。

克洛斯威尔是在威斯康星医学院小儿科工作的一位微生物及免疫学家，她与萨尔兹曼的第一项研究计划即是以白鼠为实验对象，探讨服用抗生素对消化道系统的影响。首先，克洛斯威尔将白鼠分为两组：一组为投予抗生素的实验组，另一组为不投予抗生素的对照组。实验组中的白鼠又进一步被分为"高剂量组"及"低剂量组"。前者服用四种抗生素，而根据目前的研究，应可杀死所有的肠道细菌；后者则仅服用一种抗生素（类似于幼儿耳道感染时医师开的处方药）。[4] 整个研究计划与人类实际面临的问题相较，其规模可谓微不足道。

由于科学家已建立起一套既方便又可行的白鼠研究方法，因此它们是现今最普遍的实验动物。萨尔兹曼及克洛斯威尔于本计划使用的白鼠，是完全在实验室饲养成长到第十代以上的族群；换句话说，它们的生活环境与绝大多数文明人的生活环境相仿。首先，研究团队以剖腹手术接生鼠宝宝后，开始喂食固定配方的饲料，并于满五周时分别投予不同剂量的抗生素。

我们先在这里预想一下这个实验可能得到的结果。一般人的直觉应该会推测与服用前相较，老鼠在服用抗生素之后肠道中的"坏菌"数量将会减少，而"好菌"数量至少维持不变，甚或有增加的趋势。至少，在正统医疗理论中，这项结果向来是我们的希望。但实际结果为何？没有任何专家可以给你一个满意的答案。另外有一派极端的生物学家，则认为本实验中使用的抗生素将消灭老鼠肠道内所有的微生物。在克洛斯威尔与萨尔兹曼投予鼠群抗生素数天后，他们收取每一只个体的粪便样本进行 RNA 分析，并如其他老鼠实验的程序一般杀死它们、采样，接着丢进公墓——实验室的大型废弃物收集桶——之中。

不出所料，研究团队发现在未投予抗生素的对照组中，无论是老鼠的粪便样本或肠道样本，皆充满各种微生物。投予抗生素的实验组呢？这些相当于接受过人类医药治疗的老鼠，其肠道中仍有微生物存在（这个结果意义重大），然而与对照组相较，数量已大幅减少（尤其是大肠及结肠的微生物数量）。除此之外，虽然抗生素的效果在高剂量组的老鼠群中最为显著，但在低剂量组的老鼠群（例如仅投予链霉素的个体）之中，抗生素的效果也存在——只要服用抗生素，老鼠肠道内成千上万个微生物皆会被消灭，无论服用的种类为何。没有一种抗生素会专门针对"坏菌"[5]，几乎所有品种的细菌都会受到影响，不分好坏。而由于人类与老鼠的消化系统高度相近，这项实验结果意味着抗生素对我们消化道的影响大致也是如此。简单来说，服用抗生素之后，我们肠道内绝大多数的微生物细胞将会死亡，仅剩少数顽强的物种苟延残喘地活下来，而这些顽强的物种将重建一个全新的生态圈。这项结果也让我们发现，有必要对抗生素杀死的物种进行深入研究——它们原本在人类消化系统中扮演的角色究竟是什么？有一位年轻学生为了找寻答案，曾经试图创造一个"无机泡沫"的世界。

自从人类研究微生物开始，这个问题就一直困扰着我们。虽然巴斯德（Louis Pasteur，微生物学研究先驱）本人提倡消灭饮用奶及食物中的细菌（巴氏杀菌法的由来），他同时也相信微生物与人体之间关系密切，两者相依相存。巴斯德认为由于共享的演化历史悠久，因此缺少了微生物的我们将无法存活。换言之，细菌是人类绝对型互利共生（obligate mutualist）的伙伴，"绝对型"意指不可或缺，"互利"则代表彼此间的双赢关系。反之，另一派支持"细菌致病论"（germ theory of disease）的学者们，主张多数人体内外的微生物对我们弊多于利。在两方均未提出有力证据为自身假说背书的情况下，文明世界却依旧持续地铲除细菌，使这个议题又再度浮上台面。

在此提醒一下读者，前文提及的叉角羚通则或许是一个相当好的借鉴；拜尔斯提出"失去天敌后的物种下场如何"，与温斯托克质疑"细菌消失对人体的影响为何"，其实是一体两面。

打造无菌世界

1909年出生的詹姆斯·瑞尼尔斯（James Reyniers）是同侪眼中的奇葩，同时也是一位机械操作人员的儿子和一位温顺的天主教徒。因为热衷于找寻上述细菌问题的正确解答，他平凡的一生意外地变得不平凡。詹姆斯的第一个想法是：有没有可能创造出一只完全无菌的老鼠？他想要确认生存在我们体内或体表的微生物对人类究竟是有益、有害或中性的；[6] 这个问题换句话说，是在厘清这些微生物究竟属于人类的共生者（与我们是双赢关系）、片利共生者（在不影响我们的情况下，从我们身上得到好处的物种）或是病原体（在危害我们的情况下，从我们身上得到好处的物种）。按照他的逻辑，这个问题属于简单的"是非题"——如果答案是肯定（微生物对人类有益），我们应该保存下来；如果答案是否定（微生物对人类无益），我们理应服用抗生素或以其他手段消灭它们。而此时，灭菌与扑杀农田中的害虫或集体畜养的牛一般，可视为一种科技的进步。

在詹姆斯眼中，这问题是个单纯不过的机械问题罢了，最大的挑战与淘金沙的概念相似——"如何成功地将人体与细菌分开"。依据他的想象，这个实验"成功的第一步"在于创造出一只无菌鼠。到了1927年左右，他有自信能够在实验室里创造出无菌动物，因此打算朝此方向着手。在詹姆斯之前，所有研究这个主题的人都试图采取"威猛先生"的方法：一举歼灭动物身上的细菌。[7]这也是我们日常生活中最为普遍的方法之一，通过反复的洗手、洗澡，尽可能杀光体表无数的微生物细胞（实际数字约等于百万兆，是"人类细胞"的一百倍）。无奈不论是靠威猛先生或日常清洁仪式，人类依旧只能杀死"绝大多数但非全数"的细胞，同时结果往往变成造就一个新环境，只有利于少数顽强细菌存活。而细菌的强大之处，在于即使你只留下一个活口，它仍然能够快速地繁殖出成千上万个后代子孙。

然而詹姆斯的着眼点相当独到，他以一个机械工程学（非生物学）的背景，选择了另外一条研究途径。他打算利用金属、塑料等材质打造一个完全无机（无菌）的世界。当时，人类刚发明出人工铁肺及机器人，因此詹姆斯认为他可以应用相关技术建立无机（无菌）环境，并让怀孕的雌性动物在其中生产后代。既然诺亚有办法将所有物种一雄一雌带到方舟上繁衍，他就有办法使其再度分离。

一旦詹姆斯成功达成此项目标，他必定将成为史上第一个繁衍出无菌动物的人（这里的无菌泛指没有任何细菌、太古菌、原生生物、真菌、病毒等）*。无菌动物听起来是个既迷人又现代感十足的构想，而无菌动物的出现，对学术界的意义也势必非常重大——因为它们可提供学者一个零微生物的基点，并将单一品种的微生物逐步放回动物身上，研究每一物种对动物体的影响。科学家不再需要使用现有的动物体进行病原体实验（身上原本携带的各类未知微生物会造成极大误差）。詹姆斯希望自己能够改变目前的研究方法，为微生物学领域开启另一扇窗。

---

* 原生生物是由原核生物发展而来的真核生物，大部分是单细胞生物，比原核生物更大、更复杂。原生生物大致分为原生菌、原生动物与藻类。——译者注

詹姆斯脑海中的蓝图愈来愈清晰，他不仅将创造史上第一个无菌动物，更计划创造上千上万只无菌动物，甚至一个如动物园般规模的革命性"无菌生态圈"。于是，他开始向自己就读的美国圣母大学（University of Notre Dame）教职员们，提出一项为期五十年的研究计划。五十年间他预计制造出第一只无菌鼠，并且进一步大量繁衍其后代。詹姆斯的梦想似乎遥不可及，尤其他不是以教授、副教授、博士后研究员或研究生的身份提出计划：那年才十九岁的他，还只是个衣着不合身的瘦弱大学生。

我不确定若我听到学生提出这样的要求时，我会做何感想，至少第一个反应不会是"OK"或"没问题"，我的第一个反应应该比较接近："别异想天开了吧！"但詹姆斯却出人意料地从校方某位院长的口中得到了肯定的回复，并且获得一间理学院实验室的使用权、一堆金属材料以及一个小型发焰熔接装置。事后有人猜测，这位院长其实没有发觉詹姆斯不过是个大学部的学生而已。总之，研究计划顺利地付诸实行，而这项微生物学史上最具野心的实验之一，即由一位年轻男孩一手主导。

詹姆斯打算在无菌空间完成后，于其中以不接触任何细菌（包括操作者手上、飞沫或呼吸中所携带的细菌）为原则，剖腹接生鼠宝宝。他认为只要新生的小白鼠体内外完全无菌，同时这样的无菌状态可以维持，他就可以摆脱传统的灭菌思维。而在无菌环境里的小白鼠从出生、成长、交配到死亡，终生都得以生活在美好的无菌世界中。假设一切按照詹姆斯的理想逐步实现，那么，他将能在六十九岁时达成终极目标——无菌生态圈。

善用父亲及两个哥哥教过的机械工程技术[8]，詹姆斯的第一步是打造一间又一间金属制剖腹接生室。依据他的想象，接生室的构造为潜水艇及病房的综合体。偶尔，父亲会到他的实验室帮忙，但多数时间他都得靠自己的力量，因此路过的学生常常见到他一个人如同雕塑家或视觉艺术家般，夜以继日地忙着焊接金属。有时工作告一段落，詹姆斯会退后几步，仔细欣赏自己的杰作，心想："这里的弧度真是完美，接缝处一点空隙也没有！"当然他或许会陷入低潮的情绪，虽然这部分已不可考，但毕竟所有的实验都难免历经挫折，有时甚至必须耗费好几年的时间才看得到成果。至少根据相关文献的记载，詹姆斯大部分的时间都表现出不屈不挠的精神，偶尔还会睡在自己的作品旁——一位体形瘦弱的男孩被成堆巨型金属物所包围，而每一个金属结构都仿佛仿真着一座地球生态圈。

他发现在此研究计划的初期，某些步骤相当容易，例如消毒待产动物只需要将鼠妈妈全身剃毛、拔毛后（细菌喜欢藏在毛发中），稍微浸泡在杀菌剂中，立刻盖上预先以抗生素处理过的"毯子"即可。其实你在家中也可以用类似的程序进行全身性杀菌，但我猜应该极少有人意愿这么做。较为困难的是下一步：他必须将覆盖着毯子的母鼠运送至金属圆筒中，并以剖腹手术取出鼠宝宝。首先，金属圆筒本身要达到完全无菌的状态就已困难重重，再加上剖腹手术用的手套必须完全密封，以防止手部细菌感染新生儿；除此之外，无机手术室橡胶圈垫的结构容易出现空隙，因此手术室内部必须随时消毒。上述过程皆相当劳神费力。再者，詹姆斯对于实验动物种类也经过几番思量，一开始他想用家猫，但猫爪常把手套抓裂，最后他还是决定使用一般实验用的白鼠。几经波折之后，他的决心似乎没有丝毫动摇；就算有，他也没有回头路了。

历史文献对于詹姆斯当时的情绪着墨甚少，但不难想见他的沮丧，毕竟在他快满二十岁时，仍没有一座无菌手术室宣告完工。而到了他二十六岁、手术室终于正式启用时，另一个要件——无菌动物——却依旧未现身。由于剖腹手术的难度极高（当时操作此手术必须配戴相当厚重的橡胶手套），加上每项步骤之后必须确认个体的无菌状态，因此在繁琐的过程中，已经死过无数的白鼠、大鼠、猫或鸡等动物。在成功率极低的状况下，詹姆斯选择不屈不挠地坚持下去（如果是我，说不定会选择放弃）。1935 年，詹姆斯满二十七岁，第一只无菌白鼠终于顺利诞生。他旋即将研究成果公之于世，不是以论文发表的方式，而是直接接受《时代》杂志（*Time*）的访问。[9] 文章中提及，1935 年 6 月 10 日，詹姆斯·瑞尼尔斯成功创造出史上第一只无菌动物。接下来只剩一个问题：这只无菌鼠宝宝是否能够存活下来？

詹姆斯长年的努力换来母校重视，在获得学士学位后，他直接受聘为教授。[10] 当时的他沉浸于一片欢欣鼓舞的气氛中，就算一时忘记初衷，应该也不会有人苛责，何况他始终没有忘记。詹姆斯立刻着手比较无菌室内外白鼠的差异何在。他假设，如果巴斯德的推论属实，那么无菌室内的白鼠将因缺乏必要微生物而无法存活。

但詹姆斯的无菌鼠活下来了！事实上，无菌鼠不但没有死亡，它们的食欲及活动力甚至更加旺盛。另外，无菌室中的动物似乎寿命较长，也从来不必为蛀牙问题困扰。[11] 对詹姆斯而言，这项成果为人类未来的生活模式树立了典范，他在 1960 年《科技时代》（*Popular Science*）的文章中指出：无菌室是一个微型的未来世界，生活在其中的物种将再也不必与细菌等微生物共存——这俨然成为一项共识。[12] 该文进一步提及将来我们可以将无菌人（或无菌猴）送往太空，而对读者来说，打造一个类似于詹姆斯为白鼠建立的无菌居住空间，显然是个不言而喻的可能。人类不需要诺亚方舟上其他物种的陪伴，人类只需要人类。詹姆斯不仅实现了他的初步目标，更为一般民众带来希望，一个无菌、健康、长生不老的希望。

詹姆斯的研究计划日益扩张，而圣母大学也提供给他更大的实验室，最后干脆给他一整座研究机构。他与父亲将无菌室的创立方法申请专利，许多内容至今仍在全球各地被采用，目前总计共有上万只（保守估计上千只）的无菌动物存活在无菌室中。现代的无菌室结构益发精密复杂，外观较接近泡泡（而非原始的潜水艇），孤独又诡异地存在于各地的实验室之中。

打破"无菌神话"的迷思

詹姆斯非凡的成就应归功于他的远见及能力，以及优秀的合作伙伴，其中如菲利普·崔克斯勒（Philip Trexler）就进一步将无菌室的建造过程改良得更小、更省钱，也更便于操作。而詹姆斯虽然没有活到六十九岁，亲眼见证到自己的研究成果，但这全然无损他的贡献，因为无菌动物本身将可提供许多疾病研究的新契机。不幸的是，这项结果同时也让许多科学家（包括詹姆斯本人）忽略了一件事实，并且使他们认为大多数的肠道微生物对人类来说有害无利。也就是说，如果我们以此结论重新思考巴斯德提出的疑问——消灭所有细菌对人体有何影响，可能就会引发误导。

其实也不能怪到詹姆斯头上，对于身为机械工程师的他而言，巴斯德所提出的问题复杂又广泛，同时还牵涉到微生物及人体长久以来的紧密关系——一个詹姆斯不熟悉的领域。他习惯于站在无机的立场思考，而非细胞；另外，他也没接受过演化学或生态学的教育。因此，随着研究计划的扩张，詹姆斯转而投入组织管理与资金募集的工作，却无法从生物学的角度思考实验发展的方向，理所当然较容易忽略了操作过程中死亡的动物。真正的问题在于当时得知此实验结果的生物学家们也忘了本行，而倾向以詹姆斯的眼光看待这个无菌世界。当詹姆斯及其研究团队在公开场合的发言机会增多，进而主导微生物学领域后，该研究结果近乎与真相画上等号，最后简化为嘹亮的口号："杀死细菌！杀光细菌！"仿佛自此人类可以摆脱演化历史的包袱；仿佛在细菌消失的世界人类必定将更健康、更快乐——像生活在无机泡泡里的老鼠一样。

在詹姆斯研究结果的基础上，民众坚定相信微生物对人体有害，而我们也应该住进美丽的无菌室中。还好当初詹姆斯的计划不是一项为期五十年的集体人类实验，不然我们或许都将成为真正的"白鼠"。事实上，人类已经以反复清洁身体及大量使用抗生素的方式，朝此方向前进许久，而看到长寿健康的白鼠，我们更加渴望远离与微生物共存亡的肮脏历史，住进它们的天堂。詹姆斯的研究为此带来一线曙光，人类的子孙们有机会拥有一个纯净的未来，也能够在成长过程中将细菌（甚至其他人类）完全隔离在外；这对先天罹患免疫缺乏症的子孙而言，无疑是项福音。因此，无机泡泡勾勒出美好的前景，而首批受惠者（受试者）应该是免疫功能不全的病患。

然而，就算拿出所有抗生素当防护罩，我们依旧无法避开全部的微生物。现实生活中，"无菌（微生物）空间"只是个想象，关于这一点詹姆斯本人也很清楚——人类终将难以摆脱微生物如影随形的陪伴。以病毒为例，许多品种是通过母体直接感染新生儿，而其中更有某些品种的病毒基因，是以嵌入母体基因之中的方式代代相传。这些天生带原的个体，"天生"就不可能是"无菌的"。*严格来说，除了某一特殊品种的大鼠之外，世上没有任何真正的无菌生物。因为人类的线粒体中本来就含有微生物的 DNA，若缺乏它们，我们根本不可能存活。而事实上，线粒体本身即为古细菌的后裔，负责将能量供给体内每一个细胞。以此观点，巴斯德的理论显然比较正确。

除此之外，即便是天生无菌的幸运儿，要维持此状态也近乎是一项不可能的任务。细菌、病毒等微生物总会想尽办法悄悄潜入无菌室中，而只要有一个细菌（或霉菌）细胞成功了，苦心建立的无菌空间将会整个被摧毁。因为微生物无孔不入且繁殖快速，霸占无菌室对它们来说简直轻而易举。某些无菌室的白鼠受到微生物病原体的攻击后，下场可能比正常个体更为悲惨，但绝大多数的个体反而会因为细菌、病毒的"洗礼"，变得愈来愈强健。简言之，自然界的微生物热爱完全无菌或无尘的密闭空间，同时，常以独占之姿称霸入侵的生态。而宛如一场无止尽的军备竞赛般，随着我们驱逐微生物的科技日益发达，它们（同时存在对人类有害及有益的品种）也愈加顽强。事实上，詹姆斯的确曾经由于细菌污染白白浪费了十年左右的时间，并牺牲许多白鼠的性命。针对此事，他向某个记者表示过：身为一个科学家，没有多少十年能够挥霍。而最终，这个故事关系到一位男孩的性命。这位男孩因为先天免疫不全，一出生后便立刻住进"无菌泡泡"中，由医师们共同抚养长大。十二岁时，男孩为了离开泡泡世界而接受骨髓移植，以恢复免疫功能。

---

* 或许读到此处，你心里正想着："把病毒也全数消灭不就行了！"这个想法与科学发明的动机如出一辙——满足人类的能力追求、好奇心、偏执以及自大。身为一般读者，你绝对有资格追寻自身的"五十年研究计划"，至于困难可能超乎想象的问题，交给保守派科学家就绰绰有余了。

手术过程十分顺利，其成果也备受瞩目，然而却不如预期，男孩的健康状况每况愈下，之后发现是捐赠者骨髓携带的病毒夺去了这位年轻男孩的性命。这正是病原体潜入人造无菌环境的最佳例证。病毒、细菌无所不在，一旦逮到渗透的机会，即能残酷摧毁人类辛苦建立起的"无菌乌托邦"。我们只能试图创造更大的无菌空间（或更多的抗生素），然而需要的"泡泡"愈大，困难度也就愈高。尽管多数钻入詹姆斯无菌室的微生物对我们无害，但躲过抗菌湿纸巾、抗菌喷雾等各类武器的狡猾品种进一步带来的问题，往往更值得关切。

白蚁实验和无菌鼠

当我们思考此问题时，可以以白蚁为借鉴。各地的枯木皆存在白蚁帝国，拥挤地过着与其他动物不同的生活。试想世界上所有掉落在地面的木头与树叶层层累积，直到完全包围你，而其中绝大部分都是仰赖白蚁的消耗。在史上第一个哺乳动物出现之前，白蚁透明的身躯以及又长又细的消化道，早已随处可见。

白蚁的主食是枯木与落叶，而这也正是它们在生态圈中的生存优势，因为极少数动物的肠道具备消化上述物质的能力。枯木、落叶的成分多为木质素及纤维素；以木质素为例，它是一种腐烂、恶臭的"养分来源"，大部分动物皆不愿食用。我们对白蚁向来所知甚少，直到 1900 年代初期，约瑟夫·莱迪（Joseph Leidy，美国现代微生物学及恐龙化石考古学先驱）才开始深入探索白蚁的消化道。他当初在剖开白蚁肚子时期待看到什么已不可考，但可确定的是，在白蚁体内，他目睹了各种生命熙熙攘攘、比肩继踵，其中包括细菌、原生菌、真菌等等。这些寄住在白蚁肠道的生命，经过数百万年的适应及演化，发展出许多遗传特征与行为模式，以利搭乘白蚁的"便车"。当然，白蚁本身的消化道也是共生演化的结果；由于肠道形状及化学物质的差异，不同种类的白蚁体内适合不同种类的微生物存活，因此得以拥有特殊的消化能力。举例而言，某些白蚁能够消化泥土，另一些则能够消化树叶或枯木；另外，有一种白蚁甚至能够靠着吸取大气中的氮维生，堪称真正的"饮露餐风"。

与詹姆斯对白鼠提出的疑问一样，约瑟夫对白蚁体内的微生物是否不可或缺一事也充满好奇。以微生物的立场而言，它们显然需要白蚁，然而反过来说，白蚁需要微生物吗？幸运的是，白蚁是一种较白鼠更为方便的实验对象，因为冷冻白蚁可以杀死它们体内的微生物，同时又维持白蚁本身不死。你可以以冰块暂时冷冻白蚁，再缓缓解冻，它们会苏醒并环顾一下四周，宛若历经重生（这样的实验方式将使白蚁失去所有的嗅觉记忆，无法确认自己原先的身份究竟是蚁后还是蚁王）。这项实验的程序相当简单，一般人在家中即可自行尝试。在科学史中，第一次的实验结果完全出乎众人的意料：杀死白蚁体内的微生物后，白蚁随之死亡。即使科学家继续喂食原先的主食，它们的肠道却无法消化、吸收任何养分。冷冻过的白蚁，在自己喜爱的美食——枯木及树叶——的环绕下，因缺乏微生物协助，活生生地饿死。

可惜在无菌研究领域中，以脊椎动物（如大鼠、白鼠、家禽等）为对象的生物学家们，通常对白蚁实验十分陌生，更不用说那些以人体为实验对象的医学研究者。同样，研究白蚁消化道的科学家也鲜少与他人交流专业，他们有新发现时，可能只会偶尔与研究蜜蜂或其他蚁类的科学家讨论。两个领域"井水不犯河水"，下场便是当白蚁研究者以方便且价格低廉的冷冻杀菌法行之多年后，脊椎动物研究者还在耗费大量的金钱与时间，打造一个"金属泡泡"的美梦。

这个下场攸关着我们对自己与微生物之间的认知，也点出为何詹姆斯面对巴斯德理论时会错得如此离谱。其实不能怪詹姆斯一人，他的想法只是忠实反映出多数人类愚蠢的傲慢罢了 [13]——一个放诸所有现代医学与文明生活皆然的傲慢。因为习于这样的傲慢，詹姆斯不经意地操弄实验，制造了一场无菌鼠与有菌鼠间不公平的竞争，而竞争的前提已经预设无菌鼠不合理的胜利。

让我们来讨论一下白蚁实验与无菌鼠实验两者最大的差别：食物、疾病、存活几率。首先是食物——慷慨、丰盛的"最后的晚餐"。在白蚁实验中，当歼灭体内全数的微生物之后，端在眼前的是它们在自然环境中原本的主食。而一旦少了微生物，意味着少了必要的纤维素分解酶及木质素分解酶，本身不能制造足够分解酶的白蚁无法消化、吸收养分，只能静静等待死亡。反观无菌白鼠的实验，研究者事先已经确保供给它们源源不绝的养分，这有违自然生存的原则。当某些养分无法维系无菌鼠的性命时，研究者随即调配新的养分内容，直到成功为止（失败当然就是指无菌鼠的死亡，且事后证实，失败的几率相当高）；因此，这场竞争是以提高无菌鼠存活几率为前提。对詹姆斯而言，动物像机器一般，需要随时供给并补充最适合的燃料，可惜现实环境中，老鼠与人类都不是机器。在演化及天择的世界里，食物资源的竞争必然存在，"最适合的燃料"纯粹只是幻想；同时，养分摄取本身也牵涉到疾病的发生。

直到今日，科学家们在重复詹姆斯的实验时，依旧如法炮制，打造一个小型无菌室（材质从金属改成塑料），供白鼠在其中享受安逸的生活。无菌鼠打从出生，便无须担忧自然界中食物资源的竞争。一切似乎完美地像梦境一般，除了某些"小"警讯，如它们必须被喂食较一般老鼠更多的食物，才能达到同样的体重；它们必须摄取养分更丰富的食物，才能维持正常的生命机制。生物学家终于发现，白鼠的肠道微生物与白蚁的同样重要，因为白鼠本身也无法制造足够的酶素（分解酶），以消化吸收必要的养分。最好的例子即是纤维素，这些人体的必需碳水化合物隐藏在植物中，而我们消化道的房客多形类杆菌（*Bacteroides thetaiotaomicron*）可分泌四百多种酶素（其中绝大部分人类无法自行合成），齐力分解植物纤维。当外界的食物资源有限时，这些酶素足以救命。目前科学家已知，白鼠肠道内的微生物可将养分（连同热量，无论你是否想要）的吸收效益提升 30% 左右。

另一个食物中的关键元素是特殊营养素，尤其是维生素 K 以及某些种类的维生素 B。无论是哪一种脊椎动物（当然包括白鼠与人类），这些必要营养素的合成需要仰赖肠道微生物。维生素 K 一词起源于德语的"凝聚"（koagulieren），它的作用正是凝血。一般而言，成年人体内的维生素 K 来自植物养分的摄取与微生物的消化，但新生儿体内的维生素 K 含量相当低（母乳中的维生素 K 含量也极低）。在正常情况下，新生儿借由消化道内快速繁殖的微生物累积维生素 K，然而某些个体体内的微生物繁殖速度过慢，导致"新生儿出血症"（hemorrhagic disease of the newborn，这是较为委婉的说法）；罹患该病的新生儿凝血功能差，造成出血致死的风险大幅提高。有鉴于此，美国及英国都会为甫出生的婴儿注射维生素 K 补充剂。除此之外，剖腹生产的新生儿由于对母体微生物的接触少，出血症的发生率较高。另外，服用抗生素的个体（无论成人或孩童），也常因合成维生素 K 的微生物被消灭，进而导致体内维生素 K 的含量过低。[14]

如果逃脱新生儿或白鼠的思维，换一个角度想想人类远古时代的祖先"雅蒂"，或许有助于我们重新审视微生物的角色，以及它们与人类的关系。在当时严苛的生存环境中，微生物不仅可以合成维生素 K，还可以提升养分与热量的吸收率，而多余的热量又可进一步转换为脂肪——在大部分的人类历史里，脂肪绝对是个"好东西"。换句话说，对我们的祖先而言，细菌等微生物与人体之间，势必是一种互利共生的关系（而非詹姆斯认定之病原体与宿主的关系）。尤其处于数千万年之前食物资源贫瘠的年代，上述条件决定了后代子孙能否存活——绝大多数之时，人类需要微生物的陪伴才能活下来。而人类祖先在野生环境中，微生物存在与否关系着养分摄取的效能（从同样食物中能够"榨取"的养分量）。拥有微生物的个体只需六到七个小时即能采集足够食物，反之，缺乏微生物的个体却得花上十小时以上。然而，与存活几率及疾病相比，与养分相关的微生物还算一桩小事。要深入前述两项要素，我们必须再度回到克洛斯威尔与萨尔兹曼的老鼠研究计划。

杀光细菌的代价

试着回顾一下克洛斯威尔与萨尔兹曼的实验，其主题在于研究抗生素对白鼠消化道的影响。前文未提到，他们其实还做了另一项实验：沙门杆菌的感染实验。克洛斯威尔与萨尔兹曼认为老鼠消化道中的原生种微生物，能够帮助宿主预防沙门杆菌的感染，功能类似老鼠体内的免疫系统（但原理略有差异，将解释如下）。首先，微生物有充分的理由协助宿主抵御外侮，因为宿主是它们的衣食父母，提供"碎肉丸"给它们。依据克洛斯威尔的实验结果，同时给予沙门杆菌及抗生素的个体，最终都生病了；相反，仅感染沙门杆菌而没有服用抗生素的个体，则相当健康。换句话说，抗生素会提升沙门杆菌入侵成功及白鼠肠道发炎的几率。然而，当原生种的微生物有机会"重整旗鼓"，沙门杆菌便找不到白鼠肠道系统的破绽，因此无法成功感染。显然，沙门杆菌与肠道原生微生物间存在一种族群竞争关系，两方在战斗过程中互有消长。从宿主的角度来看（无论是白鼠或人类），微生物所扮演的几乎等同于预防疾病的主力前锋，而抗生素的介入使得前锋难以生存——当肠道遇到真正的病原体时，因原本与之竞争的微生物力量被大幅削弱，只好敞开自家大门，让身为病原体的物种堂而皇之地进入。如果不幸这个进攻的病原体会致命，身为宿主的我们终将难逃死劫。

上述实验最贴切的模拟，或许是"红火蚁"与对付红火蚁用的DDT。20世纪初，DDT开始自阿根廷引进美国，接着横扫全世界。当时，阿拉巴马州的莫比尔（Mobile）出现红火蚁的踪影，且族群有逐渐扩张的迹象，有关当局于是决定以全面喷洒DDT的方式解决此问题。在执行初期，这个手段达成良好的成效，立竿见影地杀死了大量红火蚁，然而死亡的不只是红火蚁，连原生蚁类也被DDT一视同仁地消灭了。随着时间流逝，原生蚁类濒临绝种所带来的问题渐渐浮现：红火蚁繁殖速度快，原生蚁类却不然；更严重的一点是先前DDT喷洒愈多的区域，红火蚁族群数量成长的速度愈快。同理，我们可以预见，抗生素（相当于微生物的DDT）事实上反而加速了"病原体大军"（相当于红火蚁）一举攻下人类的消化道。

克洛斯威尔和萨尔兹曼的实验绝非这个故事的尾声。除了数以千计的微生物之外，在我们的肠道（当然，还有在皮肤、毛发或口腔中）仍有各式各样的物种存在，例如肺部的真菌。我们目前对这些微生物的知识非常贫乏，但可以想象它们类似于肠道中微生物的原生种，是我们双赢、共生的好伙伴。但文明生活对抗菌湿纸巾、抗菌洗手液等产品的滥用，却清除掉益菌，留下一个绝佳的空档，使抗药性极强的害菌有机可乘，迫不及待地霸占"新家"——即原生益菌的旧栖地。

这对一个"文明的消化道"来说，意味着什么呢？我们人类只能接受眼前极为讽刺的命运安排，每一个文明人都愈来愈像詹姆斯的白鼠，而愈来愈不像自己血缘相近的祖先雅蒂。至少在发达国家，我们拥有充足的食物；同时，我们能够克制杀菌的冲动，以渐进、断续的方式，打造一座"无菌空间"——这点与詹姆斯的白鼠有明显区别。然而，除了人类体内外皆住满微生物这一点显然不同于詹姆斯的无菌鼠之外，另一个关键是饮食。科学家早已调配出最理想的无菌鼠养分配方，以维持它们的健康。那么文明人呢？这势必困难重重。在高度发达国家生活的人民，原先细菌善意带给我们的额外热量，对平时暴饮暴食或习于精致、加工食品的我们来说，只是雪上加霜。更麻烦的是，肥胖的个体往往较正常人的消化效能要好，此现象无论在白鼠、大鼠或猪身上皆可见到，而这也是微生物的"功劳"。[15] 更甚者，肥胖体质的人通常拥有较常人更多的脂肪或多醣类分解细菌，在它们卖力协助下，消化道吸收热量的效率大幅提升。科学家们把肥胖老鼠体内的微生物移植到较瘦小老鼠体内，期望使后者增加体重。对现代丰衣足食的文明人来说，效能极佳的醣类或脂肪的使用并非好事，甚至是坏事。但对许多第三世界国家的人民来说，这些微生物是必需的，因为营养素的高效利用有助于他们在粮食匮乏的环境中生存。能够"榨出"能量及热量的帮手，可以使饥饿的个体熬过死亡关头。反之，文明人体内相同的微生物，由于从丰富的高热量食物（如马铃薯片、奶酪、白吐司）身上高效能地转换养分，自然使你发胖。错不在微生物本身，而是人类饮食习惯的骤变。曾经使我们存活且维持健康体态的伙伴，现在却使我们愈来愈肥胖，纵然这个问题与其他有害品种（病原体）带来的疾病相较，不过是个无足挂齿的小麻烦。

其实只要拥有足够的生存条件，且你是其中唯一的生命，终身居住在无菌世界完全不成问题，除非哪一天泡泡出现缝隙，或是供给食物的营养质量下降。当年，那个生活在无菌泡泡中的男孩，对于泡泡破裂的恐惧与日俱增，深怕微生物有机可乘，潜入他的专属空间。文明人对于微生物的恐惧也大同小异，我们深怕细菌突破抗生素筑起的防线。然而我们没有发觉，真正的问题并非来自泡泡出现缝隙，而是打造泡泡本身就是一个错误的开头。人类周围绝大多数微生物是有益而无害的，巴斯德的论点在过去绝对成立：少了细菌，我们的祖先将由于营养不良或其他疾病而死路一条。少了细菌的现代人可能不至于死亡，但体重将会减轻、会缺乏各种必需的营养素，而且并发相关疾病的风险极高。这是一个难以避免的趋势，抗生素的滥用使得每一口食物中的养分吸收下降，也使得各式各样病原体从直肠、大肠、小肠、胃等处一步步蚕食我们，最终占领全身。或许有一天，我们能够善加"治理"体内的微生物，利用它们制造维生素 K，且维持秾纤合度的体态。然而目前不仅科技未达到如此程度，"治理"也不是真正的终点。人类最佳的反思对象，是社会组织复杂精密的白蚁与蚂蚁，以及我们自己体内的阑尾（虽名为"尾"却不符实情，阑尾向来在人类发展过程里扮演着中心角色）。

宛如巴别塔般的学术世界

我们不免质疑为何科学界（或文明社会）打从一开始就没人记得微生物的价值，而一径选择全面大屠杀，将促进益菌的研究抛诸脑后。

关于这个问题，理由之一是人类曾经有一段历史备受细菌、病毒等致命性的微生物严重威胁，而杀光它们的想法在那时自然而然地兴起；另一方面，如詹姆斯这般"无菌信仰"的狂热分子或多或少也有贡献。但我个人认为"巴别塔"（Babel）的故事是最佳借鉴。根据巴别塔的寓意，自然生态的变迁本就像古典乐章般，会周而复始地重复某些主题。如果你大致理解一个封闭隔绝的生态圈（例如海底火山喷发孔）是如何运作的，可试着依此类推、举一反三。在自然界中，山猫（天敌）与野兔（猎物）的族群消长息息相关，而捕食螨（predatory mite）与尘螨之间密不可分的关系亦然。同样，人体肠道中的生态圈也是微生物与我们长期共生演化的结果。目前科学研究领域的分类众多，包括专门针对白蚁、蚂蚁、水熊虫（tardigrade）或集体生态成本等各界专家，他们并非全都目光短浅或缺乏洞见。然而，回顾过去五十年，"巴别塔"已不知不觉成为科学界的主流目标。处于这种氛围之中，詹姆斯自然容易曲解实验结果背后所蕴含的真实意义，并且忽略巴斯德的怀疑。但毕竟，生态之书不曾停笔，历史的兴衰更迭也依旧如常，就算人类在盘根错节的生命森林里迷失了方向，在行过漫长演化之路后遗忘了早已适应良好的位置。

《圣经》上记载，巴别塔是当时全天下人企图共同建造的一座通往天堂的高塔——象征人类的荣耀、野心与伟大成就。巴别塔除了建立在挥汗如雨的努力以及一砖一瓦的堆砌之外，更重要的是，当时全天下人都拥有统一的口音言语，方便他们分工合作，吆喝彼此道："嘿！我这里还需要一块砖头！"人类的语言等同于蜜蜂的舞蹈或蚂蚁的费洛蒙，都是极为重要的沟通工具，它将各地的部落、族群编织穿梭为一体。然而好的开始未必是成功的一半，有时壮志未酬，身即先死。于是，上帝的惩罚降临，"耶和华使他们从那里分散在全地上，他们就停工，不造那城了。耶和华在那里变乱天下人的言语，使众人分散在全地上"（引自《圣经》中文和合本）。这个故事告诉我们的第一个教训：狂妄将导致自我毁灭。但是别忘了另一个教训：要拆散全天下人，就使他们无法沟通。这几乎是学术界的现状，因为分崩离析[16]，成果累积变得困难重重。同时，尽管每一个人看来都正为了通往天堂而辛勤地堆积砖瓦，但是我们认真想过脚下的地基究竟是什么吗？而更重要的是，这座塔真的通往天堂了？

　　科学界的局外人可能会期待随着知识膨胀，我们对于自然世界运作的认识，其视野的广度及高度也将提升。如果口音言语统一，我们或许办得到，但是现在每位科学家都在学有专精的领域内建筑自己的"象牙塔"，而且塔里的专有名词愈来愈艰涩，研究范畴愈来愈狭隘。举例而言，一个神经学家难以理解肾脏学家的语言，反之亦然；而更令局外人讶异的是，神经学家彼此之间要相互理解更是困难，因此每一个专家的"非本科知识"变得十分有限。如果想要一窥他人的高塔，科学家往往必须学会多种语言。无奈的是，在生物学的研究领域中，精通"多国语言"的人才极少，这个问题以分类最为精细的人类生物学（或基础医学）为最——有些人终身仅研究某一种心脏细胞或黏膜属性。[17]过度划分领域的结果是得到全面性重大发现的可能性大幅降低。这就像瞎子摸象的故事般，从耳朵每一部分的构造到它们如何协力产生听觉，需要更宏观的理解，而许多研究的困境在于当科学家观察一个事件时，后退的距离不够远，自然而然容易"见树不见林"。至今，生物学的重大发现及突破，通常来自某些专家开始探索起其他较陌生的主题，因为这份陌生形成的距离感，使得他们有机会像个高高在上的君王，眺望领土的全貌。一般而言，生态学家或演化学家的视野往往算是相对宽广的，可惜近来也逐渐出现"各自筑塔"的趋势。我相信，立足在高处或远处，遗漏之处能一目了然，口音言语容易统一，而跨领域的参照比较或意见交流将得以更加顺畅。立足在同时看得见蚂蚁与人类消化道的位置，才有机会俯瞰生态系的全貌，而这应该才是科学研究者适切的位置。

从蚂蚁看物种与细菌的互助合作

蚂蚁犹如醚类（ethers），无所不在。*某个物种（如人类）和另一物种（如微生物）之间的关系，最典型的模拟即是蚂蚁和阿拉伯树。阿拉伯树提供蚂蚁住家以及食物，来换取蚂蚁保护它们的叶子。有蚂蚁入住的植株，与那些没有蚂蚁入住的植株相较，生长得更快、更健康。而奖赏回馈蚂蚁，阿拉伯树才得以对抗另一种威胁性更大的物种——食草昆虫与动物。这种共生关系与人体相对于体内微生物的关系，显然可以逐条参照，而另一个与我们更相近的例子是耕作蚁（farming ant）。

耕作蚁与人类的相似度极高，它们会耕作，并且同样拥有殖民地。耕作蚁另一个较为人知的名字是切叶蚁。切叶蚁（leaf-cutter ant）的殖民地是一个庞大的社会组织，其中常居住了成千上万（甚至高达百万）只不孕的个体，完全服从蚁后的命令。正如任何一个社会结构，某些个体可能不完美，好比会决策错误、被吃掉、带回有毒叶片等等。虽然少数个体无法修正错误，但平均而言，它们还是能把工作做好——将口器"上颚"切得断的叶片运回蚁巢中，并为共有的"真菌田园"施肥。真菌生产含糖量高的养分（或称果实体），蚂蚁将之喂食幼虫。真菌对

---

*　许多化合物是以醚官能团相互链接组成。——译者注

切叶蚁来说还扮演着另一个角色，即外部肠道。当蚂蚁无法消化某些品种的植物树叶时，真菌就出马了。除此之外，不同种类的切叶蚁（切叶蚁的种类相当繁多）会"种植"不同品种的真菌，并发展出独一无二的关系，彼此相互仰赖。切叶蚁利用真菌的演化伎俩不胜枚举，且复杂精密。事实上，成功培植真菌是件非常困难的事，但在切叶蚁身上很少看到失败案例。同理，真菌能够成功喂食切叶蚁也是门学问。双方合作的成果是：田园欣欣向荣，殖民地扩张，蚁后的腹部表皮因孵满后代子孙而被撑得愈来愈薄。

切叶蚁堪称真菌田园的园艺高手，犹如马戏团华丽的表演般，处处可见淋漓尽致的特技。每个个体的拿手绝活不同：侏儒工蚁（minim）坐在叶片上，一方面确保背着叶片的个体们能够安全完成运输任务，另一方面防止苍蝇在树叶表面产卵；同时，头部巨大的兵蚁（头部是兵蚁的超级武器）也正忙于守卫蚁群经过的路径。接着，由工蚁接手，它们利用刀锯状、结构近乎完美的上颚，将陆续抵达真菌田园的叶片切得细碎。田园深处隐居着大家共同的统治者——一位体形臃肿的女士。这位女士每天可以产下成千上万个卵，每个卵皆宛如"法贝热彩蛋"*。至今，已有许多生物学家为了探索切叶蚁，深入热带丛林追寻它们华丽的文明足迹；没有一位亲身造访过的科学家，不对其族群与人类文明的高度相似性留下深刻印象。除此之外，切叶蚁社会组织及社会行为的"集合"，可比拟为"人体"，其中可将每一只个体视为每一个人类细胞——个体为了"集合"的存在，奋力撷取营养素，抵御外敌。

---

* Fabergé，由俄国著名珠宝工匠彼得·卡尔·法贝热（Peter Carl Fabergé）所制作，在 1885 年至 1917 年间，他总共为沙皇与私人收藏家制作了 69 颗类似的作品，其中 52 颗为复活节彩蛋。——译者注

切叶蚁与真菌的关系，可谓自然界不同物种间相互仰赖共生的绝佳范例，并且双方均功不可没。然而，以人类消化道为研究主题的生物学家，通常对切叶蚁的生态圈所知甚少，顶多只有你从探索频道（Discovery Channel）的科学特辑之中，通过摄影镜头所学到的程度而已。学界也是到最近才渐渐理解切叶蚁与真菌成功的关键，即切叶蚁体内简单的免疫功能，究竟为什么能够维持真菌田园（切叶蚁的"外部肠道"）免受病原侵袭（你或许已经注意到，解开这个谜题等同于解开人体消化道如何对抗细菌感染的疑问）。一般而言，无人看管的作物只有一种下场，那就是被其他物种（或病原体）解决掉，尤其是处在热带丛林里的田园，这是必然的结果。但切叶蚁照料的真菌田园却相当"干净"，同时又没有"人工"痕迹。同样，切叶蚁本身在真菌（与其中的细菌）团团包围之下，也未见任何受到病原体威胁的征兆。

首先要厘清的是，在大自然中，食物被其他物种摒弃不用只有以下两种原因：味道太差、含有毒素或其他致命元素。然而住在真菌田园里的切叶蚁，对微生物来说应是相当美味的食物，它们为何得以日日夜夜与这些"魔鬼"比邻而居？答案是"益菌"。美国威斯康星大学的生物学家卡梅隆·柯里（Cameron Currie）发现，切叶蚁及真菌田园中都存在某些细菌品种。柯里还进一步发现，当病原体开始散播时，这些细菌也会随之增殖。因此柯里推论，这些细菌有助于蚁群在真菌田园的"害菌"包围下健康地存活；其实，这些细菌同时也是人类长久以来已知的抗生素制造者（如盘尼西林等多数抗生素皆是在同样的细菌身上发现）。切叶蚁体内的益菌分泌出的抗生素，可以顺利击退带有害菌的真菌——学名为 *Escovopsis* 的"坏真菌"，保护切叶体族群与自家田园里的"好真菌"。依此观点，蚂蚁为了留住对己身而言重要的防卫军与合作伙伴，必须演化出有利或回馈益菌的特质。它们等于是蚂蚁的一部分，两者相依相存、不可分离。另一种解释是：这些细菌的首要目的本来就是在保卫切叶蚁，而非对抗坏真菌（因此蚂蚁无须刻意留住细菌）。以上两个原因皆有可能为真；同理，人类也极有可能必须留住体内的益菌（此假说一开始是从切叶蚁生态模式的观察中所得的灵感）。切叶蚁错综复杂的共生关系（尽管目前尚未有定论）或许能够为医学带来新的启发，且最大的优点是：研究它们显然较研究人体更加容易。虽然柯里的观点仍有待验证，但至少他后退的距离够远，立足在同时看得见蚁类与人类消化道的位置。

　　人类倾向于认为自己是地球上最精密的物种，自古以来自诩为伟大生命链的顶端。因为这样的自大狂妄，我们难以想象其他物种（例如蚂蚁）与另一物种的关系的复杂程度。最近，科学家终于能够渐渐自更高的位置远眺生物世界，发现与人体生态圈模拟度极高的切叶蚁，这对我们在观察体内的"微生物田园"时格外有帮助。人体负责耕作田园的部位正是阑尾。即使大脑不断向我们大声疾呼"肠道或皮肤上的细菌全都是有害的"，没有正式发言权的阑尾依旧无视于大脑的演说，自顾自地喃喃低语着原始的真相。

第六章　需要细菌，也需要阑尾

身体最常被切除的部位——阑尾，就像一座小型的丛林，充满许多小生命，是肠道细菌滋生的温床。每当肠道受到病原体感染时，其他细菌就会躲进阑尾中，待身体的免疫系统打败病原体后，重返肠道。在这肠道生态圈里，细菌们彼此互助相依而存，维持身体生态圈的平衡。

1942 年 9 月 11 日，来自堪萨斯州萧托克瓦（Chautauqua）的狄恩·瑞克特（Dean Rector）刚满十九岁。他的生日派对将在海平面一百英尺以下的深海举行，头顶上有百万磅重的海水，以及正在搜寻美军潜水艇踪影的日本驱逐舰。狄恩待在理应不必担心鱼雷或海水侵袭的潜水艇舱之内，静静迎接他的生日。

狄恩的庆生仪式很短。翌日早晨，他感到死亡迫近。尽管外头四面楚歌，当天威胁狄恩生命的却是"内在的魔鬼"。他因疼痛哀号不已，其中一位船员认为他只是患了一般感冒，另一位队友则认为他犯了严重的乡愁。但随着疼痛加剧，情况愈来愈明朗——他的阑尾发炎了。

在普通情况下，一般人得阑尾炎（俗称盲肠炎）已相当危急，何况是离家遥远、周围有一大群日军且找不到任何一位合格外科手术医师的狄恩。手术势在必行，但实际上"该怎么做、由谁来做"，一切毫无头绪。当时潜水艇上唯一的人选是惠勒·利普斯（Wheeler B. Lipes），他是个挂了头衔、只操作过心电仪的药师。一开始指挥官要求他执行手术时，他拒绝了，指挥官于是对他下达军事命令。惠勒迟疑的原因包括自身经验不足——他不清楚麻醉用的乙醚效力可以维持多久，也不清楚剖开真正的人体后，如何找到阑尾。除此之外，他无从想象以现有设备——厨具（而且是短少的厨具）——该如何操刀。无论如何，惠勒硬着头皮上场了。

在一番手术工具与自我灵魂的寻找之后，惠勒准备好亲自切除队友发炎的阑尾。手术台是一张位于指挥官起居室中的长桌，这张长桌"刚好让狄恩平躺在上面"，至少病患的头或脚不会悬在外面。惠勒站在病患面前，焦虑地翻阅眼前的医疗书籍（后人推测他当时在寻找一张明确的图示，可以为他指出此麻烦器官的所在位置）。这位"医师"戴着泡茶用的滤网充当手术口罩，另一位"医师助理"递给他的汤匙则充当肌肉拉钩。根据《芝加哥日报》（*Chicago Daily News*）的报道，惠勒俯身向狄恩轻声说了句："听好，我从来没有手术经验。"狄恩惊恐地睁开双眼。接着，惠勒遵循书上的指示，将小指放在肚脐的位置，大拇指放在髋骨处；此时，拇指尖直直指到的地方就是阑尾。

阑尾是身体最常被切除的部位。像狄恩一样，遇到紧急状况时，更是非切不可。每天在你身边来晃去的同事，缺了眼睛的人应该极为罕见（或没有），缺了心脏的人不可能存在，但是却有为数不少的人缺了阑尾。这些人通常不会引起侧目，因为肉眼既观察不到，又没有任何明显的后遗症；说不定你正是其中一员。因此，会质疑这个麻烦器官到底是不是个"必要的存在"，相当合理。既然阑尾的重要性似乎低于裤子（因为缺了裤子，你一定会引起旁人侧目），我们为什么需要它呢？答案再度牵扯到消化道的微生物与演化史。通过演化史的回顾，阑尾的意义才能彰显。当然，在狄恩与惠勒曾经所在的那艘潜水艇上，没有人有多余的心思关心这件事——他们眼前的病患正发出一声低低的呻吟。

惠勒全神贯注，继续他的手术。

最常被手术切除的器官：阑尾

阑尾是消化道底部一处悬吊的小肉块，长度大致等于中指，因此尽管功能乍看之下微不足道，至少以尺寸而言，它是个值得费些唇舌解释的器官，而且必须费些唇舌才能解释清楚。显而易见，心脏负责打出血液，肾脏负责清理血液并协助血压的维持，肺部负责运送氧气、清除二氧化碳，那么阑尾呢？好像就只是悬在那里。自从三百多年前，人类医疗史首次写下阑尾切除手术之后，关于它的角色开始出现各式各样的推测，然而绝大部分都无关紧要。它可能是免疫系统的一部分、神经系统的一部分，或者与激素、肌肉功能有关。其中最主流的观点，在于它就真的只是吊在那里，可有可无，一如男人的乳头、鲸鱼突起的后腿骨，都是演化过程遗留下的古迹罢了。[1]直到最近我们才发现，这个答案错得离谱。

我们企图理解阑尾，起始远在惠勒之前，但多半止于猜测。至于阑尾是演化古迹的观点，主要来自切除手术的结果——大部分案例没有发生任何后遗症。所以基本上，这个观点是逻辑的总和。至今，外科医师们（包括惠勒这样的特例在内）切除过的阑尾已达百万条之多。他们观察手术结果的心态，与你观察住家结构时相去不远。当你发现拆掉一根碍眼的梁柱后，房子安然无事、没有倒塌，你便松了口气（除非偶尔大风刮起时可能会担心一下）。而接受阑尾切除手术的病患，看来的确都安然无恙，甚至多数都寿终正寝。既然这房屋结构完全不受影响，自然会推测拆下来的梁柱（阑尾）原本即是多余的。*仿佛我们面对白鼠与无菌室的实验结果般，没有人关心阑尾这个演化遗迹过去的任务——在人类祖先（猿猴类或更古老的物种如鼠类，甚至恐龙）体内，其作用为何？它的存在是否必要？毕竟有时它比较像颗未爆弹，在某些人（如狄恩）体内会无预警地爆炸，大声告诉你："嘿！我在这里，快带我出去！"

然而在许多例子中，单纯地将阑尾视为一个退化、过时、无用的遗迹，却又不尽完善。的确，对罹患急性阑尾炎的个体而言，如果不立刻切除阑尾可能因此丧命，且不分老少。急性阑尾炎在当今整体人类族群的发病率约为十六分之一**，而在未接受手术的情况下，其中约有一半的人会死亡。回顾整个演化史，若以此死亡率（三十二分之一）推估，加上从不同个体阑尾的存在与否、大小、形状等外观来看，此器官应具备遗传性，决定阑尾是否过大（甚至是否存在）的基因不需几个世代的时间即会消失。[2] 演化对待万物皆平等，有致命倾向或使个体变得较衰

---

* 根据目前的累计资料，愈来愈多相反的案例已出现。阑尾切除的个体罹患发炎疾病的风险降低（译注：发炎是健康人体对抗外来病原体而产生的正常防御机制），这是探究阑尾功能的线索之一。

** 与个体的生活环境密切相关。如同克隆氏症一样，在发展中国家阑尾炎的发生率极低；反之，在发达国家则相对较高。因此阑尾炎可能也是文明病之一，并受到所处生态环境及生活形态的影响，这是另一项重大线索。

弱的遗传特征，在基因库中难以保存下来。举例来说，移居到海洋洞穴生活的鱼类，很快就失去了视觉，因为这项功能不仅无用，还是种昂贵的浪费。[3] 搬进黑暗之中的穴居鱼，在短短数个世代内失去的不仅是眼睛，还包括所有相关的神经回路，而大脑相对应的视觉区也逐渐退化。假设阑尾如穴居鱼类的眼睛般完全无用又浪费，它应该会很快从人体中消失。但出乎意料，尽管数以百万人因其而死，阑尾却依然屹立不摇地存在；显然，我们必须重新审思它的角色。

从人类的近亲猿猴类的身上，我们得以一窥阑尾的真相。如果它只是退化中的遗迹，那么借由研究近亲体内阑尾的构造或它负责的工作，或许能够厘清这个器官对人类祖先的重要性何在。正如穴居鱼类的眼睛虽然已经失去实质功能，但从它们的近亲身上，依旧可以得知其构造当初对于视觉的重要性。同时，若以上假设成立，与人类血缘愈遥远的物种，阑尾的重要性应该愈高（例如猴子阑尾的重要性应高于黑猩猩，而黑猩猩阑尾的重要性又高于人类）。

然而科学家从上述研究中发现一项矛盾的事实：人类或与人类血缘接近的灵长类，体内阑尾的构造较其他原始灵长类更为发达，也更为精密。换句话说，阑尾对现代人种的重要性可能高过我们的祖先[4]，可见当初主流的退化遗迹论点似乎完全说不通。除此之外，看似无用的阑尾事实上处于"进化"阶段，因为就演化的观点，拥有发达阑尾的个体可能寿命较长或生殖能力较强，才能使这个遗传特征更成功且强势地保存于基因库中。问题仿佛回到了原点，既然阑尾不是退化的遗迹（反而演化为愈来愈发达、精密的构造），它势必有其价值。但那究竟是什么价值呢？

数百年以来，这个疑问一直没有学者能够提出正确答案；事实上，几乎没有一位科学家积极地寻找正确答案，这个话题顶多是他们用餐时的闲谈而已。全球各地的外科医师继续忙着切除阑尾，而执行这项手术平凡无奇的程度，几乎就像打开一瓶汽水或削去西红柿的蒂一样，没有人会跳出来质疑你做这件事的动机。自然而然地，将阑尾切除、当作废弃物处理掉之前，极少有医师会先停下来想想：它与消化道微生物是否有关联？

回到第二次世界大战的那艘潜水艇中，惠勒开始切除接近肠道的位置。他在阑尾方面的知识与一般人相差无几，就算他知道其他人同样无知，这对于手术的执行仍无济于事——在他眼前的是一个被"开肠剖肚"的活体。这项手术令惠勒精疲力竭，汗珠从额头滴下，他请身旁的某位队友替他擦拭。他已经在狄恩的腹腔中搜寻了二十分钟，依旧毫无头绪。根据报道，在"试过盲肠的一侧之后"，他接着从另一侧碰碰运气。他怀疑自己是不是哪里弄错了。

在一番徒劳的摸索后，惠勒"终于找到了阑尾"。他动刀切除狄恩"蜷缩在盲肠之中的阑尾"，把它丢进罐子里，并用海绵吸收多余血液，以羊肠线缝合伤口。再次提醒读者，整个过程中惠勒几乎都没有适当的手术设备——剪线工具是一支指甲剪。

至少现阶段，威胁狄恩性命的因素之一——阑尾——消失了。它平静地躺在罐子里，而惠勒此时如果多看它一眼，或许有机会发现某些有助于理解这个神秘器官的重大线索。他可能会注意到这个器官充满淋巴组织，显示阑尾与免疫系统密不可分；也可能会注意到这个器官充满各式各样的细菌，如同切叶蚁身上交织而成的密集生态网一样；还可能会注意到阑尾的外形宛如一个洞窟。不过当然，惠勒没有分神的余地，他的心思全部集中在另一件更迫切的事情上：乙醚的麻醉效力以及他与狄恩同时飙高的肾上腺素。阑尾在潜水艇的罐子里摇摇晃晃，而狄恩也是，心里随着海波七上八下，暗自祈祷着自己得以因此得救。

找出阑尾的机能

几天过去后，狄恩的术后复原状况良好，而惠勒成了他的救命恩人；这个结果预示了惠勒接下来的人生里将有的英勇与创意表现。另外，随着人们渐渐将心思转移到丢弃在罐子里的东西后（每一个案例身上切除下来的器官，其特征的同构型高得惊人），愈来愈多与阑尾相关的线索被发现。北卡罗莱纳州达勒姆郡（Durham）杜克大学的荣誉教授蓝道·柏林格（Randal Bollinger）已宣布退休，若寄一封电子邮件到他的信箱，你得到的回复会是：我在 2050 年之前不会进办公室 *。柏林格教授在科学历史中的地位崇高，但现今学界形容他是过了"有能力提出革命性观点的黄金时期"。以上的"公众评价"尚称中肯，既非事后诸葛，也非先见之明。然而所谓的"公众评价"因为有轻视经验值或观察力的倾向，有时只是个中规中矩的框架罢了。的确，毕加索在青春岁月到达创作巅峰，但他的挚友马蒂斯则是一个截然不同的故事。马蒂斯最具影响力的画作是在他七十一岁到八十五岁之间完成的，他的天赋犹如一瓶醇酒，愈陈愈香。[5] 柏林格的创作灵感来自人体。他的画布上尽是一位科学家发现新事物与重修旧作两者交互穿插的痕迹。柏林格心里明白，人体内永远藏有待解的谜题，例如：阑尾。

身为医学博士的他，在职涯中看过成千上万的阑尾——在活体内、实验桌上或罐子里。他知道这个谜样的器官充满了三样元素——免疫组

---

* 届时他将是一百二十岁，想必你猜得到柏林格教授的暗示。

织、抗体、细菌。而阑尾之所以被视为未爆弹，主要是出于后者；当它爆炸时，密度极高的细菌在腹腔内四处流窜，并发感染。

柏林格对阑尾的认识，与多数学者相当，只是当时受到主流医学观点的影响，阑尾仍是人体"乏人问津"的一部分。然而与多数学者不同，他隐约觉得阑尾的演化发展值得我们深入观察。最后，是柏林格观察得到的线索，结合杜克医学中心的研究伙伴比尔·帕克（Bill Parker）所提出的洞见，揭开了阑尾神秘的面纱。2005 年，在一场寻常的例会中，帕克和柏林格正与一些博士后研究员及其他学生讨论最近的实验结果。"阑尾"从来不曾被排进例会的讨论议程，这次自然也不例外。帕克记得他当时坐的实验长桌及搁置双脚的凳子。根据他的回忆，"柏林格看来似乎悟到了什么大道理"，突然大声地自言自语道："我敢打赌这就是阑尾的功用！"从这句完全离题的话，关于阑尾的讨论由此展开。学生们感染到柏林格的兴奋，但看来有点不知所措。然而帕克了解柏林格的意思，他们的对谈愈来愈起劲，并相信在这个春天的早晨，一个数百年之久的"谜团"即将被解开。阑尾的角色是什么？答案呼之欲出，甚至豁然开朗——阑尾是细菌的庇护所。在这里，细菌族群可以安心地繁殖、成长，避免随着消化道本身的"大扫除"而被清空。举例而言，消化道在感染霍乱时，会引发剧烈的急性呕吐及腹泻症状，此时绝大部分的微生物（无论原生种或病原体）都难逃一劫。这是霍乱弧菌发展出相对的适应性传播能力；弧菌为了要寻找更多宿主，演化出大量分泌"类毒素"的特征，能够骗过我们的免疫系统，使免疫功能误将"霍乱病原体"认成"真正的毒素"而全面启动。随着病患的呕吐物或排泄物进入水源之中，即有机会顺利感染下一位宿主（水源属于一种可预测性高的传播媒介，成功率不输给以蚊子为传播媒介的疟疾）。帕克与柏林格认为，在一片混战之中，阑尾是个小小的中立国，提供肠道原生菌等微生物一个安全平静的避难之处，而在战事结束后，微生物能够重返家园。

当天，柏林格和帕克几乎可以确定他们的推论为真，人体的确像蚂蚁的生态圈一样错综复杂。眼前有两个选择：将此观点直接发表成"概念性论文"，或是花点时间做实验。在几番踌躇与挣扎后，他们选择了后者。而为了获得有力证据，柏林格和帕克必须深入人体内"附有阑尾的结肠"——只是当时没有料到，这项实验为期甚久，等到他们有所斩获已是两年之后的事了。

人体的细菌庇护所

柏林格与帕克富有前瞻性的理论之所以能够成形，是整个研究团队里每位成员取长补短、共同合作的结果，没有一人可以独揽功劳。柏林格贡献他长年以来观察阑尾的丰富经验，而帕克则贡献近十年来他对肠道免疫机制的发现。这十年，帕克将多数精力投注在探究体内细菌所诱发出的抗体反应（免疫反应的一种），在此期间他注意到两件有趣的事：其一，抗体有时不但不会攻击、反而会协助其他物种；其二，阑尾中充满抗体（但原因不明）。这项事实相当启人疑窦——除了阑尾这个乍看之下毫无功能的器官为何会继续存在之外，人体竟然还将消耗大量资源或能量制造出的抗体，集中于此处？

一般而言，抗体被视为人体的防御系统，属于免疫部队中的第二道防线。当外敌突破第一道防线（如鼻腔黏液），成功入侵体内时，"抗体大军"即开始动员。以上的叙述其实还不够完整，因为抗体背负着另一项重责大任：区分敌我。"敌"指的是外来的微生物或病原体，而"我"指的是人体自身的细胞。从抗体的眼睛看世界，只有两类生物："我方"和"敌方"。辨识成功后，抗体紧接着将发动另一波攻击，促使其他免疫系统的成员把炮火集中在对付"敌方"。[6] 抗体机制的运作方式有着悠久历史，可追溯至老鼠或青蛙等早期物种。这个祖先传承给我们的资产，在上亿年之后仍屹立不摇，足见其成效。

帕克起初是因研读一系列有关 IgA（肠道内最常见的一种抗体）* 的文献而产生兴趣。当时，绝大多数的生物学家认为 IgA 的首要任务是在搜索、辨识肠道中的外来细菌，并通知其他成员将它们全数打包，经由结肠排出体外。帕克发现，这些文献的内容似乎有些不对劲。

附带说明一下，大部分已知的科学知识，或多或少都有待核对。因此在现今科学家的工作中，修正过去错误的占比极高，借由一再地去芜存菁以累积真相、淘汰谬论（或以另一个方式譬喻：将错误"全数打包，经由结肠排出体外"）。但累积真相总是需要时间，有时谬论会以巧妙的姿态冒充真相，蒙骗好几个世代的科学家；尤其是当这些谬论印成教科书里的字句，一版再版地被学生们"当成真相"来研读、背诵时[7]，找出此类积非成是的谬论便格外困难。如果你愿意在阅读教科书或文献之余比别人多些耐心去仔细反省，再加上一点运气，就有可能发现科学界前往"中央车站（Grand Central Station）秘密通道"的入口**，而发现的人说不定还会狐疑："别人怎么看不到？"

帕克读的 IgA 文献，其他免疫学家也都读过，却只有他发现其中隐藏的不合理处——尽管单一研究的数据并没有错，但整幅"拼图"显

---

* Ig 为"免疫球蛋白"（immunoglobulin）的缩写，即为抗体。——译者注
** 据说纽约中央车站大厅的正下方有个秘密通道，可以直达华尔道夫饭店（Waldorf-Astoria Hotel）。——译者注

然有错，且简直到了牛头不对马嘴的地步。自1970年代即有许多科学证据指出：IgA攻击的细菌品种表面具有IgA受体（receptor）；受体类似微生物层次的"入口"，而IgA正是通过这些入口一举进攻的。这看来似乎没有什么问题，但帕克心想：为什么细菌会拥有这些入口呢？如此一来不是摆明了迎接IgA的入侵吗？况且之后它们还会被免疫部队全数打包，丢出宿主体外。这好比古代的中国人，为了抵御外敌，辛辛苦苦地建盖万里长城，好不容易完工后，又在城墙外留下梯子欢迎敌人一样不合逻辑。为什么细菌竟然为自己的宿敌IgA敞开大门？帕克继续找寻线索，接着，他注意到某个研究结果显示出另一件更加与理论不符的事实：当白鼠或病患体内出现缺乏IgA的征兆时，专受IgA攻击的细菌竟然也失去了踪影。

身为基础医学学者的帕克，专攻的研究领域为异种器官移植（xeno-transplantation）。深入探索IgA或其他相关抗体，对他来说是在发现新的医学解释及医学应用，以便找出一种暂时性的阻挡手段来封锁或改变IgA等抗体之免疫机制*，如此一来人类就有机会接受来自其他动物的器官捐赠。他心中暗暗想着：届时的报纸标题可能是"猪肺成功移植到某位来自俄亥俄州的病患体内"。除此之外，帕克还有另外的嗜好：他热爱让想象力尽情奔驰，提出具有革命性的新点子。这一刻，帕克的心思从异种器官移植转移到IgA身上；如果他猜对了，现行教科书将有一整个章节都必须彻底改写。

1996年的帕克，经常待在实验室里思考IgA。许多科学家应该都有过类似经验：你的心神忍不住绕着某个问题打转，并绞尽脑汁揣想各

---

* 器官接受者体内出现排斥反应的主因。——译者注

种解释的可能性，还不停触碰、翻弄它，仿佛一只不甘心的美洲狮不停触碰、翻弄它的猎物——犰狳。然而，犰狳是一种极顽强的生物，包覆在它身体之外固若金汤的硬壳，如同紧闭的大门，对掠食者来说几近无机可乘。IgA 这只犰狳仿佛正在嘲笑"实验室里的美洲狮"帕克。但假设美洲狮够有毅力，也够机灵，他还是可能找到犰狳的弱点，直捣黄龙。帕克认为，他已经知道如何打开这扇紧闭的大门，接下来该做的是实验，以获得证据来支持他与众不同的观点。一旦确认无误，新理论将会撼动世人对消化道抗体的知识基础。

充满微生物的小型生态圈

帕克顿悟了，秘密通道的入口是：如果人体企图借由 IgA 部队的保护，去控制或驱逐肠道细菌，那么它显然相当失败；同理，如果肠道细菌企图躲避 IgA 的攻击，它们的任务也完全没有达成。这些细菌不仅仅为敌人敞开大门，甚至替换 IgA 专用门锁，以便 IgA 用手中的钥匙就可顺利地自行进入"家门"；IgA 也礼尚往来，与彼此辨识的细菌建立友好关系。帕克发现，原来其他科学家弄错了，IgA 事实上在帮助细菌！它们不但不相互为敌，它们还是朋友！IgA 的受体辨识功能，本意在于将"我方"的肠道细菌聚集在一起，为它们设立"专门店"（或之前提及的"庇护所"），避免肠道在大扫除时，让这些细菌不小心被冲刷掉。

帕克进一步推测，IgA 抗体会为细菌建立鹰架结构，共同结合为"生物膜"（biofilm），促使消化道中品种相异的细菌组织成一个多元的"微生物社群"。在自然界中，生物膜十分常见，例如切叶蚁身上携带的各式细菌，就是以生物膜的形式存在。当时帕克对切叶蚁一无所知，但他曾经听说过植物界中存在有类似的生态形式。他猜想，人类的肠道细菌应与植物根部的生物膜极度相仿，而说不定 IgA 真正的功能像植物根部分泌的化合物一样，是为了将不同种类的细菌聚集在一起，并且帮助它们继续留在原生栖地。

帕克必须验证他的想法。首先，他得在实验室建立起一个能够观察 IgA 与肠道微生物之间交互作用的系统。他从培养肠道细胞着手，待细胞薄膜成形后再以肠道细菌覆盖于其上。也因此，当时整个实验室堆满装有"浮渣"的烧瓶（其中某些装的是人类的排泄物）。有时一个伟大的科学发现，起点是一片未开发的美丽丛林；而有时，是一个满是排泄物与细菌的实验室。周围这片未知的世界对一般人来说或许肮脏恶心，但帕克能嗅到其中隐约飘来的香甜希望。

帕克的实验进度缓慢，七年过去后，他的科学灵感才开始正式转动。有力证据出炉，他发现添加有 IgA 的生物膜成长速度较快也较厚；另外，IgA 存在时，细菌对人类细胞的附着度可提升一倍。此时若加入破坏 IgA 的酵素，生物膜也将随之瓦解。然而，帕克拥有支持证据的理论，却未能引起学界的注意。没有其他学者愿意相信他，研究经费的申请没有通过，没有期刊愿意发表他的实验结果——这些现实让帕克当初的灵感变成毫无意义的空转。终于某天，他获得了公开研究成果的机会。然而，是否能够引起实质关注，抑或仅是静静地流入科学年报之中，乏人问津？帕克的命运至此已不在个人的控制范围内。

事情终于在来年出现转机。一位资深且同时拥有上百万美金研究补助款及十几位博士后研究员的学者杰弗里·戈登（Jeffrey Gordon），在期刊中撰写了一篇概念性论文，与帕克这项突破性的发现不谋而合。[8]戈登的论文是真正的"入口"，吸引学者进入与学界广大的回响。宛如潮水快速涨满红树林般，帕克的发现一时之间从异端邪说化身为正统信仰（或至少是可信度高的通则）；IgA 是细菌的助手（而非敌人），突然变得不证自明。而帕克一开始乏人问津的实验结果的确证实了当 IgA 存在时，肠道细菌的生长速度是平时的十五倍；IgA 不只是细菌的助手，还是位得力助手。

帕克当初崭新的科学灵感，不知不觉中掀起一股科学革命。1996年，整个学术界都相信免疫系统的使命是攻击细菌——本案了结。现在，帕克持完全相反的观点，而愈来愈多的科学家加入了他的行列。当 IgA 抗体敲着细菌的大门时，不是为了破坏它们，而是为了提供它们建立微生物社群的基础架构，组织成紧密的生物膜。在帕克进一步与柏林格合作之后，他们发现这个生物膜成形于消化道底部的位置，尤以结肠及阑尾为主。肠道生物膜的剖面看起来像一层层卷起的小毛毯，彼此紧紧相邻，并肩作战。[9] 依据从前的主流医学，这些微生物组成的生物膜对人体有害，若只长在实验室的试管内无妨，长在肠道内就不行了。然而帕克却发现：微生物生物膜不仅对人体有益，甚至是人体内"必要的存在"。我将会进一步讨论"为什么有益"，但在此之前，暂且先回到帕克的思绪中。

帕克的远见（在 2005 年已然是成熟的科学发现），加上柏林格提出有关阑尾功能的推测，让一个假说正式诞生。假设由 IgA 之类的抗体所组成的免疫系统是肠道细菌的协助者，而阑尾又是肠道中免疫组织及抗体密度最高之处；同时，因为阑尾汰换细胞的速度相对于肠道其他部位较慢（若将其他部位的冲刷速度比作河川，阑尾则算是池塘），那么阑尾帮助细菌的程度可能超乎想象。阑尾堪称肠道细菌的"温床"，冒着感染病原体的风险，提供原生微生物一座安宁而平静的冥想花园。

如前文所提，假说诞生之后，柏林格和帕克需要一些"附有阑尾的结肠"，来证实阑尾中生物膜的密度真的较高。当实验用的结肠抵达时，肉眼就可以观察到"端倪"——阑尾是一座小型的丛林，充满茂盛的生命。根据柏林格的解读，阑尾培养的细菌生物膜对人体肠道有益，而在霍乱等暴风雨过后，这些肠道益菌便从阑尾这处避难所开始重整族群，回到家园。

失去"生态平衡"的阑尾

截至目前，一切仍停留在假说阶段，为人类所知无几的内在世界——阑尾——提供一个可能解释。除此之外，这也说明了为何阑尾炎的病例较常出现在发达国家。在落后地区，居民常常感染消化道相关的疾病（包括前面章节提过的寄生虫），阑尾的存在自然不可或缺。当每一次因感染而产生的大扫除之后，原本躲在阑尾避难的原生细菌才能再度回到肠道。反之，在发达国家，阑尾的存在似乎变得可有可无，肠道受到病原体感染的几率小，而在"刺激过度缺乏"（understimulated）的状态下处久了，缺乏共生物种的阑尾反而因免疫失调而引起发炎症状（就像某些人因免疫系统缺乏寄生虫或病原体而错乱一样）；文明人的未爆弹被引爆，凶手竟然是自己的身体。让我们在这里顺道结束狄恩的故事吧：这个第一位在潜水艇中接受阑尾切除手术的病患，最终不是死于阑尾炎，而是另一个悲剧。狄恩的潜水艇发射出一枚故障的鱼雷，它竟自行掉头回到原处爆炸。这个故事仿佛是文明人罹患阑尾炎的具象体现，自行掉头引爆后的身体，未必有机会让我们全身而退，活着回家。

认清免疫系统的真相以及揭开阑尾神秘的面纱，是科学界的重大突破。长年以来，人类将目标放在创造无菌泡泡，如今才恍然大悟微生物不仅对身体有益，而且是必要的——必要到人体甚至为了留住这些细菌，演化出专属的抗体与器官。随着真相浮现，帕克、柏林格、克洛斯威尔及其他科学家相继投入另一个全新的研究领域。回顾绝大部分的医学研究史，出发点都是将"非我族类"的物种先假设为对我们有威胁性或有害[10]，细菌、真菌、寄生虫、病毒、原生生物等所有物种全都是前来杀死人类的。这就是为什么在帕克之前，几乎没有生物学家拥有他的远见，因为单是帕克提出的观点本身，听来就像细菌一样具备威胁性。"非我族类"的生物在科学家眼中充其量不过是"无害"罢了，但对我们"有益"绝对是过于遥远的想法。唯有研究白蚁之类的生态学家相信互利共生这回事，而他们的"实验室"偏偏真的远在天边（举例来说，在热带雨林中）。

近在眼前的肠道、阑尾或细菌，其科学研究方向的转变还在旅程的起点，现阶段看到的仅是冰山一角，藏在海平面以下的真相仍有待挖掘。其中的道理很简单：与人体互动的物种不只有细菌而已。人类在生态圈中，就像是切叶蚁庞大族群的一员，彼此相依相存，缺少他人的协助，我们的世界便无法完整。在人类的妄想里，我们被细菌围剿、迫害；但事实上，人类一直与微生物融合为一体，互助共生。剖面图显示，整个消化道里充满细菌，没有一处是"无菌的"。免疫系统的 IgA 抗体的辨识无误，多数肠道细菌并非"敌方"，而是"我方"——与人类细胞完全相同的"我方"。医界至今才开始修正的理论，在生态学家眼中看来一点都不稀奇，这向来是生命之网的本质；不是例外，是常态。

具体想象我们的身体如何与其他物种互动或许不是件容易的事；肠道与细菌的关系，或阑尾提供细菌庇护所，似乎还是个抽象模糊的概念。因此，科学家又将目光焦点移转到切叶蚁族群上。最近，有生物学家为了"挖掘"出整个切叶蚁的部落，将湿度较高的混凝土灌入切叶蚁庞大而精密的蚁穴之中，冻结这个生命之网永恒的一瞬；首先阵亡的是工蚁、幼虫，最后是蚁后。过去曾有生物学家对其他蚁种的巢穴做过类似模型，但没有一个能与切叶蚁的社会结构相比拟。

数日后，混凝土灌满整个蚁穴，并且干燥、硬化。生物学家取出的模型壮观得惊人，其中错综复杂的密室及隧道，犹如秦始皇墓穴附近出土的地下建筑与一个个兵马俑。整座建筑深约十英尺、宽二十英尺，而工蚁的任务（筑穴、挖隧等）至死方休。切叶蚁的家像极了动物的心脏，中央在跳动，周围是动脉、静脉与各类腔室。腔室又可进一步细分为垃圾集中处理室、悬挂在上的真菌园，以及最深处的蚁后房。这个混凝土模型近乎完美，简直是件艺术创作——人类与蚂蚁的创作（但贡献较多的当然是蚂蚁）。有些较小的蚁穴模型现在正在博物馆里展出，但没有一个是切叶蚁的，因为体积实在过于庞大。而一如你在观看大师杰作时一样，你可以后退几步欣赏全貌，或是前倾一些，仔细欣赏每一处细节。

切叶蚁的社会结构是由演化的手渐渐形塑而成，这对蚂蚁本身或它们的共生伙伴来说，是一种双赢的生存之道。某些特殊构造的腔室建有通风孔，以帮助真菌换气；另外，为避免妨碍真菌成长，垃圾集中处理室刻意盖得离真菌养殖处较远，以预防真菌园染上病原体。人体与蚁巢大同小异，其中包含各式各样的细胞及物种。令人诧异的并非人体生态圈与切叶蚁生态圈的高度相似性，而是当我们观察到其他物种与物种间繁复曲折的互动情节时，竟然没有联想到在自己身体里也存在这样的微生物网络。我们可以轻易接受切叶蚁必须仰赖真菌及细菌存活，或相信蚂蚁族群周围的生态平衡若稍有变动，可能会彻底改变蚂蚁本身；然而，一旦将焦点重新拉回自己的身体时，对于类似的事实——微生物同样遍布在我们的体表、充满我们的消化道，并且改变某一因素将改变我们身体的平衡——却有些抗拒。人类承认自己是地球上极度复杂精密的物种之一，但同时又幻想着物种之间复杂精密的交互作用只会发生在其他生物的生态圈中，或其他生物的体内。

阑尾的故事，开启了我们将人体与蚂蚁族群参照模拟的可能性。而实际切开阑尾的构造、仔细检视内容物之后，科学家会发现乍看之下一片混乱的景象，其实隐含了许多可供解读的讯息，包括人类的演化历程，以及一个由 IgA 抗体保护的细菌避难所。阑尾与 IgA 抗体共同建立的细菌"温床"，就整个人体而言，是富有象征意义的共生缩影。无论人类本身是否察觉到，人体在抵抗外敌的同时，也正在帮助其他物种。而被人体视为"我方"的友好物种可小可大——小至细菌，大到一头牛。

第四部　人类如何耕种、如何驯养牛？
而最终为何是我们被"驯养"
成过重的物种？

第七章　被驯养的人类

历史总是告诉我们，农业是人类伟大的发明。但人类在发展文明的同时，也"被农业文明驯养"，逐渐改变身体的基因。人类将野生原牛带进栖地豢养，驯化它们成为温驯的家畜。而回顾人类演化史，自祖先饮用牛乳起，体内乳化酶的基因也开始突变，最终能够消化牛奶养分的个体，成了生存竞争下的优势族群，其基因也得以保存下来，遗留在你我的体内。

人类习惯把自己对自然界的影响解释成"去芜存菁"。我们自认在加入"人为因素"后，周遭的环境会变得不适"有害物种"，而利于"有益物种"生存（所谓的"有害"或"有益"，当然是以人类为中心去定义）。也许至今这仍是一般人的期待，然而期待与现实间的落差颇大，因为无论就整体或平均值而言，上述的"去芜存菁"都无法成立。大脑常常在分不清有害与有益的差别之前，就先怂恿我们排斥细菌、寄生虫等其他物种，事后才发现其中有些对我们其实是有益的。同时，以现今人类打造的环境来看，曾经是我们衣食父母的水果或坚果也难以存活。在演化的途中，甜美多汁的植物果实滋养过我们；雅蒂的舌尖尝过并视为珍宝的物种，今日再也没有人记得了。

在人类的早期历史中，野生水果是我们的主食。植物供我们大快朵颐，而我们也为它们四处播种（这是与"随地排泄"同义的修饰语）；某些植物品种会以动物的"公厕"作为繁衍后代的垫脚石。我们的祖先和巨嘴鸟、食火鸡、猴子一样，是众多播种者中的成员之一。人类还有其他营养来源——昆虫、蚂蚁（蚁后也一视同仁）或大甲虫。尽管如此，植物始终是人类赖以维生的重要养分。当人类再度环顾四周时，景象全非，在演化路上长年陪伴我们前进的共生物种，已然失去踪影。一半以上的野生森林及草原，被农田或其他高度开发的土地取代。在新的景象中，"被人类选上的"种类为数极少（只剩玉米、稻米、小麦等），生物多样性大幅下降。虽然人类与这些物种也维持着互利共生的关系，但它们与真正的野生品种已截然不同。从此，我们的生活形态由四处采集成千上万的品种，变成专心耕耘类别单调的作物。人类偏好的物种、排斥的物种随之演化，我们自己也跟着演化。故事的种子由农业社会的起点开始萌芽，并继续茁壮。

从远处眺望，农田是一片充满美与力量的景致；早期画家（田园画派）眼中的农田闪耀着光芒，孕育着生机。事实上，农业是一种黑暗的艺术。美好的日子屈指可数，大部分的时间其实艰辛而困苦。然而，一切由不得我们，人类除了继续前行之外，已没有回头路。过去我们可以到处闲晃就能找到所需的食物。十万年前，全部的人类都居住在非洲大陆；接着，其中一个支系从非洲东部移民到欧洲，以及亚洲热带地区、澳洲，最后抵达北美洲。那时的人们还没有农业，每一个人得学会认识四周的物种，采集果实，猎杀动物。大约在一万年前，人类的生活形态改变，农业文明兴起，并渐渐散播至全世界。而今，人类消耗的食物中，近乎全数来自我们在农田、牧场或牢笼里的"耕作和养育"。

难怪，再也没有人记得往日时光。以亚马孙雨林为例，六千年前，人类曾是其中的少数族群，沿海岸、河畔而居，仰头就看得见茂盛的树叶，单靠采集到的食物就能生存。从玻利维亚境内一路延伸到厄瓜多尔，部落间彼此相隔遥远且腹地辽阔。关于亚马孙雨林早期原住民的研究甚少，包括骨头或化石等许多遗骸早已被植物的根分解为养分，并以新生树叶、白蚁与甲虫等生命形式重生。由于与地球上其他热带雨林相较，亚马孙雨林人类族群出现的时机较晚，因此，那里或许能提供我们一个文明转变的大致轮廓，让我们对照今昔的生活形态。目前已知过去的人类在亚马孙雨林区沿着河流迁徙，"逐水草而居"，待找到最适合的地点后才建立家园（前提是此地尚未被其他部落占据；若有，则继续往下寻找）。经年累月后，部落的总数量与部落内的个体数量都愈来愈庞大，而即便辽阔如雨林，也没有无限大的空间。平衡机制于焉出现，一如荒年与杀婴，部落战争控制着数量。包含亚马孙丛林族群在内的所有部落中，每一个人都必须学习认识周遭各式各样的动物、植物。因此，当从前部落文明仍主宰人类时，才堪称真正的"知识的黄金年代"。而现代生活在热带雨林区的原住民，每个人至少有能力辨识出数百种以上的物种，并会加以利用，将其当作食物、药材、建材，甚至是孩童的玩具。[1]假设这在他们（或我们）的祖先身上也成立，那么在那段"知识的黄金年代"，全球人类认识的物种数量，总计有上万种左右。此数据在科技发达的现代依旧惊人，他们所知可以善用的物种数可能多于我们。虽然他们对细菌致病论或粒子物理学一无所知，但是他们精于寻找一颗美味的果实、区分有毒性及无毒性的植物品种，也了解动物界的生态，知道何时、何地、用什么方法追逐猎物的踪迹。

尽管热带丛林里的天然资源极为丰富，然而就像其他地区的资源一般，那毕竟是有限的。亚马孙丛林、刚果和亚洲雨林，如同实验室中细菌的培养皿，繁殖到某个临界点即会自动停止。对人类而言，这些临界来自遭遇到的安第斯山脉、海洋或沙漠。亚马孙丛林的人口密度到达高峰时，再多的水果或动物也不够喂饱所有人。当亚马孙的树木间挤满了人，当资源逐渐耗尽[2]，会发生什么事呢？

一般而言，若类似情况真的发生，只有一个结局——死亡率攀升、部落间烽火连天。这是细菌的下场，也是人类的下场。否则，以细菌增殖的速度，地球早被它们淹没了，某些品种可能得因此移民到资源贫乏的新栖地之中。但少数族群会找到其他的解决之道，此时两种因生存议题而起的"发明"问世——农业及文明；其背后象征的分别是食物与权力。

开始定居及务农

试想一下你目前的生活形态：人类农业发展的成就，对你有什么影响？而身为"成功转型"中生存下来的这一方，你赢得的胜利是什么？我们周围不再有丰沛的果实、坚果、猎物，我们的收获是：能在自家田园里，或是自家附近的超市架上，轻易找到愿意接受人类"培育"的物种——极少数的物种。换句话说，当人类最初的食物来源（各类野生物种）从历史中消失后，影响为何？寻找解答必须从三个面向思考：人类祖先原始的生活形态及饮食习惯是什么？人类祖先的饮食习惯发生了什么改变？以及最后的既成事实：全球饮食习惯改变带来的影响。的确，如此的改变是全球性的，顶多某些地区的进度稍慢罢了。

以亚马孙丛林为例，文明人向来认为此处是地球上幸存的"原始纯朴的处女地"，但其实农业及文明曾在此一度兴盛蓬勃。[3] 当初森林的边缘地区是随着自然周期耕作的农地，气候好时居民们丰收有余，气候差时则变成一塌糊涂的惨剧。这些地区的人口密度较丛林深处高出许多，众多村落渐渐演变成由上千或上万人组成的城邦。如果你曾经在飞机上鸟瞰玻利维亚一带，会看到面积广大的文明痕迹，今日徒剩断垣残壁，绵延的地面扭曲隆起。尽管耕作的田野拼布与穿插其中的丘陵小屋轮廓犹在，可惜已如受到破坏的蚁巢般，崩毁得难以辨识了。这番景象在哥伦比亚、秘鲁或巴西境内也可见到：种满花生、木薯、甜薯的农田壁垒分明，以洪水为界。另外还有一些作物种植于高海拔土地，孕育出先进的印加帝国。因农业生活，人类四处寻觅食物的日子宣告结束，文明也展开新的一页——人口高度集中的定居与务农。

类似的转型以星火燎原之姿延烧全球，在其他地区可以反复观察得到。从狩猎—采集的生活形态迈入农业与文明，堪称人类最伟大的成就之一，也是席卷每一个人的流行风潮。之后带来的改变同样惊人：社会结构以及服饰、音乐、文学等艺术文化，复杂程度达到难以想象的地步。而在许多社会中，犁田本身也被赋予特殊意义："大地的重生"结合"上苍的庇佑"。某些亚马孙丛林的居民相信，他们的第一位祖先是木薯植物根部长出四肢和灵魂之后幻化而来的。希腊人则认为女神德墨忒尔（Demeter）为我们带来食物、春天，甚至青春。她在特殊时节会以魔法般的能力复苏大地，使它更加富饶并且充满生机。如前文提过的，人类不是自然界唯一会耕作的物种，在我们发展出农业文明之前，白蚁、蚂蚁及甲虫早就拥有它们自己的田园了。但在哺乳动物中，我们却显得独一无二。曾经，人类只是植物众多的播种者之一；现在，我们却懂得收割。

一般而言，我们对农业的期待是：人类健康和快乐的根源。但实则不然，人类转型为农业社会后，预期寿命的平均值不升反降（可能和赖以维生的品种或物种的多样性大幅降低有关）。农业发展初期，生活在其中的个体，与以狩猎—采集生活形态为主的个体相较，平均寿命较短。除此之外，目前已经证实农业社会的生活形态，会使人体"骨骼"状态变差——而骨骼向来是检测健康程度的重要指标之一。各种消化失调的问题，也因开始以农产品为主食，而在人类族群中层出不穷。同时，农业社会乍看之下可创造出更加富足的食物资源，但其实也进一步创造出新的社会阶级——地主与佃农。因此，就算在丰收时节，也不是每一个人都能够"分一杯羹"。更有甚者，农业文明的维持，需要成千上万的人共同分工合作，错综复杂的社会结构、阶级地位或文化等种种因素的比重变大。昔日只须一起搜寻食物、抵御掠食者的单纯部落文明，距离我们愈来愈遥远。

生存危机下展开的农业文明

既然务农生活果真带来如此多的负面影响——不但对健康有害，又使其中多数耕耘者的生活艰辛困苦，我们当初为什么会毫不迟疑地全体走进农业社会呢？可能的原因之一是：转型之初，这个选择并非是比较、评估"狩猎—采集"与"农业文明"两者间利弊得失之后的结果，而是过去某段时期，适逢狩猎—采集生活"黑暗期"（周遭食物资源极度匮乏）的人类，被迫做出的决定。以上推论是康涅狄格大学的人类学家里·宾佛（Leigh Binford）于 1970 年代提出的。宾佛猜想，农业的兴起无论在何处，都是因为当时的环境已经由不得人类选择其他生活方式了——既没有食物也没有退路。宾佛强调，这不是他身为局外人的狂想，而是一个证据确凿的考古理论（然而，当然不是所有的考古学家都同意他，也不代表他的推论就是真理）。若宾佛的观点正确，可以为"我们究竟是谁？我们如何成为今日的面貌？"提供一些线索。农业不是由伟大的帝国统治者开始，而是由一小撮为生存奋战的斗士开始；这些斗士拥有的独特基因，最终发展出农业文明——可能出自偶然，也可能是必然的因果关系。另外，这些由突变而生的基因型，对农作物或畜产动物的适应力较高，而我们——这些斗士的后代子孙——是同时坐拥农作物和该基因的侥幸少数。

绝大部分学者（包含持反对意见的人在内），对以上农业起源的观点，至少有部分是认同的。在严谨的农业系统尚未成形之时，最早的耕种行为单纯为了生计，有时只是个人嗜好：或许就是某天闲晃时，恰好看到一株喜欢的藤蔓植物，便带回自家的"花园"中试着自行种植。有些人耕耘得非常辛勤，因此得以由自家花园采收果实，而不必再千里迢迢地跑到森林中寻找食物。然而狩猎—采集的生活形态，相形之下却惬意许多。收集到足以供应全家一天所需的食物分量，平均工时大约是四到六小时 [4]，而多余的时间可以花在艺术创作、舞蹈或是各种社交活动上。但是人类放弃了这样轻松的生活。为什么？

想象一下宾佛描绘的故事情节：你住在大型部落的一个小社群中，随着部落人口成长，食物显得日益匮乏，活动空间日益局促；更糟的是，病虫害问题恶化，跳蚤、虱子随处可见。终于到了不得不搬家的时刻。通常，热带地区的居民对搬家这档事较习以为常，但无论你住在哪里，终究还是必须面对这类问题。亚马孙丛林里无数村落像蝗虫般成群结队的迁徙行为相当寻常，周期是十五年左右，因为这段时间刚好足够让蝙蝠、跳蚤或虱子等族群成长到过度打扰人类生活的程度。这是为什么住在亚马孙、非洲、亚洲热带雨林的狩猎—采集居民，大约每十五年就必须搬一次家的原因。然后有一天，你惊觉你连搬家的空间都没有了，周围挤满了人，除了被迫"定居"、与当地害虫共舞，已没有其他余地。病原体增殖，食物却逐渐减少。在最坏的时节，同样的惨象发生于所有村落，许多人死于疾病或饥荒。能否找到食物，在此时是能否幸存下来的关键，于是那些当初在花园里随兴播种的，死亡率较低。至此阶段，还称不上务农生活，但是较能适应人类栽种环境的植物品种已经脱颖而出，成为新的主食。粮食危机造成村落人口集体死亡，而曾经随兴栽种的植株变身为救命丹。由于这些"救命丹"，第一批农作物诞生，小部分的人类劫后余生。活下来的祖先将此教训铭记在心，悉心照料黑暗之中微微闪烁的曙光，并竭力传承耕作的知识，确保种子萌芽、苗壮。

宾佛认为我们居住在美洲或其他大陆的祖先，殷殷耕耘是出自一个迫切的需求——生存。当人口密度过高、饥荒问题恶化时，只有某些种植及采收效率高的个体和家庭，才能顺利渡过难关。换言之，农业的发明来自迫切的需求，并且攸关生死。在农业文明尚未正式来临的年代，其雏形已经占据社会核心。如前所述，史上第一批农作物可能出现于饥荒时节，然而因规模小、生产力低，当时对人类的实质帮助并不显著。但是，却意外地引发一个演化史中的大事件；若个体体内变异的基因型，使他较易消化、吸收这些少数品种的植株，并因此存活下来，该个体在族群中就具备竞争优势。宾佛进一步大胆揣测，农业生活接着渐渐塑造、改变这群饥荒幸存者的文化，乃至于遗传特征。过去习于迁徙的族群正式展开"定居"生活，而与旧日时光相较，饮食习惯似乎也变得愈来愈差。宾佛从农业文明的开端，瞥见乱象的起源，以及另一个趋势：人类一旦踏上这条不归路，就只能前进，不能后退了。他的假设若成立，即能认清造就出"我们"和"我们生活形态"的因素，以及接踵而至的后果。后果之一是：人类永远得仰赖农作物（致使人口爆炸的推手）生存；后果之二是：人类长年互利共生的伙伴离我们远去，陪伴我们的物种所剩无几，有时甚至只剩单一物种。人类的祖先与往后的世世代代，不仅会受食物产量和产出种类影响，更与"区域性"作物自此纠缠不清（在农业文明初期，人类只会接触到当地作物）。以亚马孙丛林为例，羁绊当地居民的是花生和丝兰（*Cassava manihot*，树薯的一种）。尽管其他地区的居民耕作的品种略有不同，依旧反复上演着同样的悲剧。在宾佛眼中，这不过是换了演员的同一出戏，令人不寒而栗。

宾佛所提出类似"后启示录"（postapocalyptic）的观点，常遭到其他学者的批评和攻击，因为它与人类自己流传的历史彻底地矛盾。历史总是告诉我们：农业是人类伟大的发明、成功的创举；农业是人类掌控命运的利器。而同一时间，宾佛仍旧持续他的研究工作，四处苦寻相关的骨骸、陶器等遗迹，以支持自己的假说。最近，这些考古证据终于拼凑齐全。

被农业驯养的牛和人类

然而，有关宾佛的论点，最有力的证据并非来自他辛苦挖掘出土的遗迹，而是人类基因分析。依据分析结果，我们的基因中有一种名为"警示基因"（telltale gene）的片段。从这个片段，科学家"读到"农业初露曙光的一刻以及人类转变的轨迹。除此之外，警示基因还明确指出特定的作物或驯养动物，在当时对人类族群的存亡，可谓事关重大。而如果这个结论无法适用于全体人类整段的文明史，至少也适用于某些时期、某些地域。同时，警示基因证明了另一项宾佛过去在学界只敢稍加影射的想法：人类其实被农业高度"驯养"了。

基因的故事可以追溯至现代牛种的祖先——原牛（Aurochsen，又名欧洲原牛，学名为 *Bos primigenius*）。原牛在北非大陆及亚洲南部演化，是从热带丛林占地缩小、边界退回赤道带、草原遍布各地开始；这些"野兽"在新的栖地上找到丰盛的大餐。同时期演化的还包括美洲野牛（*Bison bison*）、爪哇野牛（*Bos javanicus*）等各式牛种，但之后"被选上的"只有原牛——被"人类"选上的。原牛的外表与现代牛相似，体形却可与小型象种相提并论（成年原牛的平均身高〔站立时从蹄到肩的长度〕约六英尺）。它们巨大的身躯成群结队地占领草原，宛如雨林里的蚜虫。原牛的牙齿构造极度适合用来连根咬断青草，并且在口中仔细咀嚼、磨碎。磨碎后的食物会进入生机盎然的胃，其中含有细菌、太古菌、原生生物等，全是原牛消化食物的好帮手。若缺少这些帮手，原牛便无法生存。

当原牛族群主宰着整片草原的同时，这顿"青草大餐"对人类而言却显得遥不可及。自始至终，人类都没有演化出消化青草的能力。要我们嚼个一两根不成问题，但是我们无法真正消化和摄取其中的养分：纤维素及木质素。通常不小心进入人体的青草，会以未经任何"处理"的形式直接排出体外。人类有能力消化吸收的是植物的种子（即我们所称的"谷类"），因此我们的祖先面对一望无际的食物，只能望"草"兴叹，仿佛某只意外登陆的海洋生物，带着潮湿的身躯却仍然感到口渴。当然，所有可能的养分来源都经过亲身测试，我们的祖先势必曾在饥饿状态下抓了一把青草塞进嘴里，接着发现行不通。绵延的草地是原牛的成功、人类的失败。

然而世上所有事物都有极限和尽头存在，成败皆然。原牛也不例外，再丰盛的食物总有吃完的一天，而草原的尽头是森林，因此森林里见不到原牛的身影。自然界的"尽头"向来可作为资源利用的终点及平衡。直到某天，原牛与人类相遇，黑暗时代于焉来临。在地球的草原上，禁忌之果与植物无关，诱惑和堕落的起源是母原牛毛茸茸的乳头。

起初，人类面对原牛的乳头时，有些笨拙而不知所措。牛乳毕竟不是可以不劳而获的饮食。通过反复试探、摸索与剃毛后的赤裸相见，人类愈来愈了解如何说服母牛心甘情愿地交出这颗甜美的"禁忌之果"。即使在今日，挤牛乳仍需懂得一些专业诀窍，如朱丽叶·克拉顿-布罗克（Juliet Clutton-Brock）在其有关驯养动物的自然史著作中所描述的："首先，必须使母牛平静下来，放松心情，并与母牛建立熟悉感……另外，母牛的亲生宝宝必须在场，或以她误认为自己亲生的小牛宝宝代替出席……通常挤奶者能够以刺激外生殖部的方式促进母牛反射性地分泌乳汁。"[5] 听来的确笨拙古怪。然而，第一批尝试挤牛乳的人类，或许是因开发出新的食物来源而繁衍出更多子孙（未必在每一个个体身上皆会成立）。而我们正是这第一批挤乳者的后代。

正如没有人能够百分之百确定农业的源头一般，人类饮用牛乳的历史，同样真相不明。依据许多考古学家和人类文化学家的想象，无论是耕作或饲养行为，驯化其他物种的开端都属于过去某个社会成就的边际效应；多数学者对以上论点坚信不疑。原牛的驯养应该是自然掌控与创新精神的另一项展示，是科技的革命。回顾人类历史，我们将野生物种缩小后带回家共同生活的能力惊人，几近神迹。除了野牛之外，人类成功驯化的物种还包括马、羊、猫、狗等等，不胜枚举。我们有时帮助它们交配育种、传宗接代，有时集体屠宰它们。当人类扮演上帝的角色时，很容易深陷其中，难以自拔。近来发现，在驯化过程中，原牛不是唯一有所改变的物种，我们本身也不自觉地改变了。牛改变人类，乍看之下是来自牛的力量，但事实上只是"共生演化"无心插柳的结果。而宾佛始料未及的是：人类在生死关头发明了农业以后，对我们自己造成的影响竟如此深远。

最近五年，基因分析的技术日新月异，目前从遗传物质能够得知的讯息有：不同物种的血缘相近程度、特定遗传变异及相关外显能力于演化史中第一次出现的时点；除此之外，还包括这项能力在人类族群间普及化的速度。绝大部分的基因突变，下场是立刻消失（突变个体死亡）。少数继续保存在基因库的突变特征，可能面临以下命运：（一）维持一阵子之后还是遭到淘汰；（二）没有消失的遗传特征会因它所带来的少许竞争优势而逐渐在族群中累积，慢慢地变得愈来愈普遍；（三）新遗传特征在族群中快速崛起并成为共通基因（最罕见的状况）。最后一种情形发生的原因可能是带有新基因的个体繁殖能力强大，或是缺乏这个特征的个体几乎全部死亡。遗传学家将此情形称之为"选择性基因清扫"（selective sweep）；听起来不像是某个遗传特征的失败与淘汰，反而像在描述一场精彩的曲棍球赛。

另外，基因分析技术还可分别重建原牛与人类的演化史，供科学家比对两方各自取得的客观结果，交织出一个更为完整的故事。目前已知，原牛演化成现代牛种始于距今九千年前左右，在今日的近东地区加入人类的生活。其原因不明，可能是原牛发现那里的青草比较美味，也可能是那里的掠食者威胁性低。一开始，它们主动接近我们，向我们走来，无论是带着轻快抑或沉重的步伐；几代过后，它们被我们驯服了。接下来，原牛随着人类四处迁徙，抵达如欧洲或亚洲等新栖地。由于我们"整理家园"，原牛也因而得以突破原生栖地的"尽头"及"界线"。这些在人类附近生活、受人类照料的牛群，与真正野生原牛的分歧日益加大。而最终，有人类当靠山的牛成了赢家，野生原牛正式绝种。除此之外，这些赢家因族群过度繁荣，导致同一栖地的植物、其他草食性动物，甚至牛群的掠食者，都纷纷绝种。

某些品种的原牛因上述的共生演化与基因选择，体形变得较小，性格也愈来愈温顺。人类的遗传特征也有所转变，乳糖耐受力高（体内具备乳糖酶）的个体，因为有能力消化吸收牛乳养分，所以受到演化青睐。一般来说，狗、牛、猪、猴等的成年个体均无法消化吸收乳糖，甚至包括我们习惯喂食牛乳的家猫，乳糖对其也是一项沉重负担。对绝大部分的哺乳动物而言，乳汁是婴儿食品，唯一的例外是人类。某些现代人的体内，在成年后仍持续制造乳糖酶。乳糖酶是一种可以分解乳糖的酶素，有助消化吸收乳汁中的营养素。科学证据明确指出，我们的祖先在成年后即无法消化乳汁，无论其来源为何（包括人体分泌出的母乳）。穴居时期的成年人喝下牛乳等乳品后，会引发腹泻及胀气等症状。如果饮用时恰好处于生病状态，那么牛乳会让他们病得更严重。但是多数的西欧人种（第一批看牛者的后裔），成年后仍可消化吸收牛乳中的养分。换句话说，在原牛与人类的共生演化过程中，发生基因变异的不只是被驯化的牛，还包括人。以此观点，人类同样被驯化了。一旦某天我们必须仰赖牛群生存，我们便再也找不回狩猎—采集的旧日时光，我们自身的生活形式连同体内基因，都永久性地被驯化了。

近年来，科学家发现欧洲人身上某一段与成年个体饮用牛乳有关的基因变异。此基因变异可使人类在成年后继续制造乳糖酶，更精确地说，是乳糖酶-根皮苷水解酶（lactase-phlorizin hydrolase）。这段基因序列解开之后，科学家们进一步想知道：乳糖酶根皮苷水解酶的基因从何时出现？何时开始遍布整个族群？第一题的解答很快就能得到：出现的时点极早。此基因突变一开始发生于一万年前到九千年前左右，刚好是考古证据显示原牛遇到人类的起点。[6] 也就是说，这段基因是一个印记，一个终生洗刷不去的刺青——从祖先的身上流传到世世代代的后代子孙，诉说着人类与原牛的共生故事。

至于第二个问题，要得到解答则较为费时费工，同时需要多一点科学家的毅力、多一些人类血液样本。在一连串 A、T、C、G（构成遗传密码的四种元素）排列组合的分析过后，答案是：极快。在最初饲养牛群的部落中，多数成年个体无法消化牛乳，其严重程度可以致命。存活下来的少数个体相对来说对乳糖的耐受性较高，也能从牛乳中摄取较多养分。犹如宾佛当年提出的关于农业黑暗的过去，畜牧之初也完全称不上是个鼓舞人心的创举与成就；同样，这仍然是一项艰辛痛苦、没有退路的生存交易。身为他的后代子孙，你也许会将史上第一个挤牛乳的人视为英雄。尽管前途坎坷，人类依旧坚持一路披荆斩棘，在自然界中存活下来。然而，正因为这个支派的族群血脉未曾中断，今日，我们抛弃长年相处的共生伙伴，仰赖非常少数的物种生活。我们的新伙伴是小麦、高粱等谷类作物，是牛与羊。但无论怎么轮流替换饮食内容，人类周围都只剩下这些种类单调的动植物了。

以人类惯性思考的模式，我们总认为自己是独特的物种，也因此我们将自己与其他物种相依相存的关系定义为"驯养"。的确，这个驯养关系使得彼此都获利，牲口与人口数目皆急速成长。当初若是没有建立起这种紧密的关系，双方在生态界中单枪匹马，势必难以达成今日的生存优势。基本上，驯养关系是人类祖先互利共生的简化版，与我们联系的生物种类愈来愈少，同时也促成意想不到的演化环境。在新环境中，具有乳糖酶成体维持基因（之后简称为乳糖酶基因）的人类生存得较好，具有对人类和善基因的原牛亦然。关系确定之后的结局是：原牛住进牢房里，获得源源不绝、没有尽头的食物资源，然后每天交配、产乳。虽然人类无法亲自享用青草大餐，但为了我们"驯养"的新伙伴，我们竭力焚烧、滥砍森林，以孕育出更辽阔的草地。我们杀死其他草食动物，避免它们与原牛竞争。人类依赖牛群提供牛乳，解决人口过剩、食物不足的问题；牛群依赖人类提供吃到饱的大餐，并且从此安心地过日子，再也不用与自然界的其他物种你争我夺。人类与原牛携手合作，创造了一个新天地——不是因为我们有能力，而是因为我们有迫切的需求。一旦进入这个新天地，整个自然生态界全都没了回头路。因为人类的猎杀，野生原牛和其他大型草食动物绝种，原牛的掠食者（肉食动物）也跟着绝种。绵延无尽的草原，背后的代价是森林占地面积快速萎缩，生态界的采集者找不到足够的果实；一切仅为我们与作物及牛群的新共生关系。

今日，全球的牛总数大约有十亿头，而全球人口则超过这个数目（至于重量是否超过它们，取决于你的计算方式）。可以确定的一点是，这个新共生关系发挥了惊人的影响力。与牛群一起演化的族群不限于欧洲人，而当科学家推翻此认知已久的想法时，我们距离认清自己又更接近了一步——认清过去的自己，以及现在的自己。

牛乳改变人体基因

目前任职于宾州大学的遗传学家莎拉·蒂什科夫（Sarah Tish-koff），在十年前左右就开始思考这个问题。蒂什科夫相当熟悉"原牛与欧洲人的共生演化"以及"基因变异"的理论，因此对于饮用牛乳的"非欧洲"人种感到困惑不解。难道他们也拥有乳糖酶的基因印记吗？她观察到东非的马萨伊人（Masai），长年以来同样在照料牛群并饮用牛乳。马萨伊人甚至为了享用质量优良的牛乳，花费比重极大的精力与时间来看顾牛。在非洲（特别是东北部地区），人类及牛群间的共生关系，看来独立于欧洲大陆之外，自成一格。接着逐渐往非洲南部蔓延，直到最后，整个非洲大陆驯养牛的行为慢慢地普及。蒂什科夫的疑问是：马萨伊人等非洲人种显然不是欧洲挤乳者的后裔，为什么他们的成年人有能力饮用牛乳呢？

有一派学者认为马萨伊人可能通过加工程序，使牛乳中的养分易于被人体消化吸收。最常见的例子是奶酪——当牛乳制成奶酪后，乳糖含量会大幅降低，但是马萨伊人等东非地区的居民从未被观察到曾制造任何加工乳制品。因此另一派学者进一步推测，东非及西非畜产部落的某些人种（与基因）其实移民自欧洲大陆。从基因序列中，科学家发现一项惊人的事实，非洲某些居民身上所携带的基因与乳糖酶功能，和成体维持具有绝对的关联性。以西非的畜产部落为例，富拉尼人（Fu-lani）和豪萨人（Hausa）拥有与欧洲人相同的乳糖酶基因，这似乎支持了乳糖酶基因源自欧洲的假说。但蒂什科夫认为以上观点仅是"部分成立"，因为她知道马萨伊人和丁卡人（Dinka）等长期饮用牛乳的人种，体内缺乏乳糖酶基因。为了补齐证据，她决定搜集更多资料。

马萨伊人既不是以加工方式吸收牛乳中的养分，体内又没有携带欧洲人种的乳糖酶基因，所以，蒂什科夫大胆提出第三种解释的可能性：这些部落驯养牛群的历史悠久，因而发展出自己独特的牛乳消化能力，以及有别于欧洲人基因印记的相关基因。宾佛揣想黑暗的农业起源，这些非洲畜产族群的祖先或许切身体验过，甚至驯化过相同物种。而某些个体的基因突变，有利于将乳糖酶继续保留在成年人体内；虽然与欧洲人体内牛乳消化的机制类似，却是在不同的演化环境中各自发展出功能相同、序列相异的基因片段。下一步则关乎蒂什科夫身为一个科学家该下的赌注——证实假说。

蒂什科夫到东非寻找遗传学的证据，她发现有关成体消化乳糖酶的基因突变，在人类演化史中反复出现。第一次发生在距今大约一万年至九千年前，刚好是欧洲人驯养原牛的起点。接着，七千年前左右的非洲大陆上，不同地域的人类也出现类似的基因突变（三次以上），同样与考古学家推测饲养起源的时间点相符。而在这段期间，不同群落的原牛与人类在不同栖地相遇（两次或甚至四次以上），并接受驯化。蒂什科夫进一步发现，当初拥有乳糖酶基因突变的成体，与缺乏此突变的成体相较，前者传宗接代的能力强出许多，因此他们所携带可为人类带来生存和生殖优势的变异基因片段，便世世代代地流传下来，且这些后代很快就占领了欧洲、非洲各地。以上几次各自独立、彼此没有关联的基因突变，是目前科学界已知距今最为接近的演化事件，而类似的事件可能还会一再重复。正如宾佛的预测，畜产业及农业的成形，背后的成因大同小异。试想一下恰好处于饥荒地区或是诞生在食物匮乏年代的人类，存活和基因传递势必是一场激烈的竞争。此时，能否成功对抗死亡并完成遗传使命，部分取决于是否有能力发掘新的食物来源，从中（包括牛乳和作物）顺利消化、吸收养分。无法借由"驯养共生关系"获利的个体，下场只有一个：无法将自己的基因继续保存于基因库中。继农作物之后，牛乳，是改变人类文化与基因的另一项重要因素。

人类与原牛故事的尾声衍生出更广泛的议题。原牛就像麦子、木薯、稻米等所有日常作物一样，曾经是我们的救命丹。随着人口密度增高，人类面临饥荒和从饥荒中找到生存之道的历史不断重复。而无论我们的生存之道是农业的起源或畜产业的起源，必定同时也是基因转变的起源。科学家已经发现，以谷物维生的居民，为了促进摄取的淀粉在体内有效裂解、消化，淀粉酶基因的含量也较高；至于这个事实是否同样是快速"选择性基因清扫"的结果，目前尚未有人研究，但可能性极高。而当农业或畜产业在全球不同的地区崛起之时，人类的身体也各自悄悄地改变。今日种族及文化的多元性，大部分来自过去各地的祖先们，在熬过艰辛岁月后所演化出的共生关系，而不变的后果是：与我们互动的生物种类变得愈来愈稀少。

自此，人类世世代代守着这些新物种，如同依附母亲的婴儿，无法放手。回顾演化历史，我们勇敢过、独立过，但在生死关头，仍然不得不向命运屈服。我们与我们的新伙伴，维持一种相依相存的紧密连接，享受对方所给、提供对方所需。这是没有回头路的终身契约，这是至死不渝的婚姻。在今日，跟农业"离婚"可能比跟配偶离婚还要困难许多。当然，你有自由选择摆脱一切，完全借由狩猎、采集维生，然而身为人类，这已经无法转换为一个物种（或一个国家人民）的集体行为了。首先，适合狩猎和采集的地区所剩无几；其次，我们早已遗忘如何在野外生存。而遗忘野生生活的不只人类而已，还包括我们饲养的家畜及宠物。你家的狗偶尔会摆出凶狠的姿态，但也仅止于此，因为它终究必须仰赖我们存活。的确，与人类有交互作用的物种看来似乎不少，然而这不过是个假象。根据统计，现今 75% 的食物来源，共出自六种植物和一种动物。假设全世界的牛明天突然绝种，数百万的人口将会死亡；同理，小麦或玉米对我们的影响也同等深远，如同昔日发生过的马铃薯田枯萎事件般。不管牛用多么轻蔑的眼神瞪着你，它都是你的伙伴，而它的命运与我们的紧紧相系。

我们是命运共同体，唯一的差别只剩基因。因为祖先的遭遇、文化、生活形态或求生手段不同，我们的基因库里依旧记录并保存有遗传的多样性。我们现在是谁，以及历史、基因与前文提及的微生物究竟如何影响文明人的生活，令人难以忽略。而更难忽略的，是文明人种的趋同演化；祖先流传下来的基因或许大相径庭，现代人的饮食习惯和生活模式却渐趋一致——含乳、高脂、多糖、多盐。今日与昔日的我们，充分左右你我的健康。回头看看祖先，他的决定——蹲在母牛身下挤乳，还是旁观窃笑——正在你的体内发酵。

第八章　你的祖先是否喝牛奶，重要吗？

祖先畜养牛，其后代发展出消化乳糖的基因；而农业社会形成后，能吸取较多谷物淀粉营养的个体，受到了天择的青睐；狩猎—采集族群为了抵抗恶劣的生存环境，发展出贮存体脂肪的身体机制。祖先的生活模式，决定了我们今天的代谢基因如何运作。

目前全世界总计约十亿人口有体重过重的问题，满街可见皮带绷到极限、身体超过负荷的人。这情况尤其在美国特别严重，而其他国家也正以非常快的速度迎头赶上。然而即使在美国，也不是每个人都是胖子，根据统计，65% 左右的人过重，其余的 35% 的人则没有这类困扰。[1] 一般人往往将体重过重归咎到饮食或运动习惯上，但这并不是过重问题的全部原因。某些人发胖的理由更为深层、更为神秘，并且与现代西方饮食内容有关，现代人摄取的食物绝大部分来自驯化动植物，且种类相对较少。当然，如果你恰好是吃葡萄柚跟饮用有机骆驼奶的实践者，或者你是个对饮食内容节制且深思熟虑的人，那么你是例外。包括美国在内的整个西方常见食物中，四分之三的热量由乳制品、加工谷类、单糖、植物油与酒精所贡献。[*] 在农业社会以前，这些成分从未出现在我们祖先的"菜单"选项。距今一万年前左右，人类食用的植物琳琅满目，品种数量可以以万为单位计算。自从农业社会稍有雏形开始，包围人类的物种数目及食物多样性均大幅下降。虽然在经年累月的耕作之后，可食的品种再度稍有复苏，但与采集年代的祖先相较，我们培育的食用物种已局限许多，并且因为人择，只有便于栽种、符合口味的品种脱颖而出。[2] 于此期间，人类同时失去了采集知识和作物种类的选择性（目前近千种的作物濒临绝种，某些作物则已经完全绝种），放眼望去，野生莓果无人采收，而全球人类的热量来源仅仰赖为数极少的作物品种。当然，你还是可以在当地有机超市买到藜麦，但在成堆玉米、小麦、稻米的围绕之下，要找到这类珍贵的谷类愈来愈像大海捞针。在人人饮食习惯近乎雷同的大环境中，厘清不同体质摄取相同内容后所产生的反应，有助于解释为何某些个体天生容易发胖，同时另一些个体却完全不受过重问题影响。

现代人代谢新饮食的方式有或多或少的分歧，这必须回溯至各个族群祖先不同的生活形态。想象目前正在进行一项大规模的人体实验，其中每位受试者摄取的饮食内容和分量皆相同，然后我们回头检视他们的状态（这实验的假设与文明人的现实生活相去不远），结果将会如何？你的预测又是什么？或许部分的人会认为大家的体形和健康状况会趋于一致。这样的观点，恰好是绝大多数的体重控制计划、运动健身书

---

* 从以上名单可以组合成各式各样我们最爱的食物——饼干、蛋糕、早餐脆片、披萨、英式松饼、蝴蝶饼、冰淇淋等。

籍、减重节目，甚至是婴儿成长量表与医药学的最高前提。在这假设之下，只要调整成葡萄柚水果餐、全肉餐、低脂餐，所有受试者都能瘦下来。然而真相是即便都吃一样的东西，我们仍会有胖瘦之分。而造成此差异的分水岭在过去亘长的历史中早已划分清楚，难以动摇地犹如潜伏在人类深层幻想里的海怪，我们永远看得见它。

祖先的生活决定我们的代谢基因

姑且先回到牛乳的故事。如同我在前一章节提过的，并非每一个个体都能在成年后继续消化乳汁中的养分，而这取决于体内的基因序列。从地理人口学的角度而言，成年后还能消化乳糖的个体，所占的比例相当小。在欧洲人发现新大陆之前，包括印加人、玛雅人在内的所有美洲原住民，他们的成年个体完全无法饮用牛乳，基因也不允许。就算到了今日，全世界仍有 25% 左右的人口，成年后无法分解乳糖；40%—50% 左右的人口，成年后只有部分消化乳糖的能力。这些总计约十亿的人一旦饮用牛乳，将会出现腹泻症状，并且在摄取一般的美国饮食内容后，增重幅度比其余成年人少了 5%。在疾病丛生的环境条件中，这些无法完全消化吸收乳糖的个体，因腹泻而导致身体脱水的风险相对较高，并且从食物中少摄取 5% 的热量，意味着传宗接代的几率被削弱。因此，站在演化的观点，拥有乳糖消化基因的个体是赢家，尤其当这些个体生活在饲养牛的族群之中。然而随着时代变迁，5% 多余的热量吸收，反而变成人体的负担。广告标语告诉你"牛奶的好处"时，却没有同时警告你："如果你的身体可以完全消化乳糖"，或是"如果你需要多余的热量"。由上述例子可知，不同身体面对同一食物的代谢方式大相径庭，而这是祖先留给我们最根深蒂固的遗产，但长年以来，我们却忽略这项事实。至今在美国农业部（USDA）颁布的食物金字塔中，仍无视全球多数人口无法顺利消化乳糖的统计数据，将牛乳与蔬菜、水果、肉品、豆类并列。而事实上，对科学家来说，哪些种类的动植物（或其加工品）得以定义为"有利于全部人类"的营养来源，依旧是个悬而未决的谜。

近年来，现代饮食的转变在凸显出代谢基因的重要性。继牛乳之后的另一个例子是动物唾液中常见的淀粉酶（amylase）。淀粉酶可以帮助我们分解和消化玉米、马铃薯、稻米、番薯等日常作物中所含的淀粉。某些个体能够高效率地利用淀粉，是因为淀粉酶基因较多，使得唾液中制造出的淀粉酶含量可达到一般人的十六倍。回溯演化史，个体间淀粉酶基因的差异其来有自。农业社会以前的人类，淀粉酶基因数量较少[3]，唾液消化农作物的效率也较低。农业社会形成后，淀粉酶基因多的个体显然具有演化竞争优势，因此这项优势自然而然会遗传给后代子孙。今日，某些长久以来为饥荒所苦的人民，多余的淀粉酶基因仍是利基，因为它能够使拥有相等分量谷类的个体，获取更多的能量及热量。但是与乳糖酶基因一样，相同的基因到了丰衣足食的社会即成了发胖的元凶和身体的负担。简单地说，我们的身体和食物的代谢关系因人而异，一切端看祖先过去的生活模式与我们自己现在的生活模式。让某个个体存活下来的基因，可能摇身一变成为另一个个体腹部游泳圈的肇因。

除了以务农或畜产维生的族群后裔体内携带着独特的基因印记之外，狩猎—采集部落的子孙也有专属的遗传特征。距今约一万年前，全世界的人类都是狩猎—采集族群的一员，唯一的差异是狩猎或采集到的物种因地区及谋生方式而有所区别。有些族群是"肉食动物"，有些族群的主食是昆虫，有些则专吃丰盛的树皮（我用"丰盛"而非"美味"的字眼形容）。到了五千年前左右，完全以狩猎—采集维生的人数骤减，而到了一千年前，仅剩下一些居住在边缘栖地像是沙漠或极地的人类，遇到气温或湿度过低的天候时，单凭耕作无法生存，才会以采集或狩猎作为粮食补给的手段。在边缘栖地的采集或狩猎族群，面对如此艰辛的环境，理应会发展出相对应的遗传特征，并且势必与农耕、畜产社会的遗传特征大不相同。然而不同之处在哪里？

狩猎—采集族群的后代较易罹患糖尿病？

任职于密西根大学的人类学家詹姆斯·尼尔（James Neel）曾经提出过一个论点：生活在环境气候起伏较大的狩猎—采集族群，为了因应不稳定的食物来源，必须具备贮存养分、体脂肪的遗传优势[4]，以便在资源丰富时，快速囤积足够的热量。这项"节俭基因型理论"与生态学家的想法不谋而合，但在当时并未引起学界的重视。

而早在1800年代初期，一位名叫卡尔·格奥尔格·L.C.博格曼的德国医师进一步认为，生活在寒冷地带的动物与生活在温暖地带的动物相较，通常体脂肪多、体形大，这是因为相对小的体表面积与体形比有利于保持体温。举例而言，大象的体表面积与体形比，较蛇小许多。博格曼的理论逐渐被学者延伸解释，并发展为显学。居住在寒带地区的动物，堆积体脂肪的原因有以下两种：保暖（此为博格曼原始的解释）以及为了熬过食物资源极度匮乏的漫漫寒冬。换句话说，体脂肪对生活在气候严寒或食物资源不稳定的人类而言，是项生存利器，在某些状况下，体内囤积的脂肪是他们唯一的养分来源，成了想要活命唯一的选项。然而，社会型物种可以拥有其他选项，以蜜蜂为例，它们会在寒冬来袭前，事先于蜂巢储备多余的食物，如此一来，就不必贮存于个体的体内。因此另一个问题是：人类属于蜜蜂的同类，还是北极熊的同类？

虽然尼尔的"节俭基因型理论"之后在科学界常引发各种讨论，但却很少有学者认真研究它的正确性。如果想测试他的假说是否成立，有几种方式。首先，可以试着分析狩猎—采集族群的基因，但值得注意的是，在不同的狩猎—采集族群间，基因序列可能会有所差异，类似欧洲畜产族群及东非畜产族群间，乳糖酶基因序列的差异。其他可行的检验方式为检查狩猎—采集族群的后裔，在摄取西方现代饮食之后，罹患糖尿病与肥胖症的比例是否出奇的高，因为他们较易将各种养分转换为体脂肪，并且单糖的利用率高于常人。依据尼尔的推论，如果祖先属于狩猎—采集族群的一员，且过去居住的栖地气候变动大，那么与单一条件成立（只满足"祖先是狩猎—采集族群"或"祖先居住栖地气候变动大"其中之一），例如祖先是狩猎—采集族群但居住在食物来源稳定之热带雨林的个体或祖先为务农、畜产等其他族群的个体相较，体内糖类及脂肪含量应该更高。换句话说，一旦这些人长期以西方饮食为主食，罹患肥胖症及糖尿病的几率将会非常高。也就是说，就像蜜蜂储藏蜂蜜或北极熊囤积体脂肪一样，具有居住在沙漠、冻原等地的演化遗传特征，将容易导致上述两种健康问题。

近来科学家针对狩猎—采集族群基因与糖尿病多发率的关联性进行大规模的采样、比对，研究结果于 2007 年出炉。[5] 在食物储备相对容易的北极寒带区，由于居民可以像蜜蜂般预先干燥处理海鲜如鲑鱼、海豹等，再加以囤积于体外，因此糖尿病患者的比例偏低，甚至低于现代西方人的平均值。反之，生活于沙漠或亚热带地区的狩猎—采集族群，无论是在澳洲、非洲、亚洲或美洲，由于食物保存不易，因此罹患糖尿病的几率是一般农业社会族群及现代西方人的四倍。这个结果背后代表了两种意义：狩猎—采集族群持续受到来自社会结构的压力挤压，因而生活形态无可避免地走向养分或糖类来源渐趋贫瘠；另外，现代的狩猎—采集族群，可能因承袭祖先们一度具有竞争优势的基因，与其他族群相较，更容易受糖尿病所苦。而上述两种解释可能并存。

至今，科学家尚未厘清所有人类族群的基因变异，对同一种类、同一分量的饮食内容，会表现出的代谢机制为何。举例而言，身体贮存脂肪的相关基因，与成年乳糖酶基因相比，其运转与成因复杂许多也古老许多。而无论最终的解答是什么，想必不可能是一个简单的理论足以涵盖的。唯一可以确定的是，随着现代人四处迁徙、饮食习惯渐趋一致，每个人身体代谢方式的分歧，将愈来愈显著。而这各式各样的分歧点有昔日的痕迹可循，也正承担着今日新生活模式的后果。

祖先的历史，与你我的身体对现代饮食做何反应息息相关。可想而知，往后将有更多这类的遗传真相被揭露。其中某些遗传特征或许演化自人类彼此间的互动方式，如社交或分工合作行为，目前有些学者认为自从我们的生活形态渐渐转型为农业文明，所需的社交能力及社交基因也开始出现变化，像是从攻击性格变成服从温驯的性格，也许人类必须变得像被他们驯养的牛一样，失去原始锐利的眼神。等待科学家揭晓谜底的同时，我们继续走在分歧的道路上，其中某些变异纯属偶然和奇迹，并承袭着前人的特质。而另外一些变异像是牛乳或淀粉的消化能力，则关系着前人在演化史中的适应能力。

的确，就像幼儿园老师告诉过我们的："每个人都是这世上独一无二的花朵。"我们独一无二，因为历经过去一万年的漫长演化，塑造出我们在不同生态圈的不同生活形态。曾经，全世界的人类都在食用邻近的野生物种，如今，某些人饮用牛乳的同时，某些人喝了牛乳会腹泻；某些人执行减重计划的原因，其实来自原始祖先与饥荒搏斗的基因。也许因为错估了人类的差异的本质，西方医学从未正式考虑我们的独特性，而蒂什科夫等科学家正忙着修正从未将这些"独一无二"列入考虑的医学理论。

忽略族群演化差异的医学研究

过去在讨论人类的血缘时，通常粗分为以树皮维生、营养不良的非洲人种以及其他的欧洲人种和亚洲人种。从这些分支中再分出其他亚洲、澳洲与美洲人种。蒂什科夫却发现，如此概略的分类遗漏了一些关键元素。尽管我们的祖先居住过非洲大陆两次以上，且为期甚长，但在人类演化史中，有关非洲人种的研究却付之阙如，他们总是少数恰巧路过非洲的学者，偶尔取样 DNA、顺道研究一下的对象。虽然早已有人推测，非洲大陆丰富的文化可能与基因多样性有关。而蒂什科夫的研究结果证实：非洲人种的基因多样性，等于全球其他人种基因多样性的总和。世上三分之一的语言来自非洲大陆，这意味着三分之一的生活模式以及三分之一的文化类型来自非洲大陆。换言之，人类演化的根在非洲，其他包括美洲原住民、澳洲原住民、北欧原住民等人种可能都只是非洲人种的分支罢了。而随着每次的迁徙、每次离家园更遥远的翻山越岭，我们一点一滴失去了部分的基因多样性。[6]

蒂什科夫发现，原来多数人种的基因变异可以在非洲大陆寻找得到，并且这类攸关我们身体健康状况及遗传性疾病发生率的基因变异，无法由传统以肤色来区分人种的分类呈现。现今主流的西方医学，往往将焦点放在白种病患身上，但白人显然是全球人种的"稀有族群"。许多医药相关的人体实验，向来将其他人种视为"对照组"，因此乳糖消化酶不足的成年个体被归类为一种基因缺陷的表征。直到现在，我们才恍然大悟，所谓的"乳糖不耐症"并非"症状"，而是常态；反之，终身能够消化牛乳的基因表现却是突变之后的结果，无论从人口比例或演化史的角度来看皆然。成千上万的科学研究主题已投入在基因多样性上，比较白种人与黑种人或是白种人与黄种人的身体机制或疾病多发率，以找出其中的关联性。研究的最终结论一般都会将差异归因于文化、经济、基因，或以上三种因素的排列组合。然而科学家必须铭记在心的是，过去被简化归类为"黑种人"或"亚洲人"的族群，其基因多样性远高于"白种人"。[7] 白种人才是真正的少数人种，而白种成年人拥有的乳糖酶基因属于全体人类之中的"特例"。以我们习惯的人种分类法，当作人体研究的出发点，无疑是个沉重包袱，或简言之是愚蠢的做法。整个医学理论的基础，也迫切地需要改造与进化，而第一步就是打破"每个个体先天条件一致"的错误前提，充分认可人类演化史的分歧点以及祖先世代流传下来的多样性。

要将这些演化差异的认知落实在临床医疗行为，一时之间仍有难度。但我们仍必须仰赖这些历史岁月累积出的知识，虽然这方面的知识显然也随着历史渐渐流失。距今两百年前左右，全球人类总计约有两万个文化、语言不同的族群。尽管文化的差异并非百分之百与遗传适应力或共生关系有关，这也牵涉到体内的寄生虫、病原体或体外的气候等条件，但绝大多数的确和文化有关联。到了今天，文化、语言不同的族群只剩下六千到七千种，并且目前看来能够保存二十年以上的只有不到一千种，其余的族群均濒临灭绝危机。每一刻，我们都正在遗失一些关于祖先的过去，遗失那些藏在历史故事、语言、口语或非口语文字里的过去。

除此之外，我们还为了驯养新伙伴，而将长年陪伴我们的老朋友赶尽杀绝，他们包括野生水果、野生坚果和我们的天敌等等。新的共生关系连同新的生活形态在全世界急速蔓延，然而这样的改变却缺少了和基因的联结。近两百年来，西式的农业文明依旧马不停蹄地取代仅存的传统文明。各别种族的演化史因而随之混淆，全被丢进一个统一的"文化大熔炉"里。我们可以预见，当未来的人类想要寻根时，势必变得更加困难，因为祖先的境遇、求生手段或是遗传特征的含义将更加暧昧不明。或许你已是新文明中的一员，你已离旧日美好的时光过于遥远，已无从得知前人是否曾经捕猎过海豹或是品尝过水果与昆虫的滋味。但即使我们遗忘了自己的起源，基因的记忆依旧深深烙印在体内，刻画着曾经清晰的喜剧与悲剧，刻画着模糊的前景。只要仍能找到基因与文明的关联，就还有机会追本溯源，厘清其中隐藏的意义，如同马萨伊人消化乳糖的能力。然而人类文明的同质化，正在一点点抹煞祖先的遗迹，居住在玻利维亚境内亚马孙丛林里的卡维内尼奥人即为一例，这个少数原住民族的历史鲜为人知。卡维内尼奥人现以农耕维生，但没有人知道他们务农的历史多长，祖先栽种过的作物有哪些。或许仍有少数长者知道答案，但绝大部分的人并不清楚，而知识总有一天会全部流失，届时卡维内尼奥人与其他亚马孙丛林的居民将变得大同小异。唯一不会失传的是体内携带的基因，成了一个少了历史背景的故事，仿佛田野间存在一座冰河时期的遗迹，愈是深究，愈是令人困惑。

第五部　掠食者如何吓得我们惊慌失措、
戒慎恐惧，浑身起鸡皮疙瘩

第九章　过去我们遭到猎杀，时至今日有时候我们仍会无由来地感到害怕，还有人无时无刻不处于恐惧之中

过去人类长期遭到掠食者猎杀的威胁，为了躲避它们的追杀，人类建造出防御掠食者的家园，甚至连生理作息及反应，也和逃离掠食者的生活模式息息相关。时至今日，那些掠食者已经消失了，不过，有时候我们仍会无由来地感到害怕，还有人无时无刻不处于恐惧之中。

寄生虫和共生生物会影响到我们的身体，但扰乱心智的则是过往的掠食者。我们当猎物的日子非常长，从人类还是鱼的时候就是其他生物的食物。在过往的历史中，我们的处境比较像是叉角羚而不是猎豹，通常选择的是逃跑，而不是追逐。因此，一直到最近，历史和天择都偏好谨慎而非勇敢的个体。当有人从暗处跳出来时，你可以亲身体验这样

的反应，那是对掠食者的威胁所产生的戒心。在看恐怖片或是在读骇人听闻的故事时，你也会感受到这样的经验，比方说，读到在 1975 年的某一天，一个名叫芭库尔的印度女孩和一群女孩子到森林里捡核桃树的叶子来喂乳牛。芭库尔爬到最高的树梢上，因为那里的叶子最嫩，乳牛最爱吃。[1]

那天，她是第一个摘完树叶的人，正准备从树上下来，爬到一半，觉得有人在拉她的小腿。会是她的朋友吗？不，这触感比较结实，不像是在玩闹。结果在树下的是一只老虎，正虎视眈眈地望着她，老虎再次伸长爪子抓她。她就像只羔羊。她放声尖叫，抓着树干，但不一会儿，她采的叶子散落一地，颈上的小蓝珠项链也是。老虎将她带进树林里。她尖叫，整个人吓坏了，但仍然活着。

当芭库尔的父母得知老虎带走他们的女儿时，沮丧得说不出话来。在另一个小镇上，也有个女孩亲眼看到这只老虎将她的朋友带走，同样也是震惊到无法言语。芭库尔的父母，似乎也说不出话来。做妻子的转动着饭锅，而做丈夫的只是徒然坐着，显得精神错乱。在他的生命中，有扇门打开了，而且不会被轻易关上。老虎出没在小镇边缘的某个地方，或是房舍间安静的角落里。芭库尔可能还活着，但没有人胆敢去寻找她的下落。家属太过震惊，只能在房子里等消息。雷打在同一个地方的几率只有一次，但老虎则会反复袭击一个地点。这只老虎在尼泊尔已经造成超过两百人死亡，直到武装警察将它驱逐过边境。结果到了印度，它又夺走了另外 237 条人命。现在轮到这个小镇，它势必也会和之前一样大开杀戒。从它过去的记录来看，无疑是会把人吃掉，这次如果不吃芭库尔，还会吃谁呢？

在这个故事中，可能会有人对着芭库尔的家人大喊，要他们去找她。"把她找出来！""要勇敢！"但没有人听得进去，整个小镇都陷入恐惧之中，家家户户都门窗紧闭。小孩子只能撒尿在罐子里，然后泼出窗外。大人也得想办法自己找容器，或蹲在门外就地解决。整个小镇变得封闭，充满恐惧和腐臭的粪便。即便连食物都开始减少，田里的作物开始腐烂，还是没有人愿意离开自己的房子。就连比人类更强壮，行动更为敏捷的狒狒，在掠食者靠近时，也会和家族待在一起。它们背对背坐着，四处观望，并且相互理毛，轻轻抚摸彼此的头和背，就像这个村子的情况一样，村民宁愿彼此分享同样的痛楚与警戒。

村民等待的时候，各自重述了对这只老虎的传闻，当讲完这只老虎的故事后，就开始讲其他老虎的故事。他们讲到在隔了一个镇的夏巴瓦村里，有群男人走在村子附近的小路上时，听到尖叫声。然后看见一只老虎朝着他们走来，嘴里叼着一个赤裸的女人，她一头长发拖在地上，哭着求助。在这个故事中，这群男人也是吓得动弹不得，于是老虎就带着这个女人走了。还有几十个类似的故事，多数都以悲剧收场，但每隔一段时间，就会传出幸存者的故事，所以他们对芭库尔还是抱着一丝希望。他们希望她能逃回镇里，他们只能希望，因为每个人都吓得无法采取行动。

恐惧感如何在身体运作？

芭库尔的故事因为捕猎吃人动物的伟大猎人吉姆·科贝特而流传下来。故事的结局是科贝特找到芭库尔，并且枪杀了这只老虎。不过，人类和掠食动物的故事，早已深植在民间传说中，也嵌入在我们的体内，在我们的基因及其组成产物中，特别是在大脑里由一群古老细胞组成的区域网络，即杏仁核。杏仁核和大脑中的古老区块与现代区块都有连接。

它和肾上腺系统好比是一个中继站，将我们的现在和遥远的过去连接起来。就是这两个系统决定我们在不同情况下是要付诸行动还是陷入沉思。如果你替芭库尔感到担心，为故事的结局感到一丝悸动，光是这样的念头也许就足以让你的双臂感到一阵寒意，这就是杏仁核释放出的信号所造成的。但还有一个更普遍的原因，是来自你个体的历史中长久以来逃脱被吃掉，至少在交配前被吃掉的经验，这段长久的历史不仅只是回溯到你的祖母，还可以一路回到蜥蜴甚至更古老的时代。当你害怕（或愤怒，这点我们之后会再讨论）时，心脏会跳得更卖力，这是因为肾上腺在作用，杏仁核会释放信号发送到脑干，那里掌管着我们更为原始的行动和想望。这套系统有时也被称为"恐惧模块"，主要是演化来帮助我们对付掠食者，不论是逃跑，还是历史上曾经有过、偶尔出现的反击，但这也是个敏感的系统，光是想到具有威胁性的东西就可以引发它的反应，像是恐惧，或至少是在威胁产生的冲动，也有可能是我们对周遭环境的预设反应。杏仁核的某些区域不断释放出这些信号给我们的身体，让我们感到害怕。大多数的时候，杏仁核的其他区域都在抑制这些信号。但是，当我们看到、听到或经验到触发恐惧的东西，杏仁核就会停止抑制信号，这时我们立即感到一阵恐惧，就像在大脑中引爆一颗炸弹一样。

我们的恐惧模块，历经成千上万个杀戮和逃脱的世代，从最初开始有动物去追逐另一只动物时就逐渐成形。现在的我们可以对付这些掠食者，但在与掠食者互动的长久历史中，并没有枪可用，甚至连捡根木棒抵抗的余裕都没有。我们尖叫（尖叫相当于接近恐惧模块的基本要素），然后逃跑。如果我们不这么做，早晚我们就会"一个接一个地进入（我们）头号敌人宽敞的胃，它们从来不会放过任何一个减少（我们）数量的机会，从而完成其生活的使命"。[2]

当我们围绕在营火边或扑克桌旁，讲述属于自己的故事时，通常会把自己形容成能力高强、能够掌控一切的掠食者。在故事书里，小红帽在关键时刻总是能保住生命，因为在最后关头总是会出现带着枪的钱宁来拯救危险的小红帽。但事实上，在历史中绝大部分的时刻，我们都无法救回身陷狼窝的小女孩。可能有人尝试过，但天择似乎不太奖励这样的尝试，至少在最初的几百万年是如此。直到芭库尔遭到老虎袭击的时代，这样的攻击已经不常见，但仍会发生。抓走芭库尔的老虎最后会变成"食人兽"，在受伤或衰老后，就无法再攻击它的猎物，甚至还可能遭到人类的反击。不过，在人类大部分的历史中，我们的祖先不过就是被老虎吃掉的种种可能猎物之一，一旦人类的繁衍在地球上到处都是，人类因此很可能成为老虎的首选猎物。毕竟人越多，就越容易找到。

被猎杀的人类

一直到我们的祖先开始使用武器，掠食动物才开始躲避。但即使是在那时候，"食人兽"这个概念本身所隐含的，正是我们祖先的弱点。受伤和衰老的"食人兽"，不论是过去还是现在都还在吃人，因为我们是最容易捕杀的猎物。我们既没有长角，也没有锋利的牙齿，甚至连妨碍消化的毛发都很少。对它们来说，我们几乎就是一条包装好的热狗。据说"察沃的食人兽"[3]在肯尼亚夺去数十条人命，这个谣传使得从维多利亚湖到蒙巴萨港路段的铁路铺设计划受阻。最后，英国政府终于派人前去射杀两只雄狮，然后运回伦敦，放在博物馆里一处百年来遭人忽略的角落。不过，在研究这些狮子的骨骼和口部后，却发现它们长期生病，有一只狮子的牙齿还变形，甚至缺牙。换句话说，如果你是古代的掠食者，无法追捕其他猎物时，人类就是你最好的选择。除了三条腿的牛羚和头脑简单的牛，我们是最没有抵抗力的动物，连断腿或缺牙的掠食者都可以追捕我们。今天，那些会攻击我们的动物往往都遭到被猎杀的命运，就跟察沃的食人兽的下场一样，但是在我们的历史中可不是这么回事。我们的祖先在黑暗中几乎完全看不到，所以当他们在洞穴里听到声音时，只能将全身蜷缩起来，仔细聆听，希望进来的这只老虎、熊，或其他大型肉食动物，会先从别人下手。想象一下，在满天星斗的夜晚到树林里撒尿时，不时听到隐身草丛里的狮子、老虎或其他动物的鸣声。或许就是因为有这样的想法，圣布须曼人才会在洞穴壁画上描绘出狮子肢解人类的场景[4]。想必这是人类长期的梦魇。[5]

在人类和大型野生掠食动物的长远历史中，我们显然一直扮演猎物的角色，这使得我们大脑内的恐惧模块在几百万年前就开始发展，并且随着我们的演化持续发展，甚至更为精细。要知道捕食我们祖先的掠食动物有哪些，可能要回到我们还有四只脚、蜥蜴的尾巴和鳞片的时候。即使是在那时候，同为掠食者的我们可能也只有被吃的分儿。三百万年来，我们就一直在尖叫着，在动物语言中，这意思相当于是："哦！妈呀！不要吃我！"有四种数据告诉我们，一直到近代，人类还是难逃被吃掉的命运。首先，确实有大量记载指出掠食者捕食人类的记录。对印度的老虎来说，吃人是家常便饭的事而不是例外，即使到现在也是如此。在殖民时期的印度，老虎一年吃掉的人可能超过15000人。[6]光是在坦桑尼亚，在1990年到2004年间，至少有563人被狮子夺去性命。不仅是老虎和狮子，山狮也会吃人。巨鹰会捕食儿童，从过去到现在都是。有几种熊会吃人。狮子、豹、短吻鳄、鳄鱼、鲨鱼，甚至连蛇都会吃人，特别是儿童。而且这一切在最近几年还是陆陆续续发生，尽管这些掠食动物较为少见，并且种类远不如我们过去的演化史中多。

第二项数据来自人类的化石记录，当中充斥着许多碎裂得让人感到害怕的骨头。最近发现的非洲古猿，其头骨上留有鹰爪的记号。非洲古猿的头骨和一堆骨骼一起在一个鹰巢下被发现。在一项对更新世豹类的食性研究中，有个采样点的调查结果显示非洲古猿是它们最常见的食物，换句话说，豹实际上专门猎捕我们的祖先。第二个采样点的另一堆豹骨骼也显示类似的结果。在这两个采样点中，能够残存至今被科学家发现的骨骼，都是豹不吃的头骨，以及一堆被消化过的其他部位。[7]试想我们成群结队生活在一起的祖先，夜复一夜担心自己成为猎豹的食物；其他藏匿在阴影中，光凭人类感官无法察觉的掠食者[8]，如狮子、鬣狗、野狗和它们那些如今已灭绝的体形较大的近亲，同样是我们祖先的噩梦。[9]这些南非洞穴并不是特例。在最早的原始人化石中，有许多看来都是被掠食动物打破的骨头。通过大型猫科动物的嘴来看我们自己以及哺乳动物的历史，这项事实再清楚不过了。

不过，要证明掠食动物影响人类的自我认定，详细的证据却来自其他灵长类动物。在我们还是灵长类动物的时候，有很长一段时间我们的体形约略只有僧帽猴的大小，所以大部分的时候，我们的际遇就和它们一样，命运也很雷同。有几种新世界鹰，如哈比（Harpy），特别偏好吃猴子。豹潜入森林中，伺机捕捉猴子。最近一项在科特迪瓦的研究，追踪了两只猎豹的行踪，结果发现虽然这两只豹各有所好，一只偏好穿山甲，另一只则爱吃大鼠。但在它们的食物中，几乎有一半是灵长类动物，甚至还包括大猴子和黑猩猩。[10]事实上，在几个大型肉食动物仍然普遍存在的地方（虽然没有过去那样普遍），进行的灵长类长期研究，都会发现多数灵长类个体是死在掠食者的嘴下，不然就是被毒蛇咬伤致死，这些死因远高出其他所有原因。目前对狒狒的研究特别详尽

（它们也被吃得特别多），在这些研究中，发现举凡老鹰、鬣狗、野狗、狮子、豹、豺、猎豹，甚至连黑猩猩都会捕食它们。

在掠食动物经常出没的地方，一年当中平均每一百只猴子（或类人猿）就有三只死于它们的口中。这很可能就是我们历史中绝大多数人类的命运。相较之下，目前一年之中，每一千个美国人，就有一个死于癌症。换句话说，如果早期人类跟现代的灵长类动物的处境一样，被猎杀而死的几率是今天因癌症而死的三百倍。更重要的是，癌症往往是在人们繁衍子孙后才会夺去他们的性命，但掠食者可没有这样的耐性。无论人类是何时开始运用更好的工具，或者聪明才智来逃脱，一开始，我们就像其他灵长类动物一样，难逃被捕食的命运。*在一定程度上，人类和其他灵长类不同的地方在于，我们似乎比它们更适合食用。跟其他灵长类动物相比，我们更容易追踪，因为我们的足迹沉重，而且至少有一位人类学家表示过人类的体味较重。包括长尾猴在内，少数几种叫声具有特定含义的灵长类动物，其发声几乎不可避免地都和捕食威胁有关。长尾猴的语言中有三个字："豹"、"鹰"和"蛇"，这极有可能也是在人类使用的第一批字汇中最重要的名词。紧接在后，最有可能的动词应该是"跑"。

---

* 刚刚提到四项证据，其中第四种证据最含糊，但也最有趣。现代人类感染弓形虫（*Toxoplasmosis gondii*）的比例，高得不可思议。在大多数成人身上，它是良性的，甚至处于休眠状态，但对孕妇体内的胎儿而言，则有致命的危险。最有趣的是，弓形虫其实是猫的寄生虫，它在猫体内不能完成其生命周期，除非经过人体（或任何其他临时的寄主）。有人会对此感到不解，为什么弓形虫一定要大费周章地感染人类。也许这是一个错误的假设。现在我们当中有许多人和猫生活在一起，可能不小心就会感染到弓形虫，但过去并没有这样的关系。我个人比较喜欢另一种可能性，会不会是因为弓形虫希望人类被猫吃掉，才搬到我们体内的，我们长久以来的命运似乎就是如此。也许是，也许不是。不过，看起来弓形虫并不是唯一在生活史中需要感染人类的寄生虫，还有好几种虫，都在等着我们被老虎吃掉，这样它们才能够成熟。

躲避掠食者而发展出的生存模式

人类就跟其他灵长类动物一样，遭到长期的捕杀，正是这种宿命塑造出芭库尔和她的朋友对老虎的反应，同时也塑造了他们的生活模式，并深深影响如今的我们。当掠食者环伺在侧，如厕和睡觉是最容易死亡的时刻，特别是因为许多灵长类动物，不只是人类，都会打鼾。我们对这种威胁的反应，直接表现在某些具体行为上，比如说我们（灵长类动物）睡觉和建设家园的方式。猴子和猩猩会在树上的高处筑巢，成群结队地睡在一起，而且至少有一只始终维持清醒，这样一来有威胁时便可以警告大家。黑猩猩通常会在三米以上的高度筑巢，比豹的跳跃高度再高一点，这恐怕不是巧合。除了我们人类外，唯一还待在地上的是大猩猩，当它们移动到地上时，已经发展出相当强壮的体格，或许能够以此防御掠食动物的攻击。[11] 若是你爬不高，最好要长得够壮，才能对付你身后的豹。

当我们到地面上讨生活时，个头并不够大。因此，比之前的祖先更容易被捕食。不过，那时我们可能已经搬到洞穴居住，如今日的狒狒，最终打造出可以将掠食动物排除在外的房舍。这些房舍一般都会围成一圈，像房车一样，当掠食者靠近时，门就可以向内转，而门的尺寸，也方便防御。我们的群体生活几乎一直维持在十个个体以上的数量，即便群体生活的方式需要我们长途跋涉去寻找食物。* 姆布蒂（Mbuti）矮人曾经打造出笼子一般的木屋，但不是拿来饲养动物的，而是把

---

* 有人会怀疑，我们真的做出这样的选择吗？难道我们没有盖过其他种的房子？当然有。想想鸟类的房子吧！大多数的鸟巢都是开放式的，有个向上的开口，它们并不担心淋雨的问题。但也有些鸟筑的会覆上盖子，或是筑在空心的洞中，不过这些都是特例。

它们隔离在外。在芭库尔居住的小镇上，房屋都是成群地搭盖，可能就和你现在住的地方类似。栅门和死巷是早期村落的现代版，在那里，家家户户的前门相对，彼此照应，提防任何可能潜伏在暗处的东西，即便这样的设计效率很低，而且看来都比网格型的街道危险。但我们觉得这种方式最安全，因为从前的我们就是如此过活。我们每天晚上锁门，而在芭库尔的村庄里，则是用木板挡住出入口。

即使到了今天，"掠食者"仍在影响我们的作息。人类和其他灵长类动物很少会在晚上活动。我们聚在一起睡觉，几乎不做其他事情，这是因为我们的感官对夜间的状况和危险较为迟钝。我们会在晚上做的少数事情之一就是生孩子。在少数像芭库尔的村庄，还没有专人接生的地方，大多数婴儿都是在黄昏和黎明之间的黑暗时刻出生。最近一项对动物园黑猩猩的研究发现，它们十只里有九只是在午夜过后不久的半夜出生。[12] 若是你超过五十岁，你也有很大的几率是在凌晨两点左右出生。孩子在这样的半夜出生，亲属聚集在周围睡觉，若有必要还能起身抵抗威胁，以降低母亲和婴儿在分娩过程中被吃掉的几率。

有一次我妻子和我偶然发现一只在树洞里的黑白疣猴。在她的怀里，抱着一只苍白的新生儿，看来十分脆弱，毫无抵抗能力，就跟我们自己刚出生的子女一样。我无法想象，我的妻子在生产后，必须立即逃离掠食者的场景。我怀疑我们唯一能做的，就跟之前我们对护士说的一样，叫喊着："再给我们一点时间。"新生儿和新母亲（还有初为人父者）需要他们可以得到的一切帮助。也许红猴最能说明这一点，它们是目前已知唯一会在白天生产的猴类。那是因为红猴和其他猴类不同，它们在白天时聚集在一起，到了夜间则分开。这些动物的分娩模式或许和掠食者有关。到目前为止，也还没有人提出其他可能的解释。

掠食者触发的恐惧反应

掠食者效应影响我们的出生时辰和家园环境，但这样的理论多少都还是带有臆测的成分。不过在历经世代被捕食的命运后，还是找得到一些掠食者效应带来的影响，且因果关系比较明确而不那么含糊不清，好比说我们体内由荷尔蒙、血液、肾上腺和脑等元素组成的恐惧模块。当老虎在拉芭库尔的脚时，可以想见她体内会发生一系列的反应，重要的是，就连在一旁目击意外的她那群朋友，他们的体内也会起反应。肾上腺中的细胞会从特化的"小袋"中释放出一阵阵的肾上腺素。肾上腺素会引发其他化学物质的连锁反应，使得他们小小的心脏跳动得更快、更使劲。如此一来血流量会增加，气管扩张，肺部扩大，让更多的氧气进入血液。这一切都是为了要引发一阵突然的超能量和意识，其次则是引发恐惧感，触发之后的思考反应。对芭库尔而言，这一切都不足以让她在虎口下求生，虽然不是没有机会，但通常难逃一死。因为一旦老虎捕获猎物，很少会失手让他们再度脱逃。另一方面，芭库尔的朋友则逃过一劫，这主要是归功于他们的肾上腺系统，这套系统演化专门帮助我们远离天敌，也养成我们鲜少会留在原地反抗天敌的习性。

在野生灵长类动物中，一旦触发恐惧反应，往往会发生以下的结果。当一个警报响起，比方说红猴发出代表"豹来了"的叫声，或是一般的尖叫声时，通常猴子就会逃离，这是最常见的反应。比较罕见的是，当掠食者看来似乎很弱，或是在没有其他选择下，灵长类动物会聚众围攻敌人，不过通常会保持一个安全距离，没事最好不要引诱命运或豹。有时，这些围攻会成功，结果可能只是简单地将掠食动物赶走，或是将其猎杀。大部分的时候，则没有这种好事。当有选择时，逃走仍然是猴子的上上之策，就跟芭库尔的朋友所做的选择一样。

当然，我们不是唯一具有肾上腺系统和采取相关防卫行为的灵长类动物。早在数亿年前，肾上腺系统就已经演化出来。不管经过多少个世代，它的基本功能都维持不变，仅有增添，但未曾遭到取代。几乎所有的脊椎动物在面临威胁时，都会经验到和我们一样的身体反应。其他动物和人类之间的差别，在组织和微调这个反应的方式。爬虫类没有杏仁核，所以恐惧直接传导到脑干的感知系统，调整其行动。在哺乳动物中，杏仁核负责传送信号到脑干，通知意识脑我们感受到恐惧。在哺乳动物中，不同物种的杏仁核对焦躁程度的调整不同。牛则对外部刺激的反应相对迟钝（不过若是受到足够的刺激，还是会让它们抓狂，就跟我们常常在大型牧场中所见到的一样）。这是何以牛羊甚至转基因鲑鱼等许多其他畜养动物容易受到掠食者威胁的原因之一。[13] 牛和羊不仅温驯而已，实际上它们对一直缠绕着它们的危险感到麻木，就连狼或屠夫在门口时也不知道要逃。

物种或个体间的肾上腺系统，通过一种蛋白质的浓度变化来微调，展现差异。平均而言，人类具有很多这种蛋白质，就跟其他具有良好防御行为的物种一样，那些大体形的动物除外。牛可能曾经也有过这种蛋白质，但我们培育出来的品种缺少此蛋白质，就跟我们所培育的许多其他家禽家畜一样。[14]* 这样的变化，并非不可避免，就像马仍然非常敏

---

* 不过有些恐惧感则难以撼动。一般饲养的鸡，尽管这世上仍然可能有让它们害怕的东西，但它们已经很久不用面对来自老鹰的威胁。然而，当用塑料老鹰飞过这些驯养的鸡和野鸟的上空时，它们还是会停止进食、提高警觉地来回踱步。它们都认得老鹰。鸡就和我们一样，显然保留对特定事物的恐惧，即使在它们所处的现代环境中（没有天敌的栏舍中，摆放着近乎无限的食物），这种担忧根本就是多余的。这些鸡和我们之间的相似处，恐怕比我们所承认的还要多。

感、焦躁，但是这种改变却也可以发生地非常迅速。在 1960 年代俄罗斯开始进行一项驯养狐狸的实验，才经过三代的人工育种，就培养出会向人类示好的品种。经过三十五个世代后的育种后，繁殖出来的狐狸不仅友善，还很温驯。它们会摇尾巴，还会舔饲主的手指。和它们的祖先相比，这些后代的恐惧反应较少，和恐惧相关的荷尔蒙浓度较低。有证据显示，类似的转变也发生在狼身上，随着它们从单独狩猎转型到团体狩猎的社会性动物（在团队合作中，突升的肾上腺素和侵略性格可能不利团队合作），狼对待彼此的方式，就像牛对人类一样温顺。

有人可能会说，若是人类演化出的性情中少些逃离的反应，对社会可能会有好处。但实际上大多数的我们似乎一直保持着这样戒慎恐惧的反应。如果真要说有什么改变的话，那就是在近代的人类演化中，随着新工具的使用和大脑体积的增加，我们变得比较不会选择逃跑，而是会留下来战斗。甚至开始寻找战斗的机会，正如科贝特一样，他被找来芭库尔的村落，协寻芭库尔，以及那只攻击她甚至可能将她杀害的老虎，同时将村民从他们古老的恐惧中拯救出来。科贝特会找到他的猎物（尽管猎杀它的过程又是另一个故事），人类这个物种，开始会在各地找寻体积大的动物，追逐、刺伤、肢解，然后吃掉它们。

第十章　从逃跑到反抗

从发明出第一支长矛开始，人类便能追逐捕猎小型群居动物。但受到身体恐惧反应的制约，大多数的人遇到掠食者时，还是会选择逃跑，但早期人类已经试着反击它们。如今我们已彻底征服这片大地，将掠食者赶尽杀绝，不过，远古遗留下来的恐惧模块依然存在。被错置的原始恐惧，以各式精神疾病的方式，继续纠缠着我们。

在芭库尔的故事中，一直要到科贝特来了他们的村庄，村民才敢去搜寻她的下落。科贝特是一名年轻男子，实际上只是个大男孩，但却是他来到镇上将老虎杀掉。他想让这个村庄恢复平静。日后，随着年龄增长，科贝特将成为最伟大的猎人，专门猎杀吃人的老虎，但那时的他还没这么厉害。在那个时候，他只有年轻男子的智慧和一把华丽的大枪。一枪在手，他把恐惧转为愤怒，将逃跑的本能转变成战斗的欲望。他想要搜寻老虎，到镇上没多久，科贝特就找到蛛丝马迹。在栎树的附近，他发现芭库尔的血迹和项链珠子，并开始尾随新的线索。没走多久，他的胸口就充满恐惧，随之而来的是一阵愤怒，因为他发现这女孩的腿被留在河边的血泊中。芭库尔肯定已经死了。

科贝特轻轻靠向她的腿，站在那里鞠躬致哀，这时他开始觉得自己犯了一个错误。他的感觉非常具体，他手臂上的汗毛竖了起来，皮肤紧绷，全身感到一股寒意，突然有股想要逃跑的强烈冲动。这些反应是与生俱来的，而且是无意识的，单纯只是因为听到山头上尘土掉落的声音而触发。那是一只向下俯看的老虎，沉重的爪子正抓着山上松散的泥土。科贝特的身体释放出肾上腺素，充斥在他的血液中，他开始觉得自己快要爆炸了，这样的感受实在难以用笔墨来形容。他的心脏撞击他的肋骨，仿佛想要跳出来。他身体的某一部分确定他将跟芭库尔一样难逃一死，就是这部分的他在催促他、恳求他，要他赶紧逃跑。

老虎转身往山上而去，科贝特反抗自己的反应，控制住身体，抓好他的枪，跟随老虎的踪迹，这时他突然可以辨别出成千上万的声音。他可以听到树叶在风中摆动、昆虫的爬行，等到他接近老虎时，听到了它的低鸣。肾上腺素让他保持警觉。科贝特跟着脚步声前进，听着不知是他自己的，还是老虎的心跳声。整个下午他都在搜寻它的身影，直到他的理智再也无法负荷他体内所积累的荷尔蒙和血液。他搞不清楚自己的位置到底是离村子比较近，还是离老虎比较近，这时他开始发慌了。他爬过岩石，穿过带刺的黑莓树和巨大的蕨类，直到天空转成深蓝，最后整个变黑。他身上没有带任何可以发光的东西，也就是说虽然老虎可以看到他，他却看不到它。他藏身在封闭狭窄的岩缝中。他有枪，但在这一刻，他和过往的人类一样赤裸而脆弱。现在，他又再次听到它的声响。慢慢地，他退出森林，沿着他之前的脚步，同时聆听老虎的动静，但因为他自己的呼吸声过大，盖过了老虎的声音，不过他确信老虎会一路跟着他回去。

科贝特使尽浑身解数终于回到村子里。在那里，他好好整顿一番，决定明天要尝试新的策略，用另一种方法来对付它。此时，在藤蔓、荆棘和山壑之间，老虎正在嘶吼着。

人类开始狩猎

没有人知道人类是从何时开始狩猎。当然，早在很久以前，我们就开始捕杀昆虫与蜗牛，偶尔还会猎捕洞里的鼠类。但何时开始捕抓大型的猎物呢？这个答案混杂在非洲、欧洲和亚洲，从各地挖掘出来的有蹄类和人类凌乱的骨骸中，人类学家试着找寻答案，但一直对此争论不休。他们挥动着手中的笔，这只过去曾握过长矛的手。他们挥舞着、争辩着，但似乎难以达成共识。唯一可以确定的是，在发明工具以前，狩猎的行为可能很罕见而且相当笨拙。

即便我们有了工具，帮助也不大，至少在刚开始时是如此。在人类历史中的第一个五十万年，仅有锋利的石头，这足以打破那些被其他动物吃剩的骨头，取出骨髓。有了这些工具，我们就跟鬣狗差不多，只是危险性较低，行动也远不如它们利落。最后，早期的石具和棍棒结合在一起，形成了人类史上第一把长矛。长矛搭配跑步和来回呼喊同伴的运用，人类便能追逐小型的群居动物。这似乎与狼开始变得更加社会性的时间差不多。白天我们和狼一同狩猎，到了晚上则会躲开它们。这层关系缓慢但渐进地转变。至少在两处记录翔实的研究地点，考古学家发现，人类的猎物从龟和帽贝这类繁殖和移动都很缓慢的猎物，转为移动和繁殖快速的猎物，如野兔，甚至是鸟类。[1] 随着龟类和帽贝日益稀少、兔子也被捕得差不多，猎捕鹿和其他大型的草食动物变得更加重要。在有些地方，如冬季植物性食物很少的寒带地区，狩猎甚至可能是必要的谋生方式。

转向狩猎形态的生活使得我们的身体开始变化。看看你的手。当我们开始捡拾木棒和石头，我们的手部骨骼随着演化，变得更能掌握这类武器。现在你握球棒或球的方式正是继承你祖先拿棍棒和石头的姿势。直立人或始祖地猿（*Ardipithecus ramidus*）乃至更古老的祖先则完全拿不了棒球。天择之所以会青睐具有好握力的个体，唯一的可能是，拿起棍子或球会增加它们生存或交配的机会。[2] 换句话说，工具的使用最终成为必要的生存条件。我们的腿变得越来越长，肺部也相对较大。我们变得善于长跑。这一切都改变了。我们仍然是柔弱的血肉之躯，依旧是脊椎动物中比较适合食用的，但我们可以利用棍棒一起打猎，相互应答。

反击掠食者，摆脱恐惧制约

承袭这样悠久历史背景的科贝特，想到了一个主意。他想让村民在宽阔的山谷上坡处追赶老虎，将它赶到只有一端开放的狭窄山谷里，而他则埋伏在那里准备射杀它。科贝特的策划其实是在重演早期人类千百次狩猎狼和非洲野犬这类动物的场景，那时人类在追逐猎物时会前后呼应，甚至会释放信号。不过就在几年前，考古学家发现美洲原住民曾经将水牛追逐到河谷的悬崖上，并在那里屠杀它们。那天晚上，他在脑中思考这个计划，就好像他在绘制一处洞穴壁画一样。在这幅想象画中，有一只老虎、数百名高举着手臂的村民，唯独有一人握着枪往低处下去。这张素描中的老虎，就跟其他数百幅洞窟壁画中的掠食者一样，看起来仍然还有胜算。

当村民去帮助科贝特驱赶老虎时，他们的身体就像过去早已追逐过动物的人一样。在科贝特的计划中，村民将他们能够找到的石头、罐子和棍棒收集起来，站在河谷的顶部。当科贝特和河谷底部的人发出信号时，每个人就开始敲打他手中的瓶瓶罐罐，将这头野兽从树林中驱赶出来，往科贝特的枪瞄准的地方跑去。整个计划就像在重演人类从猎物转变成猎人的过程，尽管转变过程不尽完善。*

村民各就各位后，一切都按照计划进行，但和科贝特一起走的村长却累了。年迈的他想要休息，在科贝特还来不及响应前，他就自行坐了下来。这是再自然不过的举动，问题是他向下移动的身体，在村民眼中看起来像是举起降旗的信号。于是他们开始将这阵子在哀悼中所压抑的愤怒一股脑释放出来，转化为敲击的力气，死命敲着他们手上拿来充当鼓的东西。果不其然，老虎开始跑离他们，直接朝向科贝特和村长准备射杀它的地方而去。

科贝特和村长还没准备好。他们还在山上，不得不开始往下跑，希望能赶在老虎之前。若是科贝特和村长没能到达山口，老虎会逃跑，继续它的杀戮。但跟老虎比起来，他们跑得太慢。果然，老虎冲出森林时，科贝特还离山口有三百码远，至于村长，更是远远落后。科贝特评估眼前的情势，决定停下来。村长也评估了情势，并将整个村庄的愤怒转化成行动。他开枪了，但是没射中。这时老虎转身逃跑，向村民所在

---

* 这让我想起中国的毛主席和麻雀之间的真实故事。他不喜欢麻雀（和蚊子、苍蝇、老鼠这三种"害虫"）。麻雀在他的门廊上拉屎，还吃掉宝贵的种子，不堪其扰的他做了其他统治者可能也会做的事：他让全国人民拿着锅碗瓢盆到他们的后院敲打，制造噪音吓走麻雀。持续敲打数天后，数以百万计无法抑制恐惧而不断在天空盘旋的麻雀，终于倒地死亡。

的方向移动。

这样下去，似乎只会有一个结果。老虎冲破村民的防线，并杀害一个或数个村民，然后跑进树林里，在那里潜伏几天，甚至几年。但在另一边的村民完全不知道发生了什么事。他们听到村长的枪声，以为老虎已经死了，于是开始庆祝。老虎开始往回跑时，没有一个人往山下察看。他们就像待宰的羔羊。没想到，好运降临。

听到村民提前庆祝声的老虎，又调头往回逃走，再次往科贝特和村长的方向跑去，这次他们已经准备好了。科贝特开枪打中老虎的肩膀，但老虎似乎不受影响。它转向科贝特，高高翘起自己的臀部，放低肩膀，就像一般家猫在突袭老鼠前会做的一样。而现在科贝特就是那只老鼠。他的枪里已经没有子弹，于是他对着村长大喊，叫他把枪拿来。老虎则准备要扑向他。接下来的一切都发生得太快，难以复述真正的细节。总之，科贝特拿到村长的枪，扣下扳机。

这一枪还是没中，但稍早的枪伤已经起了作用，老虎因而倒地死亡。在远方山上的村民依旧浑然不知地热烈庆祝着。科贝特除掉夏帕瓦的怪物，成了伟大的食人兽猎人。[3]

科贝特猎杀老虎后，村民举行了葬礼，将芭库尔的遗体放入河里，这样她的故事就会和恒河一起流传下去，和其他在印度各村落被吃掉的女性的故事汇整在一起。在接下来的几年，还是有不少老虎杀人事件，但逐年减少。在 20 世纪，人类终于摆脱了数百万年来当猎物的折磨。曾经遍布印度的老虎，数量从成千上万变成数千只，最后变成数百只。现在圈养在得克萨斯州的老虎可能比整个亚洲的野生老虎还要多。同样或类似的故事也发生在其他的掠食动物上，如花豹、黑豹、狮子、美洲狮、美洲虎，甚至连狼和熊也是如此。这些过程是从几千年前开始的，那时我们开始像狼群一样狩猎，现在已接近完成。大型掠食动物仍然会杀人，但一年顶多几十人，而且相当罕见，绝大多数是在荒野。当我们走进树林里撒尿，重演我们的原始冲动时，它们也重演它们的冲动。

消失的掠食者，被错置的原始恐惧

然而，这样的过去一直缠绕在我们每个人的生活中，改以多种精神疾病和不满情绪的形式出现，甚至连我们选择生活的地点和方式都受到影响。因为，纵使我们猎杀掉大多数的老虎、狼、熊、花豹和狮子（虽然以灵长类动物为食的巨型鹰类和致命的毒蛇仍然很多），我们的身体对这些掠食者的反应依然存在，深植于长久以来逃跑的经验中。

我们的体内仍然有肾上腺，我们的大脑中也还有杏仁核，会将我们的感知转译成身体反应。现在的我们仍然保有这些结构，虽然被掠食动物吃掉或是被追逐的机会基本上微乎其微。由这些部位所调制出的恐惧（还有它的同伴：愤怒），使我们能够杀死大部分引发恐惧反应的动物。现在我们体内这些演化来产生恐惧的警报和血管系统，还有什么事可做吗？

在我们对恐怖电影和书籍的渴求中，仍然可以看到恐惧的运作。想想吸血鬼、弗雷迪·克鲁格（Freddy Krueger）以及犯罪场景中的谋杀犯，每一个都让我们感到害怕，触发身体释放出跟过去老虎靠近村庄时同样的化学物质。现在的我们得花钱购买这份触发恐惧反应的刺激，仿佛是要提醒自己，我们的身体依旧可以出现这样的反应，我们的血液可以让我们觉得自己好像在逃命。

但今日我们还得面对另一个现实，这套曾经负责产生恐惧感的系统，在现代环境中出现了短路的情况，因为目前多数我们接收到的刺激都不是来自对身体的直接威胁，而是来自远方的世界。我们收听新闻，接收各种谋杀案的信息；我们考虑预算问题，担心其后果。这些四处弥漫的恐惧所引发的反应，和过去老虎所引发的一样，只是这种恐惧不会产生解决方案，然后日积月累，形成焦虑和压力。多达三分之一的成年人会在生命中的某个时刻，因为这些错置的恐惧而得焦虑症。若是一直拖下去，这种恐惧感甚至会导致忧郁症和其他与压力相关的疾病，并减短寿命。我们慢性而错误的恐惧感造成慢性压力和痛苦，反而提高了我们死亡的几率。我们会因为收支不平衡的账簿而在半夜惊醒，身体处于随时可逃跑的状态，要说有多频繁，就有多频繁，总之，我们绝不可能摆脱这一切。而我们的愤怒则找到另一个出口，从家暴到战争都有。我们用药物和购物等方式来刺激大脑中的这个古老区块，以响应这份慢性压力和愤怒。

并不是说压力和焦虑（及其相关的疾病）一定就是来自古老冲动，想要逃离掠食动物或其他危险。毕竟"恐惧症"这个字眼，形容我们对不该害怕的事物感到恐惧。现代化的恐惧，和我们古老的恐惧系统被错置在现代环境中有关。这些恐惧症造成恐慌，甚至是创伤后症候群，这都是因为恐惧线索徒留在我们的脑细胞中所造成。

有些人比其他人更容易受到老虎和黑豹造成的残余恐惧感影响。这样的个体差异有部分是遗传的，另一部分比较复杂，和个人经验有关，有的是在儿童期，有的是在之后。如果你很幸运，可以高枕无忧，无所惧怕，心中不会出现怒气（或更确切地说，在杏仁核中），也不会感到恐惧。又或者是，在你的生活中，你的恐惧是有意义的。如果是这样的话，和你同类的人恐怕相当稀少。我们肾上腺系统的大部分反应不再能适应现代化的恐惧和侵略性。这不合时宜，难以掌控，所以在没有选择的情况下，我们往往自我医治，有的是靠处方药（这可以减缓焦虑症，但对惊慌或是恐惧症没什么用），再不然就是街头毒品，以便让仍然存在于大脑中的掠食者的身影安静下来。每年我们购买药物的费用高达数十亿美元，但若是从经济、生计和生活面来看的话，街头毒品造成的损失更大。有人曾建议，未来我们也许能够抑制这些让我们感到害怕、恐惧、焦虑或愤怒的基因，换句话说，从最基础的基因层面来教导自己，那只印象中无所不在的老虎已经消失得无影无踪。事实上，我们几乎消灭了真实世界中的所有老虎。在动物园里，我们把脸贴近笼子，提醒自己它们曾经在我们的体内引起多大的震撼。看着关在栏舍里的它们，我们发笑但也感到一丝寒意，因为在内心深处，在皮肉之中，我们的身体还记得。即便我们的头脑都忘了，我们的身体还记得，而且将会持续下去。甚至在老虎都灭绝之后，在某个肾上腺素升高的失眠夜晚，我们仍会想起它们。这样不完美的结局并不是这个故事的结尾。掠食者塑造出我们的恐惧感，其影响不仅于此，它们的残暴还留下许多遗迹，当中最普遍的影响是我们如何听闻这个世界的方式，换句话说，它们决定了我们建构和认识世界和生活的方式。通过我们的感官，它们影响了我们力求改变的一切。

第十一章　韦梅耶的演化因果论
以及由蛇塑造的世界

何以人类会演化出复杂敏感的视觉器官？从灵长类动物和蛇的互动关系中，科学家发现物种演化的通则：物种因应掠食者的弱点而演化。会不会猴子和人类的好视力，全是为了躲避蛇而演化出来的？目前唯一可以确定的答案是，掠食者形塑了我们对世界的感知。

现在，换个角度来想象这一切。试想你能看到更微小或更遥远的事物。想象你有更敏锐的嗅觉。每一个物种都是由其感官所接收到的信号来建构外在世界。鸟类和蜜蜂是以紫外线的模式看世界，蚂蚁则看得到天空中偏振光的条纹。毒蛇看得到热、尝得到空气中的味道，还可通过皮肤感觉身旁的每个脚步声。我们无法经验它们的感知，除非是通过我们发明的工具，但即使如此，也无法将其内化到我们脑中。我们的感官主要是以视觉在脑海中创造世界，其他感官就像是好莱坞电影中不知名的角色，只是次要的。看看你现在坐的椅子、周围的墙壁，你之所以会选择它们，是因为颜色，或许在某种程度上也考虑到触感。但不会是因为味道或气味，也不可能是因为其他物种看得见，但我们却不易察觉的视觉线索。

眼睛不仅在指引我们，还会领导我们的行动。孩子在海滩上捡贝壳，是根据颜色和外形来挑选，我们也是以类似的方式，集体地对地球上的生命做选择。野玫瑰的气味芳香，但我们育种出来的玫瑰基本上是没有味道的，这是因为眼睛让我们将视觉美感当作优先选择的考虑，而不是芳香气味。我们一次又一次地做出这样的选择。我们将郊狼这类大型、容易被发现的动物逐出城市，但比较少注意到不起眼的小型物种，像是那些夜行性或攀附在墙壁上的动物。我们杀死花园里无辜的蛇鼠，只因为它们又大又黑，而且容易被发现，但却放过多数的蟑螂和臭虫，更不用说那些体形更小的生命，这也只因为它们很容易逃过我们的眼睛。如果我们拥有其他物种的知觉，就可轻易察觉它们的存在。我们一直忽略微生物，直到有人告诉我们这些小生物无所不在，结果我们对此又反应过头，采取激烈的消毒措施（虽然这只影响到对我们的抗生素有反应的物种）。换句话说，我们所有改变世界的方式，尤其是我们与物种互动的改变，绝大多数都是受到视觉的影响。而且，随着视觉越来越主导我们的知觉，其他的感官则日益萎缩。味觉基因变得残缺不全，我们能够区分的气味比我们的祖先少得多。但眼睛却变得明察秋毫。接下来的问题是，这样的眼睛以及它的影响力是如何演化出来的？你现在正在阅读的双眼，能够区分文字的一笔一画，游移在一撇一捺之间，这样的能力最初是在非洲的热带阳光下演化而来的。我们眼睛的能力和影响力相当值得探讨。至于能够探究到什么样的程度，似乎和一位名叫琳恩·伊斯贝尔的女性以及蛇有很大的关系。

比眼睛先"看"到蛇

琳恩·伊斯贝尔是加州大学戴维斯分校的灵长类学家。在大半的研究生涯中，她对猴子的关注远胜于她自己的蓝眼珠是如何演化出来的。有一天，她在森林里追着猴子，跑得非常快。我们自以为是最成功的灵长类动物，但就是很难跟上猴子的脚步，这一点不难察觉，好像身为人的她才是比较低等的一方。她的身体缓慢而笨拙，即便是在草原这个人类的原产地上。她踩上木头和树枝，聆听猴子的跳跃声。然后，惨事发生了，在跨开脚步时，她发觉自己踩在一条正在横越小径的小黑蛇面前。刹那间肾上腺素充满她整个身体，但她什么也不能改变，所幸那条蛇，也许是一条眼镜蛇，并没有停下来，它继续往前走，只是擦过她的鞋子。但这并不是她和蛇之间最惊险的近距离接触。在之后的几年，她曾和一只摆出防御姿态的眼镜蛇面对面，后来又遇到鼓腹巨蛇。让她感到讶异的是，大多数碰到蛇的时候，不知何故，她的身体竟然能够在她意识到有蛇之前就先看到蛇了，仿佛是她的智力自我在往前探寻时，另一个意识自我则在注意周遭。在她差一步就踩到蛇之前，她的身体就静止不动了，她甚至还不知道是怎么一回事。她对蛇的察觉以及在看见蛇之前的反应，是一个结合人类视力、大脑和命运的奥秘。她的这些经验，并不算是真的攸关生死，但这个奥秘最终改变了她的生命。

在遇到蛇之前，甚至是在那之后的几年，伊斯贝尔对自己的生涯规划一直是找个研究职缺，然后在未来的几十年间安分地做研究。她对猴子的社会行为很感兴趣，包括猴子的迁徙（这是她之所以追逐它们的部分原因）。她想了解为什么蜘蛛猴与松鼠猴这些美洲雌猴，在成熟后会远离家园，但旧世界（非洲和亚洲）的猴子几乎都不会这么做。这不是旧世界和新世界的猴子间唯一让人好奇的差异。旧世界猴一直没有演化出能盘卷的尾巴。它们的色彩视觉和我们几乎一样，能够看到红橙黄绿蓝靛紫的彩色光谱。但是许多美洲大陆的新世界猴，早已演化出长条、可卷曲的尾巴，而且无法看到红色和橙色。这些差异都很有趣，但一开始，伊斯贝尔的焦点只集中在年轻猴子离开母猴的行为上。在各式各样的历史故事，特别是地球的生命故事中，猴子的迁徙只是一个小小的题目，但已足够吸引她动手研究。之后，她以自己灵长类的眼睛，亲眼见到一条蛇。这只是一个单一的观察，但却在她心中埋下小小的火种，当获得足够氧气时，细微的光芒便足以燃起熊熊火焰。

灵长类的演化与蛇

真正让伊斯贝尔动心的是一篇怪异的研究报告，当中讨论到一种怪病。她一直试图了解掠食动物和灵长类之间的演化史，所以会通过任何可能的方式找到相关的研究报告。这些信息散落在图书馆里，等待有心人将它们拼凑起来，组装成一个有意义的故事。那篇文章的作者认为，掠食动物和猴子都会受到一种特别的 RNA 逆转录病毒感染（艾滋病毒也是一种 RNA 逆转录病毒）。[1] 猫科动物和猴子拥有相同的病毒，这有三种可能性：1.某个地方的实验室，有某个人搞砸了他们的实验；2.猫科动物在吃猴子的过程中感染了这个病毒；3.猴子有非比寻常的性活动。

对伊斯贝尔而言，最有可能的情况是猫科动物吃了猴子。那是当下她唯一想到的可能性。伊斯贝尔自己研究的灵长类动物都有被豹捕食的记录，当中还有她亲自命名的猴子。她曾写过一篇重要的文章，探讨掠食者对灵长类动物的行为和演化的影响。[2]至于共享病毒这个想法，现在的我们知道，很久以前就出现过这种情况。那种病毒是很久以前生物交互作用的痕迹，目前在许多动物身上都发现这种病毒的活化石。伊斯贝尔看着这份报告，思索了片刻，然后将它拿起来，还将报告反过来端详了一阵，就像印第安纳·琼斯在找寻宝藏的线索一样。也许不只是这样。不过那时的她并不清楚自己在做什么，时机还未到。

这篇文章将伊斯贝尔带到另一篇更奇妙的文章，当中记载，在亚洲的猴子身上发现一种 RNA 病毒，而和这病毒亲缘关系最近的病毒，则在一种锁蛇身上发现，锁蛇的别名为"罗素的毒蛇"。[3]在近代史上，锁蛇杀害的人比任何其他的蛇都多。它既迷人又易怒，长久以来一直是如此。那篇文章的作者并没有特别去讨论这个发现的过程。有可能是因为在很久以前有只毒蛇咬了猴子一口，就此感染到病毒吗？她无法证明这一点。不过这两篇文章，让她对于毒蛇、大猫和可怜猴子之间纠缠不清的演化历史有了新想法。毒蛇咬猴子，大猫吃猴子，猴子则吃水果和坚果。在伊斯贝尔看来，病毒从灵长类动物传到掠食动物身上的可能性，可以由猴子身为猎物的事实来印证。那时她尚未想到她日后提出的大胆新理论，不过这些都是最初的片段，这些推论看起来好像和她亲身碰过蛇的经验有关。她一直都在研究猴子，但她开始觉得她所发现的一切其实都指向人类和她自己的故事。

伊斯贝尔仍然继续研究猴子的迁徙行为。不过，她决定研习更多蛇的历史和地理分布，特别是和灵长类有关的蛇。她致电给康奈尔大学的蛇类生物学家哈利·格林教授，向他询问蛇的历史。[4]在她和格林交谈后，接着研读更多文献，她开始思忖蛇类的存在或许可以解释为何在不同地区的灵长类动物会有差异。"新世界雌猴离开家园的比例之所以偏高，有没有可能跟新世界毒蛇的密度和历史有关呢？"她大声问她的丈夫。若是在旧世界的灵长类经常会遇到蛇，它们就不太可能莽撞地进行长距离移动。突然，她的日常工作和她的狂野想法开始摩擦出火花。这是一个令人兴奋的时刻。不管是在开车，还是走路到办公室的路上，她都在想这个问题。她跟学生讨论，连吃饭时也和身旁的丈夫聊起这个问题。伊斯贝尔天真的理论，像大麻一样让她难以抗拒。

伊斯贝尔开始怀疑毒蛇对灵长类动物演化的影响，不是通过诱惑，而是通过死亡。她想知道世界各地新旧世界猴之间的一般性差异，是否受到被毒蛇捕杀的可能性所影响，这是生命分布的一种独特的持久效应。[5]除了静态的生活之外，会不会连旧世界猴的好视力，甚至是高智商，都和蛇有关系，而且都是猴子因应威胁所产生的特征？也许唯一在旧世界猴和人猿身上才会发现的特征，就是那种和她一样能够避免踩到伺机而动的眼镜蛇、蝮蛇或曼巴蛇的能力。我们用以侦测蛇的良好视觉，就跟我们的免疫系统演化出侦测病原的方式一样。或许在这段历史中，我们这些非洲灵长类的后代并没有什么特别的地方，只是她本人刚好拥有侦测眼镜蛇的独特能力而已。也许，这只是也许。如果真是如此，那这个故事就没戏唱了。

假设伊斯贝尔是对的，真的是因为毒蛇造成某些灵长类具备更好的视觉，而另一些品种则没有，她就可以提出下一个推测。她目前掌握到这谜题的一条线索。她知道在新世界，只有一些灵长类动物的视觉跟人类一样，可以看到所有的颜色，但在旧世界，所有的灵长类物种都可以。这样的差异会是因为旧世界过去存在的毒蛇所造成的吗？她也知道在马达加斯加岛上的狐猴，是一种原始的灵长类动物，已经从其他灵长类的谱系分离很久，它们不仅色彩视觉较差，也不能像其他旧世界的猿猴一样，能够看到细微的部分。由伊斯贝尔的理论来推测，马达加斯加岛上应该没有毒蛇。

伊斯贝尔提出的想法在灵长类学家中可说是前所未有。不过通常某个领域的新想法，在另一个领域中也会被接受。一个领域中激进的可能性，可以是另一个领域的教条。被捕食的命运并不专属于灵长类。被吃掉是一种很常见的死法，不论是灵长类还是软体动物，我想软体动物尤其是如此。也许伊斯贝尔最好的切入点就是从这样的软体动物开始讨论。这正是杰拉特·韦梅耶在实验室做的研究。韦梅耶在加州大学戴维斯分校的办公室，离伊斯贝尔所在的地质系很近，就在隔壁几栋而已，而且他住的地方和伊斯贝尔的家也只隔一条街。事实证明他们不仅是工作和生活中的邻居，连在思想观念上也很相近。

用触觉观察的科学家

随便找一个星期天，你可能会在沙滩上发现韦梅耶胖手胝足地寻找贝壳的身影。他的动作就像某些原始的鸟类，缓慢移动着，试图在碎屑中寻找稀少或有趣的贝壳。韦梅耶的一生都投注在贝壳上，无论是活的贝壳还是死的化石。最重要的是，他的专长是探讨动物的种种死法。他研究这些死亡，就像是在重建犯罪现场一样。只是他找的不是血迹和骨骸，而是贝壳上的孔洞，以及旧伤口的愈合线。凶器也不是一般的武器，而是鸟喙、粗锉物、牙齿以及演化过程中任何可以用来屠杀的发明。这样说来，应该可以想见韦梅耶的视力非比寻常，但他唯一与众不同的地方就是他完全看不见。他在三岁时就因为青光眼而失明。医生取出他的眼睛，让他能够以其他感官来探索世界。就跟蛇一样，他使用听觉、嗅觉和味觉。不过，他之所以能对海洋及其历史如数家珍，靠的则是他的触觉。站在岸上的他，能够直达海底、回溯时光。

在他学术生涯的早期，韦梅耶注意到一个大自然的奥秘，这和萦绕伊斯贝尔心头的问题很类似，他注意到当新的掠食者出现时，不论是螃蟹、蛇还是现代人，它们的猎物也会跟着改变。打从孩提时代，韦梅耶就开始收集软体动物，像是文蛤和蜗牛。他的手指可以区分这些动物贝壳的纹理、形状和细微的差别。现在，稍停片刻，想象一下你要怎样像他一样进行这项工作。走到他每天都会打开的标本柜前，靠着记忆在这些相对应的对象间移动，拉出一个装满贝壳的抽屉，现在用你自己的手指触摸它们。在摸的时候，注意其形状和大小以及上面的皱褶，感受贝壳突起和扭曲的细微末节。同时还要留意它们缺了什么，这正是当中最难的一部分，因为要做到这一点，首先必须知道它们原先应该具备什么。留意这些缝隙，这些看似莫名、偶然出现的孔洞，或其他残缺不全的部位。现在，把焦点放在残缺不全的部分上。你的手指一开始是演化来捡拾水果的，后来可以抓起石块和长矛，现在将手指的功能发挥到极限，摸摸看这孔洞可能会是什么？它是一个完美的圆形，仿佛是被钻出来的。但感受一下内部，把你的小指尖端伸进去，这时可能会发现比较粗糙的纹理。所有这些细微之处，都是你手上拿的这颗贝壳所涵盖的历史线索，对韦梅耶来说，这就是他所捡拾和触摸的成千上万甚至是数百万颗贝壳所诉说的特别故事。从这些感觉出发，韦梅耶构建了一个多数的我们经验不到的世界，虽然不见得有我们那么丰富。在他的世界里，有些显而易见的事情对具有视力的人来说反而容易错过。

在他摸索这些贝壳的时间里，韦梅耶注意到许多细节。如果你和他一样是个贝类学家的话，可能也会注意到贝壳会随着不同的地点和时间而出现差异。他还发现了每个人都错过的东西，也许有些特点用手指比用眼睛更能察觉。在不同的地点和时间所发现的贝壳，其差异存在一种模式。他喜欢差异，就跟任何人在找到新东西时会感到喜悦一样，此外他也对差异的成因感到好奇。生物学家会从特例中建立普遍性，而他开始为自己找来大量的特例。最让他感到不解的是，太平洋的贝类物种比大西洋的壳厚、体形小而且开口充满障碍物，还带有长长的刺[6]。他怀疑这些差异是因为在不同的海洋里，软体动物的掠食者的差异所造成的。太平洋的蟹爪较大，能够轻易粉碎没有外壳保护的软体动物。然而，在他这样想的同时，他的指尖发现时间变异比空间变异更为明显。在恐龙灭绝之后，在水里其实是有更大的革命发生。对韦梅耶而言，这些转变的根源似乎不是因为流星或其他一些大灾难，而是再度回到掠食动物的具体特例。在螃蟹和其他掠食动物崛起后，海底的生命开始做出因应。它们必须如此。贝壳增厚、开口变窄，一切都开始带刺，以此来抵抗它们的命运。[7]海底的软体动物下沉至沉积层中，整个生命谱系就此消失，但它们的故事不仅限于此。跟恐龙的命运不同的是，软体动物在死亡时留下行凶者的犯罪证据，从壳上的裂痕与孔洞来分析，这显然不是出自上帝的双手，而是来自螃蟹的数以百万计的爪子。在处理这些贝壳时，韦梅耶体认到，整个海底和其中的居民，都是由掠食动物行凶工具的演化来塑造。就像他所探究的这些软体动物，它们的改变受到特定区域与时期的蟹爪的形态是否能将壳破开所决定。把这些线索全部兜在一起，韦梅耶想出了一条关于生命的法则，就跟适用于所有粒子的物理定律一样普遍。这条法则不仅适用于软体动物，而且还可用于蛇、灵长类和包含你我在内的一切生命。

韦梅耶法则：物种因应掠食者弱点而演化

韦梅耶的法则谈到一种"自然重力"，是关于掠食动物施加于其猎物的力。[8] 每当演化出新的掠食动物，或旧有的掠食动物数量增多时，猎物就会产生回应。它们必须如此，就像云被吹过建筑物时一定会分开，湿黏土以手捏打时一定会变形是一样的道理。但韦梅耶注意到一件大家之前都没发现的事，这些因应方式其实有迹可循，而且这些改变是不可避免的。在韦梅耶之前，对大多数考虑过这个问题的人来说，猎物似乎应该对掠食动物最拿手的项目，即那些最致命的工具采取因应措施。但韦梅耶的想法恰好相反。试想一只螃蟹要经过四个步骤才能吃到贝壳里的肉，首先，它要找到软体动物，将它拿起来，打破壳，然后杀死它，最后才能将它吃掉。这些步骤很少会失败，要找到猎物并不困难。一旦敲破它的外壳，它就必死无疑，但最常失败的一步就是把壳打破，这一点非常困难，所以长时间下来，软体动物的演变都集中在防止螃蟹破壳而入的特征上，这就是韦梅耶的法则：猎物响应的是掠食动物的弱点，针对的是他们失败的原因，而不是他们的成功之道。要做到这一点，最主要的是，猎物必须针对掠食动物的弱点展现出具有遗传差异的性状，而在大多数的情况下，它们都是如此。时至今日，海里到处都有螃蟹，而几乎所有海洋中的贝壳都是又厚又硬，但当中的生物体就跟人类的婴儿一样脆弱，是毫无抵抗能力的软组织。一旦穿过外壳，螃蟹很少会失手，因此绝大多数的软体动物都懒得在壳内部署任何的防御措施，连试都不试。

伊斯贝尔开始想出蛇类何以会失败的原因。这和其他灵长类动物的天敌非常不一样。狮子、豹子或老虎攻击灵长类动物失败的原因，往往是出在伏击上。这些掠食动物向来是通过气味来寻找灵长类动物，因为我们灵长类动物的体味相当重，但它们需要以突袭的方式来攻击。当

第五部　掠食者如何吓得我们惊慌失措、戒慎恐惧，浑身起鸡皮疙瘩

猴子发现附近有豹时，豹可能转身就走，就跟科贝特转身看到老虎时，它也拔腿就走的情况一样，仿佛就是认输。少了突袭的元素，大猫杀死猎物的几率就大幅降低，尽管有时它们也会放手一试，毕竟饿了就是饿了。正如韦梅耶所言，大型猫科动物有多达一半的时间都猎杀失败，主要是因为丧失惊吓的元素。正因为如此，猴子对豹的反应，演化成现在这种方式，猴子提醒掠食动物它们已经发现它的踪迹。许多灵长类动物，包括戴安娜猴和坎贝尔猴在内，都有针对"大猫"的尖叫警报。在尖叫时，猴子不仅是在向其他猴子发出信号，也连带警告大猫。这种通报埋伏的做法显然相当有用，有几种猴子甚至能够辨识其他猴种的"大猫"警报，一听到时就知道要往下察看。[9]警报是灵长类逃避掠食动物的核心能力，甚至有人认为这些就是人类语言的前身。我女儿讲出的第一个字是鱼（也许是因为她那时想象出一条非常大的鱼），但灵长类这个家族的第一个字很可能是"豹"。

黑猩猩也会捕猎猴子。无论你觉得吃一只用孩子般的眼神看着你的动物有多么恶心，黑猩猩对此可是丝毫不在意。黑猩猩会吃很多猴子，在这个过程中，它们猎捕失败的原因和豹子不同。一旦它们发现了猴子，几乎是在同一时间内捕捉和杀死它们，黑猩猩会主动捕猎和追捕。但它们侦测猴子的能力并不强。因此，对猴子来说演化出防御黑猩猩的特性并不划算，更不用说是发出警报声。于是乎当猴子看到黑猩猩时，它们的反应就是逃跑或是缩在树枝间，默不作声，对它们而言，这是一场攸关生死的躲迷藏。

猴子的好视力全是为了蛇？

然后是蛇。蛇会吃猴子，但猴子也会因为自卫而杀蛇，猴子经常杀蛇。猴子会特别注意蛇的踪影，要让其他猴子知道蛇的位置，警报声非常有用。有好几种猴子会发出专门警告蛇出现的声音"蛇、蛇、蛇"，甚至可能区别不同种的蛇。比方说，坎贝尔猴在看到加蓬毒蛇时会发出一种警报声，但看到黑曼巴蛇时则不会。不过，在看到大猫和看到蛇之间所发出的警报声有差异。猴子需要看见大猫，但最好保持一定距离。看蛇则不需要保持距离。如果韦梅耶的法则是对的，而且如果多数猴子正如一般相信的是死于毒蛇咬伤，那么猴子应该演化出察觉蛇的能力，即便蛇躺在地上一动不动地伪装着。换句话说，旧世界的猿猴侦测蛇的能力应优于其他动物。没有人曾经想到这一种可能性，一直到伊斯贝尔灵光乍现，在想法的阴影中摸索，就跟韦梅耶感觉周围的方式一样。

如果伊斯贝尔是对的，灵长类视觉的独特差异是因应毒蛇的存在与否而演化出来的，那么理论上在与毒蛇接触机会越高的地方，猿猴的视力应该要越好。这正是她的发现。毒蛇是在旧世界演化出来的，进入新世界是相对较晚的事，约在两千万到一千年前。这和灵长类动物的视觉差异相吻合，并符合她的理论。但那要怎么解释马达加斯加岛上长久以来就存在的原猴亚目灵长类，它们当中有些种类相形之下的视力也不好的原因呢？一开始，伊斯贝尔曾希望她是错的。如果她错了，那她就可以回到她出现这个念头之前的日子，一切照旧地过生活。也许她会在马达加斯加找到毒蛇，但正如她的理论所预测的，那里没有。马达加斯加没有毒蛇，狐猴这群在马达加斯加的灵长类是所有灵长类动物中视力最差的。除了视觉，它们可能也借助味觉、嗅觉或触觉来寻找出路，就跟韦梅耶一样。

伊斯贝尔在《果实、树木与蛇》[10]（*The Fruit, the Tree, and the Ser-*

pent）这本书中详细阐述了她的理论，提出至少两项无可否认的事情。首先是我们的色彩视觉，或者更广泛地来看，所有非洲灵长类动物的颜色视觉，这项特征的演化确实需要一个解释。除了伊斯贝尔的解释外，目前剩下的唯一可能的解释是，我们为了辨别不同种类的水果，演化出色彩视觉模式。[11] 这似乎说得通，虽然目前还不清楚为什么色彩视觉对旧世界的物种在采集水果上比较重要，而对新世界的生物则不重要。甚至对马达加斯加岛上以水果为主食的狐猴，也一点都不重要。不过，即使水果假说是对的，还是可以确定，我们之所以有良好的色觉，是因为需要与其他物种互动。其次，随着我们演化出全彩的色觉，加上其他感官的退化，造成许多后果，这不仅影响到我们的生活，也波及其余的生命世界。

为了因应视觉的发展，大脑也开始扩大。毋庸置疑的是，人类与蛇的演化关系到人类视觉和语言能力，而这正是早期大脑扩张的核心。三原色的色彩视觉和对抗掠食者的警报，似乎是大脑演化轨迹中必要的第一步，最终使我们得以具备足够的才智，能够在键盘上打出"大脑演化的轨迹"。其实，我们的视觉之所以成为主要的感官和我们蓬勃发展的大脑很有关系。由不同哺乳动物的基因来看，随着视力变好，其他的一些感官变得越来越差。和嗅觉相关的基因接二连三发生突变，这是因为相对于视力，嗅觉变得没那么重要，发生突变的个体其存活能力并没有因而变差。长久下来，我们的嗅觉基因越来越支离破碎，不再被使用，显然就没有存在的必要，这就跟许多丧失视力的穴居型鱼类情况类似。至于我们的触觉和听觉是否也是如此，就不得而知了，但似乎不无可能。换句话说，对伊斯贝尔来说，蛇就是我们心智枕头下的那颗豌豆，形塑我们认识和构建世界的方式。

伊斯贝尔的想法有很多疑点，就跟大多数关于灵长类演化的理论一样。事实是零碎的，而且未来还是如此，以实验来验证理论的能力有限，所以典型的人类学家开始发挥其天马行空的想象力，抓住任何一个可能的蛛丝马迹。我个人则对她整个想法的基本假设也有所质疑，毒蛇真的有杀掉这么多的灵长类，达到足以影响它们演化的程度吗？毕竟，地球上多数的蛇除了啮齿动物和昆虫外，几乎没有杀害任何其他的生命。它们天性胆小而且不愿意咬食，既不会引诱人，也不可怕。

　　不过，正如伊斯贝尔所言，确实存在许多灵长类动物遭到蛇杀害的记录，有些还是特定的一些灵长类。出于比好奇心更强的欲望，我决定以我自己的方法来测试。我发了一封电子邮件给朋友，问他们当中有多少人认识因为错误而意外抓起毒蛇，或是被毒蛇咬伤的生物学家。我想我应该会得到一份知名（而且已经往生）的蛇类生物学家名单，名单上的人就是那些经常在野地里摸索的人。想不到结果完全出乎我的意料，我发现在我朋友中，有相当多的人都曾被毒蛇咬伤。

　　目前在英属哥伦比亚大学任教的格雷格·克鲁辛格在哥斯达黎加的拉塞尔瓦生物站工作时，曾经在跨过一根木头时被咬，后来他才发现那是一条猪鼻蛇。至今格雷格走到木头旁时都还心有余悸。皮奥特·纳斯科列奇沿着步道走下，东翻西找地想要寻找螽斯或是新种。当他举起一块石头时，被一只毒蛇咬了。纳斯科列奇死里逃生，后来还发现更多的物种。我以前的指导教授罗伯·科尔韦尔在小径上一边走路一边说话，没注意到一只已经盯上他的粗鳞矛头蝮。它紧咬他的肩膀不放，注入它毒牙中所有的毒液，蛇只有在试图猎捕某些猎物，或是要置人于死地的情况下，才会这样做。我在哥斯达黎加的拉塞尔瓦生物站遇见的莫拉·梅普尔也在那里被粗鳞矛头蝮咬到，就在离格雷格被猪鼻蛇咬到的地方不远处。这样的例子不胜枚举。和我隔几个办公室的哈尔·希沃勒，被雨伞节蛇咬到时，赶紧拍下伤口的照片，因为他知道他那个正在写一本关于致命性咬伤的书的朋友会需要这样的照片。住在厄瓜多尔的生态学家弗拉司提米·查克已被毒蛇咬伤至少两次。我的这些朋友都活了下来，但并非人人都是如此。我一个朋友的朋友乔·史洛文斯基和一个团队去缅甸寻找新种的蛇。他是近年来一批到遥远地方寻找新种的生物学家之一。他的导游给他一个装了一条蛇的塑料袋。有人认为这是毒蛇，但史洛文斯基却不这么认为，他的分类学知识害了他，结果因此而送命。

当然，在我认识的人当中，死于癌症或车祸的人远多过遭到毒蛇咬伤的。不过，这些故事都隐含着一个基本现实。当生物学家在热带地区乱逛，因为没能注意到（或是他们的视觉让他们无法注意），他们有相当大的机会遭到毒蛇咬伤，当然这几率小于被车撞的机会，不过在我们的早期演化中，车子并没有构成威胁。更重要的是，跟大多数人比起来，生物学家与其他物种互动的方式和我们的祖先比较接近，也是通过双手来探索世界。看看人蛇之间的长期历史，以往蛇造成的伤亡确实比今日普遍，但如今它们变得较为罕见，因此它们的致死率往往被低估，但即使是如此，现在每年统计的死亡人数约在三万到四万之间，这还不包含遭咬伤的幸存者。一项针对巴西一千多名橡胶工人的研究发现，每十人当中就有一位遭到毒蛇咬伤。而且被咬过的人当中，有一半的人会被咬第二次！[12] 一项在非洲贝宁持续七年的研究，记录到超过三万起的毒蛇咬伤事件，其中有 15% 导致死亡。另一项在尼日尔比较早期的研究，则估计每年在该国约有一万人遭毒蛇咬伤。没有理由相信这些研究仅是特例而已。相反，在最具攻击性的毒蛇潜伏或曾经潜伏的热带地区，这似乎可以代表我们死于蛇口的一般性，特别是在人类起源的非洲热带区。

我相信毒蛇咬伤的数量会是，或者至少曾经是，多到足以让天择偏好具备良好视力的个体，足以看到静止和伪装物体的个体吗？也许吧！尤其是想到，我们的早期祖先体形偏小，更别说是他们的孩子。正如伊斯贝尔指出，我们最早的灵长类近亲曙猿，体重约四分之一磅，小到足以用一些生菜夹在两片面包中。有这样一口大小的祖先，因蛇而死似乎是可以理解的。若是这些幸存者的基因和性状有些许不同，那就会一代又一代受到青睐。这似乎很有道理，那些差异正是视觉的好坏，最终则是那些存活者的大脑。

掠食者与感官演化

总之，我讲了这么多，主要是想说明伊斯贝尔关于灵长类历史的阅读及其视觉的想法，虽然有点疯狂，却也不无道理。而且，无论如何，对我自己关于交互作用结果的论点来说，这其实并不重要。不论答案为何，几乎都不可避免涉及和其他物种的交互作用，无论是蛇，是水果，还是其他别的东西。但我投给蛇一票。闭上眼睛，想象韦梅耶走在丛林的小路上，在他身旁有一位明眼人。你觉得谁比较有可能被毒蛇咬死？毫无疑问会是韦梅耶，他可以感觉树木，判断其类型，可以闻到水果、听见豹子，但却注意不到蛇。除非他能抓住它们，但实在不算是明智之举。就是因为这个原因，韦梅耶好几次身陷险境，差点为各种危险的动物所杀害。他曾经抓住一只有毒的鱼，直到他摸索其质地，才明白自己手上握的是什么。他在捡贝壳时，也曾一下子就把手放到虹的尾巴上。韦梅耶就像是马达加斯加的狐猴，有幸出生在蛇的杀伤力很低的地方，光是靠感觉就足以让他苗壮成长。要是他生在任何一个过去的时空里，那个充满掠食者和遭受攻击的可怜猴子的时代，他就没有这么幸运了。

　　一旦视力变好，不仅是我们眼前的世界随之改变，而且连世界本身也跟着改变。在我们还是其他动物的猎物时，我们的视力会受到掠食者的影响，但最大的影响是当我们开始成为掠食动物的时候，其效应几乎遍及我们在这世界上所做的一切，不论是好是坏，包括我们与掠食动物和蛇的关系。随着螃蟹及其爪子的演化，其余的海洋生物也跟着改变以作响应。当夏娃看到蛇时，它诱惑她去吃的苹果，最终夏娃面对的是，攸关他人命运的选择。当我们演化出可以看到蛇的视力时，我们也发现了苹果，或者至少是踏上通往意识、工具、力量与后果的道路。在和偏好相结合后，我们的感官成为塑造我们决定的框架。就是连这些偏好都是演化出来帮助我们生存在这个充满想要伤害我们的物种的世界。它们从历史的深渊中出来，帮助我们在所感知到的事物间做选择。我们通常不会自觉到自己的偏好，但确实因此而决定自己的行为。我们自身和我们的行动都受到过往的束缚，在我们的双眼所接收和传递的场景中拉扯，无论我们是谁，即便今日色彩缤纷的世界早已不见蛇的踪影，仍然难以摆脱它们的影响，每天都是如此。正是我们的感觉和偏好，最终驱使我们开始杀蛇。不管有没有危险，只要见到它们，就想杀死它们。它们受苦，只是因为过往祖先的作为，又加上会被我们看到，不论有多不明显。有些时候，我们学会区分无毒和有毒的蛇，或更简单地，知道如何避免被毒蛇咬伤（胶鞋的发明拯救了许多生命）。但其他时候，我们盲目地以铁锤和刀斧乱砍一阵，所以蛇因为我们的过去而蒙难。我们不再受到诱惑，但却受我们的感官所导引，让我们的眼睛带领，穿过这有形的世界。

第十二章　选择生死

渴望甜味的味蕾催促我们不断地去找糖，补充人体需要的能量。而味蕾讨厌苦味，因为那味道是食物有毒的警讯。此外，我们的眼睛喜欢青草和乳牛，讨厌让人害怕的蛇。这些感官偏好支配人类的选择，引领我们在蛮荒的环境中生存下来。如今我们已有取之不竭的糖了，但总是欲求不满的味蕾，依然想要更多更多的糖……

有些科学家试图找出曾经存在于所有人类文化中普遍的事物。他们细细研读民族志，比对人类学研究中不同部落间的异同。他们去到太平洋的大溪地，或是非洲马里中部的廷巴克图，寻找自己和当地居民相似之处。这些科学家汇整出一个表，列出了几百项几乎适用于全体人类的属性，不论是住在巴布亚新几内亚的树屋里，还是坐拥能够俯瞰纽约中央公园的华厦。这些相似之处正联结人类的核心，尽管我们之间存在诸多分歧。在这些普遍的共通点中，有一点是对蛇类抱持戒心的倾向。当然也还有其他的，比方说我们似乎都喜欢甜食、咸食和高油脂的食物，对于苦味食物有反感，至少在出生时是如此。更有趣的是，几乎所有的人都偏好开阔平原上有棵枝繁叶茂的树，然后在不远处有一些水景的景致。这些普遍的偏好，绝大多数，也有可能是全部，都与我们的演化历史有关，在这些历史中，我们之所以演化出这些喜好都是有道理的，即使现在看起来似乎毫无道理可言。这些普遍的习性来自感官对认知的影响。若是感官系统不曾影响我们所建构的生命世界，那这些普遍的习性就显得古怪离奇。也就是说，如果它们不是多数实际问题的症结所在，特别是那些与我们如何改变世界有关的问题，那一切就显得太不合常理了。

当我们走在大街上或透过车窗，看着与我们擦肩而过的人，往往会假设他人都像我们一样。我们看到别人的作为和我们十分类似，从行走、驾驶、随地吐痰到愁眉苦脸，意味着我们根深蒂固的同构型，就跟读到一首非常古老的诗所感受到的一样。在纳米比亚的古代洞穴壁画中，有描绘猎人追逐猎物的场景。这些猎人的身体看起来就跟我们的一样。我们不禁觉得创作这些壁画的人，以及画要展示的对象，和我们十分类似，并感受到和这些基本人性有所联结。然而，事实是，多数我们可以列举出来的思想和行为，在人与人之间，或各文化之间都存在着差异。有些人信神，有些则否。有些地方是一夫一妻制，有些则可以有很多配偶。在一些地方，以暴力响应他人对自尊的侮辱是正常的反应。在其他地方，甚至不存在自尊这样的概念。在一些地方，肥胖的脚踝是美丽的象征，在其他地方则非如此。在相对少数的文化中，瘦才是性感的。我们都是同一物种，然而，由于文化变迁的速度、外在环境条件以及历史的奇思妙想和特质，我们喜好的东西也各有差异。事实上，普遍习性最令人讶异的地方就在于，尽管各地文化不断变动，它们竟然还持续存在。相较之下，那些我们认为理所当然的真理，反而几乎不会在每个地方都被如此认定。

目前，地球上的人口将近有七十亿，这些人能够产生无限的变化，真正有趣的是，这当中竟然还存在着少数几种普世皆然的特性。追根究底，这些特性势必来自我们的生物特性。任何一个普世存在的特性，若是能受到意识的控制，或是可能流传在不同文化间，那多多少少在每个地方就会以各种不同的样貌呈现出来，想想那些叛逆的青少年，光是他们这群人就不知道会做出多少变化。少数能够经历我们混乱变化而不变的普遍特质，可能都是由遗传控制的，是以一些更深层的原始方式存在，超出我们的改变能力。

如何感觉酸甜苦辣？

我们的视觉偏好受到掠食动物和蛇的影响，这是在它们对人类产生的影响力中最普遍的一种，但也相当复杂。在我们的演化偏好中，也许最直截了当的就是味道。若是我们能够了解味道的演化，就可以把它当作一个模型来了解视力。伸出你的舌头，用你的手指摸摸看。你会同时感觉到两件事：你的手指会感受你的舌头，同时你的舌头感觉并尝到你的手指，至于味道如何，端视你的手指而定。有五个基本的可能性：甜、咸、苦、鲜与酸味，它们能够组合起来，形成更有层次的口感（食指也许尝起来像是一股淡淡的花生酱？）。味蕾本身看起来像是脑状珊瑚，在中央是味蕾细胞的感觉触角，其末端则是一根细毛。当你吃东西时，食物的小颗粒会经过这些毛细胞。若是有糖经过甜味味蕾的毛细胞，味蕾下的神经就会发送信号到你的大脑。一直到在你的两耳之间的某个区域获知这是"甜的"之前，毛细胞都处于受刺激状态，化学连锁反应也持续着。等到感知到是"甜的"时，至少发送了两种信号。一个信号是发送到你的意识大脑，触发你所想的甜觉。另外，还有一个信号是发送到你那古老的、潜意识的，更深层的爬虫类大脑，它在接收到糖的信号时，会以刺激你身体中的荷尔蒙变化作为反应。

有了味蕾，舌头就成了老饕的肌肉。我们已习惯了我们的舌头及其作为。我们将它们视为理所当然，整个下午任其沉溺在咖啡或坏酒之中。不过，对我来说，舌头最有趣的地方在于它对我们的影响，一个微不足道的部分却产生举足轻重的影响。毕竟，味觉其实只是一种伎俩。我们的舌头所能分辨的化学类别（如甜、酸等）以及它们带给我们的"感觉"，都是在我们的脑中所产生的。无论是家猫还是野猫，其甜食受器的基因都没有作用*，所以它们永远都不会感觉到所谓的甜味。我们的舌头也有可能演化成侦测另一群不同化合物的状况。或者我们对这些能够侦测到的化合物的知觉，可能会产生很大的不同。并没有什么内定的特质让甜食产生甜味。关于甜的一切和它的味道都是我们脑中的演化产物。何以如此呢？为什么我们的一些味蕾会演化成释放我们的头脑经验为愉快口味，如：甜、咸、鲜味的信号，而另一些则释放出模糊的酸味，甚至是糟糕的苦味信号？又究竟是为什么我们的味蕾会产生味觉？

让我们以一个想象实验来思考这个问题，想想看味蕾可能不会产生味觉的情境。若它们存在的唯一目的就是调节体内的荷尔蒙和消化酶，我们的味蕾就没有理由要通知意识大脑我们尝到某样东西了。这正是发生在肠道内的事。一直要到 2005 年，才有人发现我们的肠道内也

---

* 受器又称受体，是细胞膜上的特殊蛋白分子，能够辨识周围环境中的化学物质引发一连串的信息传导和生理反应。——译者注

有味蕾。¹ 目前看来，这是我们的味蕾，或至少是味觉受器最多的地方。这些受器和嘴巴内的几乎一模一样，仅有两项差别，它们都被排在更小、更分散的团块上，而且没有连接到意识大脑。因此，它们将所有的信号发送到神经系统的潜意识区块，以及全身。当食物与它们碰触，肠道内的味觉受器启动全身的反应波动，会触发唾液分泌，以及其他种种反应。

虽然这些反应都是潜意识地触发，我们肠道内的味觉受器对我们的影响却是有形的。我们可以看到它们的运作，当吃下有毒的食物，我们会呕吐。在胃里的苦味味蕾若将食物判读为有毒，其反应就是触发我们嘴巴的反射开口和排除食物。这一切都没有发生在我们的意识大脑上，直到我们发现自己趴在马桶前。肠道内的味觉受器是我们的味觉受器和味蕾可能运作方式的证据。我们口中的味蕾之所以让我们感到开心或不开心，是因为我们的祖先。这些祖先在吃他们所需要的食物时，味蕾所引发的快感会让他们寻找更多的食物，因此他们就更容易生存下来。对于危险的食物则刚好相反，并产生不快的感觉。就跟实验室所养的动物一样，我们的祖先会受到他们的感官训练，会去追逐某些东西，并避开其他的。他们的舌头会奖励他们做出正确的决定。"多找些这些甜蜜蜜的食物，你会得到回报！"不过一旦犯错，也会遭到处罚："再把那根草放进你的嘴里，就有你受的，我向上帝发誓，弄不好我会让你吐得一地。"

究其原因，味蕾之所以在意识大脑引起我们的感觉，是为了要触发偏好，最终则是让我们采取行动。正是因为如此，我们的味蕾仅偏好少数几种好味道（甜味、鲜味）、坏味道（苦味、酸味）或稍微复杂一点的味觉（咸味）。我们都喜欢鲜甜的食物，因为我们都具有相同的味蕾。基于同样的原因，我们也喜爱咸食，只要不会过咸。味蕾产生先天的偏好，因为它们是演化来帮助我们区分我们需要的东西和我们必须避免的东西。长久以来，苦味和酸味会引发厌恶感（无论是在果蝇还是人类身上），而甜味、鲜味以及在大多数情况下的咸味则会引发我们想要找更多的食物来吃。

无法抗拒的甜味

味蕾造成的问题，就和其他我们多数普遍的偏好一样，都在于它们演化出来的脉络时间和我们现今所处的世界很不一样，它们会偏好那时稀少且必要的东西，并排斥坏的东西。这套系统，好比一种道德感官，会判断好坏，而且已经运作了数亿万年。这类似于细菌使用的系统，会远离坏东西，而朝向好的东西。我们就跟细菌一样，走向甜美的水果、肥肉与盐巴（不论是在垃圾堆或是其他地方）并远离致命的或有毒物质。但情况改变了，我们发明了工具，获得操控整个大地的力量。我们发展出让稀少物质变得普遍的能力，并非只有我们会开垦种植而已，其他物种，像蚂蚁、甲虫或白蚁也会。我们将加工食物的能力和农垦结合起来，从中萃取特定的化合物和口味，以刺激味蕾的方式来饲养它们，但不用提供这些味道曾经代表的营养。我们没有聪明到得以预见这样的后果，就像一种非洲鸟类"向蜜䴕"后来的下场一样。这些跟金丝雀差不多的鸟儿的故事，足以让我们来衡量一个更为广泛的问题，一个关于甜头、欲望和世界命运的问题。

向蜜䴕生活在非洲，以蜜蜂的蜡、幼虫和卵为食。在这方面来说，它们算是相当独特的，因为大多数的动物都无法消化蜡。向蜜䴕在获得得天独厚的吃蜡能力的同时，也遭到诅咒，陷入取食的困境。向蜜䴕的鸟喙过小，无法穿透蜂巢。人类的问题则不一样。我们渴望蜂巢中的蜂蜜，为了得到它，几乎愿意做任何事情。在泰国，为了要取得蜂蜜，会让小男孩拿着发烟的木棒，爬到一百英尺高的树上，和三英寸长的巨型蜜蜂战斗。世界各地的孩童、男人与女人都曾和蜜蜂面对面，在蜂巢深处，布满蜂刺，但却因发现黏搭搭的甜蜜而开心。套用人类学家列维－斯特劳斯的话，蜂蜜"丰富和微妙的口感，难以形容给那些从来没有尝过的人，它的味道确实几乎是无法承受的精致……它打破了感官的疆界，模糊了其所在，使得那些吃蜂蜜的人分不清究竟是在品尝美味佳肴，还是遭到爱情之火的燃烧"。虽然对人类来说，问题不在于蜂蜇（我们或多或少都学会要如何避免），而是在于要如何找到蜂巢。和向蜜䴕在一起，它们可以找到蜂巢，而我们可以打破它们，让蜂蜜流出来，人和鸟双方都获得一个更甜美的生活。因此，数百年来，或是数千甚至是数万年来，向蜜䴕和东非人了解彼此的才能，互相依赖。

许多鸟类生物学家都看过大向蜜䴕和人类间的互动，其学名为 *Indicator indicator*，即指标之意，正好用以说明它的故事。当一只向蜜䴕发现蜂巢时，会飞到最近的房子或人旁边，一边发出"tiya、tiya"的叫声，一边快速拍动它的白尾巴，朝向任何一个看到它的幸运儿。它会一直继续这样做，直到有人跟着它一起到蜂巢下。它会再次在蜂巢附近鸣叫并在一旁等待。幸运的话，蜂巢的高度不高，人得以攀爬上去采集蜂蜜，找到奖励其甜味味蕾的食物，而向蜜䴕也获得奖励，尝到美味（人类的味蕾非常古老，这才会让我们和向蜜䴕有类似的喜好）。[2] 就目前所知，没有其他哺乳动物会跟随向蜜䴕，所以它们每一丁点的细微动作似乎都是为了我们而演化，我们可以帮助它们，它们也可以帮助我们满足各自的味蕾。直到最近，一切才开始改变。

在公元 350 年左右，距离向蜜䴕千里之外的印度人想出如何从种植的甘蔗中萃取出糖。长时间下来，这套过程日益复杂，直到可以从甘蔗中提炼出甜蜜蜜的纯糖晶体。这在人类史上是一项革命性的进展。曾经因为稀有而珍贵的糖，随着蔗糖的出现和人类加工能力的散播而变得普遍。在其他地方，也栽种出甜菜。人类种植的甘蔗和甜菜一年比一年多。现在，玉米也加入这个行列。这样的农场种植的是一种有益的食物，但却用来生产营养价值低的高果糖玉米糖浆。2010 年时，全球用于种植甜菜和甘蔗的面积有四十多万平方公里，相当于一个加州的大小。[3] 专门用来生产玉米糖浆的玉米田也占了相似的土地面积。

每年有上百万人持续处于饥荒中，但我们仍将这么大面积的土地用于种植我们其实并不真正需要的物质（即使没有加糖，我们现在饮食的含糖量也足够），这项事实正好彰显出我们有多么恩宠味蕾。当然，可以将糖业看成是一种投资的选择，但将它视为我们味蕾的感知，并告诉我们什么是"好的"，这后果也相当合理。因为在我们漫长的演化历史中，我们从来没有面临糖分过多的情况，在我们的体内，没有警铃或鸣声来提醒我们吃了太多糖。我们的身体对糖的需求基本上是无限的，而且是非理性的，但直到我们发展出使用工具来改变土地的能力前，这从来就不是一个问题。

现在，再回到东非，目前已经没有人会追随向蜜䴕。它已不再飞来村庄。曾经追逐它们的孩子，现在改吃棒冰。我们出卖了昔日的伙伴，所以过去大量的向蜜䴕现在变得稀有罕见，倒是甜菜和甘蔗变得十分普遍，其数量甚至多过人类，地球上男男女女平均每个人会分配到数千根甜菜和甘蔗的茎干。没有人选择要忽视向蜜䴕，我们只是做了要让我们的味蕾快乐的必要举动。正因为臣服于味蕾的宰制，少数能够提供我们大量糖分的品种获得青睐，而那些指引我们寻找四散蜂巢位置的鸟儿则变得更为稀少。

在非洲的许多地方，虽然没有人再继续采收蜂蜜，但仍然流传着向蜜䴕的故事。据说若是有人在收集糖蜜之后，没有以少许的糖或蜡来奖赏向蜜䴕，它们就会报复那些人，将大象或河马引到蜂巢边，弃人类于不顾。从来没有人看过大象跟在向蜜䴕的后面，不过寓言故事讲的只是因果关系，细节错误也无所谓。我们没有奖励向蜜䴕，所以必须承担此一后果，尽管此一后果是获得过多而不是过少的甜头。

欲求不满的味蕾

正如我们曾经需要糖所提供的能量，长期以来我们也因为历史应变的原因而需要盐。当我们还是海里的鱼的时候，循环系统就已经演化出来，那时盐无所不在。在那个情况下，演化偏好使用盐和其他海中常见的化合物来调控身体的核心开关、杠杆、滑轮和各个部位。特别是盐，我们全身上下都会用到。它协助血压调节，这仍然是目前盐在我们体内最主要的功能。其他营养物质可能也有作用，但在海中，要使用盐既便利也很省事。后来我们离开大海，搬到岸上，在这里盐很稀少。我们还是找得到它们，就跟其他物种一样。金刚鹦鹉会往盐岩飞去，大象也会往那里走去，有时甚至还发现孕妇会吃下大量的咸味黏土。正是在生命从海洋到陆地的这个过渡期，我们的咸味味蕾变得更精密和突出。咸味和快感之间的联结深层而强烈。因为要是少了盐，我们很容易死去，因此大脑需要提醒我们去找盐。

过去几百年来，我们对盐的需求也改变了，就跟糖的情况一样。我们发展出收集和储存的能力，甚至还会制盐。现在我们又回到像鱼一般的生活环境，拥有大量的盐，但我们的味蕾还是古老的，仍然对盐有所执念，于是我们不断提供给味蕾，洒在薯条上，加在蕃茄汤里，甚至是苏打水中。不过和甜味与鲜味味蕾不同的是，咸味味蕾有一个限度。我们会将过咸认知为坏味道，但低于这个浓度时，我们则有无尽的渴望。你可能会责怪自己对于咸食无法克制，认为自己也许缺乏自我控制的能力。但事实是，你只是在因应你身体演化来奖赏你的作为。你的咸味味蕾唯一的工作就是要提醒你盐的好处，要你寻找更多的盐。它们在恳求你。那么，控制糖、盐与脂肪（鲜味味蕾所想要的）摄取的挣扎，有部分是因为虽然意识大脑可能会告诉你要避开它们，但大脑的其他部位都在刺激你，要你去寻找它们。这是一个普遍的挣扎，不是争权夺利，而是一场过去与现在之间的斗争。[4]

欲求不满的问题也不仅限于盐和糖。我们还有渴望脂肪和蛋白质的味蕾，这两种物质在我们的历史中也相当缺乏。至于苦味和酸味，则正好相反。苦味引发强烈的化学物质信号，所以当我们尝到苦味时，会有想要吐出来或作呕的感觉。实际上让我们觉得苦和酸的化合物有很多，它们没有什么共通性，除了有毒之外。我们的舌头惊人地复杂。它要评估这世界的复杂度，却能为我们简化出两种可能性：去找更多来吃或是吐出来。我们会将坏食物吐出来，因为我们的身体没有其他的处理办法。[5]这套机制一次次将我们从讨厌的浆果或叶子中拯救出来。所以在我们悠久的历史中，在一个具有毒物和必要营养的世界中，得以幸存下来。

味蕾是探讨我们更为普遍的偏好的一个很好的出发点，因为它们演化出来的唯一原因就是要带领我们走向我们所需要的。我们的味蕾，就像其他的偏好一样，和饥饿或口渴不同。味蕾不会告诉我们需要吃下多少糖或脂肪，或是何时该吃。它们演化成没有上限（和饱食感不同），而且是基于我们总是需要这两种物质的演化"假设"来运作。不论你已经吃下多少，当你的舌头碰触到一块饼干时，大脑就会发出"甜的"的响声。口渴和饥饿的感觉则不是如此。它们会在我们需要水或食物时通知我们（这有部分是因应测量我们的胃被食物撑开的状况的传感器）。一旦我们的身体有足够的量，或者它认为它得到足够的量，就会停止要求我们继续觅食。就算只是在胃中将一个气球充满，也会得到同样的效果，因为它模拟出相同的丰满感。但味蕾并非如此，它们一千多年来就一直在诉说着，而我们总是听命行事。我们可能会死于高血压，事实上确实有为数不少的人死于此，但我们的味蕾还是会告诉我们："盐是好物。"在现代环境的脉络中，它们的诉求显得相当不合理。[6]

感官的好恶和生存相关？

那其他之前列出来显然也很普遍的偏好和厌恶，又是怎么一回事呢？那些无涉味觉，但和视觉、听觉甚至嗅觉有关的偏好呢？我们部分的嗅觉显然是演化出来指引我们迈向或远离会影响我们福祉的因素。我们都很讨厌粪便的气味。这似乎也合情合理，当我们闻到粪便时，我们所经验到的气味，演化成让我们想要远离这些东西的感觉（虽然离粪便远一点这种事情看似没有必要提醒我们自己，但你这想法可能高估了我们祖先的智力）。我们对粪便的厌恶程度，就跟甲虫闻到头上粪便的气味时所体验的愉快感相当，就像尸体的气味对秃鹰来说想必非常美好。粪便和腐肉本身并不会产生任何不好的气味，就跟蔗糖不会产生甜味一样。这一切都来自我们变幻莫测的感官。我们的大脑对各种不同的声音也会产生不同的反应，虽然这方面的研究并不多，不确定其影响为何，但可以想见这也有利于我们祖先的健康。许多我们的普遍经验似乎都攸关我们的生死存亡，即使现在不是如此，过去也曾经有过。

现在再回来谈视力的问题。视力必定是不同的。无论是否受到蛇的影响，视力是我们特殊的感官，我们最宠爱的孩子。我们的舌头、鼻子与耳朵会对各类刺激产生不同的反应，但相对于我们所观察到的世界，这些感官都被边缘化。视力回应的是整体的复杂场景，无论是抽象画家杰克逊·波洛克的画作，还是向我们扑来的老虎。我们用来形容触觉、味觉和嗅觉的词汇少得可怜。但视觉就不同了，我们会巨细靡遗地描述色调、光感，用上数百个相关的形容词。深藏在视觉过程中的偏好，竟然会和我们在味道或气味中所发现的相同，这似乎令人难以置信，但的确不无可能。

我们知道某些场景会在每个人身上引发相同的反应，无论其文化背景为何。蛇引发我们噤声禁步地向后弹跳。它们会触发噩梦和恐惧，除非是在早期经过文化或教育洗礼的地方，才能消除这种恐惧感。有水的景观会触发愉悦感，广阔的大地、草原和森林也是，仿佛已经过整顿，清除掉底层植物的树丛。这种反应难道也是我们过去演化的结果吗？难道真的有某些类型的图像让我们感到快乐，而另一些让我们害怕，而这些反应都具有适应性吗？或者至少曾经是如此？怕蛇曾经是有益的。也许离开森林底层阴暗的植物走向草原曾经也是有益的。在这里，我们又回到伊斯贝尔的蛇，它就像苦味的食物，曾经夺去人命，我们的眼睛很可能因此受到磨练，学到教训。

长久以来，科学家一直都难以研究感官中的视觉适应。我们本来就依靠视觉来认识世界，但同时也将视觉当作是研究自身的工具，就跟狗一样，有咬不到自己尾巴的麻烦，我们似乎也难以检视自己的眼睛。

尽管如此，所有关于我们复杂的彩色视觉的解释都扯上侦测其他生命形式的能力，不论要找的是水果还是蛇。要是我们的视觉系统就跟味觉、嗅觉甚至听觉一样，不仅会触发意识反应，还会产生潜意识，可能是因应不同类型的场景，因应那些过去曾经拯救我们但现只徒留其对这世界的影响力的场景？若是舌头可以带领我们朝向好的食物，眼睛是否也可能具备类似趋吉避凶的功能呢？我们似乎可以想象眼睛是最为复杂的感官，但辨别具体好坏性质的能力最弱，分不清到底是该远离还是朝向刺激。或许眼睛也能引发我们的偏好。

天生就怕蛇

让我们再回到蛇的问题上。毕竟要远离它们实非易事。我们对蛇的恐惧，或者至少一开始所持的戒心，似乎是普世皆然的。当我们还生活在非洲和亚洲热带地区的野地里时，曾遭到毒蛇咬伤，被蟒蛇勒死的情况也还算蛮常见的，因此对蛇怀有戒心的人，得以挽救自己一命的说法是蛮有说服力的。任何对蛇粗心大意的人，比方说爬虫学家，恐怕难以传递他们的基因。令人惊讶的是，这样的恐惧感竟也流传至今，不论我们现在身处何方，以怎样的方式生活。不论你身在曼哈顿还是喀麦隆的热带雨林中，大家似乎天生就有怕蛇的倾向。平均而言，人对蛇的恐惧程度大过车辆或枪支。不是每个人天生都怕蛇，但调查显示有超过90%的人都是如此。这种恐惧感很早就发展出来，可能是先天一种与生俱来的恐惧感，又或者这是很容易习得的。让猴子观看其他猴子对蛇产生恐惧反应的影片后，它们终其一生都会怕蛇。但若将影片中的蛇以兔子来取代，看过影片之后的猴子，也从未怕过兔子。蛇似乎在灵长类动物的大脑中占据一个独特的位置，跟其他的威胁不一样，甚至不像是其他具有威胁性的生物。比方说，猴子似乎不会马上学会要对猫科动物产生恐惧感。这情况也不仅限于猴子。当身边有大人以可怕的声音说话时，还不会说话的婴儿似乎天生（也就是说不需学习）就会留意有蛇出现的影片，而不是注意其他动物的影片。但若大人以正常的声调说话，婴儿就会一视同仁，不管是蛇或是河马等其他动物。我们的大脑内似乎有一个规则："如果你生来一无所惧，就不会对任何东西产生恐惧感，但若真要怕什么，那就怕蛇吧！"[7]所以我们就变成现在这个样子。

何以某些特定场景会引发负面反应（跟苦味食物作用的方式一样）？解释这个问题，必须回头谈到杏仁核。这块大脑区域是在我们被追逐或反抗时，为身体上紧发条的要素。数百名生物学家毕生都在恫吓老鼠，进而研究它们的恐惧、杏仁核和视力之间的关联。他们会告诉你，如果给一只老鼠看一张可怕的图片，无论是猫还是生物学家，它都会起反应，即使它的意识大脑正专注于别处。可怕的图像会刺激老鼠的杏仁核，而不是额叶区（这块和我们聪明才智有关的大脑部位，其功能在你和其他人脑中都被大幅夸大）。而且更重要的一项发现是，当移除猴子大脑的杏仁核后，它们就丧失了对蛇的恐惧感。过去有很长一段时间，我们并不清楚恐惧感在人类身上是否也会潜意识地传达。

看来似乎也是如此，因此脑生物学家长久以来一直在脑部出现问题的大鼠和人类身上寻找蛛丝马迹。他们希望能够找到有视觉的"盲人"，即他们仍然可以看见，但不会意识到自己正在"看"。[8]盲人不会意识到看的行为，就像我们的肠道在品尝食物时也不会意识到正在这样做。盲人通常会惊讶地发现，他们都知道东西的位置。近来的一项研究发现，盲人在走廊上行走时会闪避周围的物体，虽然他不知道它们在那里。有些人也有情感上的盲目，会对害怕的面孔哭喊，即使他们完全不知道他们到底看到什么东西。会出现视而不见的盲目情况，意味着人类就跟老鼠一样，会对我们所见的一切产生意识和潜意识反应。那么接下来的问题是，这些潜意识引发的视觉到底有什么用。这又带出进一步的问题，盲目是否会像我们肠道中的味蕾，会潜意识地标记所见场景的类别，无论是具体如蛇，还是一般的恐惧类别。

阿恩·欧曼是一位刚好也怕蛇的脑生物学家，尽管他居住在没有蛇出没的瑞典。阿恩·欧曼和他的同僚发展出一种测试，可以模拟盲目的效应。他们让受试者看一张张的脸孔图像。有时伴随着一个响亮到让人分心的声音，有时则无。在伴随较大的声音时，欧曼可以让受试者快速看到所播放出的影像，但影像不会进入他们的意识大脑，事后询问受试者时，他们也表示没有看到脸孔。而且，在看见脸孔时应该会亮起来的大脑区域也没有发亮（若是同时进行核磁共振的话，就会观察到这个现象）。实际发亮的是大脑的另一个区域，这个区域在运作，表示这当中至少有一些信号是直接传到杏仁核的。在欧曼进行这项研究前，不曾有人注意到这些信号，而这些本来也就不是我们会意识到的信号。

研究人员目前已经确定这些联结相当古老，在大鼠的脑中比人类脑中更为活跃，而且普遍存在于所有的哺乳动物身上。这是主导恐惧、侵略以及冲动的古老线路。某些视觉刺激和场景会直接触发这条古老线路，而身体会在不自觉的情况下对这类信号起反应。当欧曼让受试者看蛇或是吓人的面孔时，信号会传到他们的杏仁核，引发身体产生一般的恐惧反应。即便受试者的大脑没有意识到自己看见了一条蛇，这种反应也会发生。他们不会对蛇进行任何推理的动作，因为恐惧感产生的过程中并没有牵涉到推理过程。

目前并不清楚究竟这套古老的线路在我们的大脑中运作了多久，但可以确定的是，就是一直存在于那里的它，让我们跳起来、打哆嗦、逃跑或是动弹不得。若说这套古老线路和我们对某些动物图像产生偏好（或恐惧）或是我们的美丑观感，或对某些事物产生安心或恐惧感有所关联，似乎不算太过牵强。在大鼠中，有一些和这套古老线路相连的细胞，是用来协助个体标记和物体之间的距离有多靠近的。还有另一群细胞称为"位置细胞"，会在动物经过一个路标或是面对某一路径时持续追踪。若推测这些细胞也可能在目光跟随草丛中的蛇时而标记下信号会是异想天开吗？去推想大脑这些潜意识的部分可能巨细靡遗地记录下这世界的各层面，这些让我们产生好感或厌恶感、愤怒或喜悦的层面会是扯得太远吗？

现在我们知道的是，对蛇的戒心似乎来自一种与生俱来的学习能力，让我们能够容易学会或是通过触发，而且一旦我们变得惧怕，就会培养出高度戒心的能力，一种真正的恐惧。多数的我们天生就偏好开放景观胜过浓密的森林。一棵长有枝丫可供攀爬的树，在我们大多数人眼中，都比一根细长的树来得好看。这些偏好，就跟对蛇的恐惧感一样，可经由学习来调整，通过经验和推理来强化或弱化，但它们似乎一开始就根深蒂固，天生如此。还有一些其他的特性也是如此，比方说对水或对波光粼粼的蓝色的普遍偏好。究竟这一切是如何运作的，哪些场景是我们真正喜爱的，是怎样习得或是因为什么原因而没有学会，而我们的身体又是如何反应，这些问题都让人着迷，是一颗未经开采的原石，是解答我们以及我们的味蕾的运作的根本，这还是个无人探索的疆域，世人才刚刚开始加以探讨。

感官偏好支配我们的选择

即便人类的偏好之所以具有普遍性的种种细节至今都还是个谜题，

但其所产生的后果倒是显而易见。通过引导我们做选择，它们形塑了整个生命世界，最后还将我们带离当初所演化出来的世界。就在我们从猎物转变为掠食者的那一刻起，从单纯的恐惧感转变为综合有恐惧和攻击的更为复杂的混合反应时，它便开始作用了。就跟螃蟹一样，我们的影响力也来自我们的工具和感官，一旦有了武器，第一批人类影响到的物种就是那些我们看得到和捉得着的。我们四处搜寻它们，因为我们的眼睛和耳朵能够侦测到，也因为当我们抓到后，它们的脂肪会奖励我们的舌头。能够逃过我们的武器继续生存下去的生物，不论是过去还是现在，通常是因为它们能逃过我们的目光，再不然就是繁殖得非常快。我们追逐体积大而且显眼的动物。它们可能试图利用我们的弱点（韦梅耶法则）来逃跑，但长矛和社会化让我们的弱点逐年减少。当我们放眼大地时，也开始放火燃烧。我们烧干草、树叶、树木和一切可以点燃的东西。我们将森林变成草原好让我们看得更远，望向远方的新世界。农业出现后，我们可以选择在开放草原种植哪些物种，开垦出小米、小麦和玉米田。玉米长得不高，小麦也是。在种不了农作物的地方，我们就畜养起牛，它们啃掉高高的草丛，让地球变得更加开阔，对大部分的我们来说，这看起来也变得更美丽。在有些地方，我们会区别细微的差异，例如真正危险和主要或完全无害的蛇类。但在得州等其他地方，就不管三七二十一先打死再说，就如同每年仍旧会举办的响尾蛇猎杀大赛一样。这些变化点点滴滴都会让这世界朝向我们所偏爱的景观迈进，这带给我们更多快乐，不论我们是否意识到这件事，不论是否对我们未来的生活会更好。

我们所青睐的物种不仅是草和牛而已。我们也会选择我们的感官觉得美好的物种，不论是叫声动听的鸟还是颜色鲜艳的金鱼。问题是，我们为什么会认为这类物种是美丽的，是否美感本身就跟甜味味觉一样，是为了帮助我们生存而演化出的一种适应。没有人知道，至少到目前为止是如此。与此同时，世人砸下重金将郁金香等花卉运往世界各地。几乎在每个国家，都有人养金鱼。我们觉得狗通情达理，于是让它们进入卧室，和我们共享一张床。（至于猫是怎样融入我们的生活的，没有人能解释。）现代化的列车直驶而来，带来我们所渴求的一切。

　　除了我们基于潜意识的原因，有意识地偏好某些物种，还有另一群物种或许最能直接挑动我们的感官反应：害虫和访客。它们趁我们睡觉时在周遭蠢动，或是潜藏在我们忽略的弯道和裂缝中。老鼠爬上墙，因为只有在那里它们才不会被发现。鸽子和其他城市里的鸟类会筑巢在屋檐下，这样我们就找不到它们。夜行性昆虫则在我们的房子里到处乱跑。而像尘螨与臭虫这类物种，纯粹就是体形小到我们看不见，所以能肆无忌惮地在我们身上随意爬行也不会受到什么伤害。微小的生物，如细菌和古细菌，更是蓬勃发展。我们试图铲除它们，反而刺激它们继续成长，突变之后卷土重来，甚至变得更为持久。

　　我们的感官，再加上我们的力量，迅速而普遍地改变了这个世界，让我们很容易就忘记世界原来的样貌。今日的地球，大约有 60% 的土地被人类整顿过，大部分用于农业生产，种植不同的作物。地球上绝大多数的人类都靠水而居（想想你最喜欢的海滩度假胜地，还有曼哈顿和洛杉矶）。多数的我们想要靠水而居，不仅是因为我们需要水，也是因为我们喜欢水。水就像重力一样吸引着我们，让我们感觉良好。曾几何时，在现代人类出现之前，地球上满是广阔的森林，以大型动物居多。老鼠很罕见，蟑螂也是，就连草原也还没有那么普遍，目前环绕在我们身边的开花植物几乎还没有引起我们的注意。许多现在我们可以轻松步行的海岸线，那时都还隐藏在几十英尺高的沙丘后方，这些沙丘虽然能够保护我们的海岸，但却挡住了我们的视野。最后，视野获胜，所以沙丘几乎都不见了，缩小成一排小丘，好让我们看到更多我们的眼睛和大脑所需求的。

人类并不是把一切都交给命运和味蕾。在资源有限的地方，理性也会赢过我们的冲动。我们设立了保育机构和计划、公共卫生系统和公用厕所，当中每一样，在某种程度上，都是要求我们在选择时，需要考虑其合理性，而不单单只是吸引力。有些真的获得成功，得以脱离我们的直觉或"肠感"，能以非直观的理由世代传承下去，累积出胜利。在其他时候，当我们试图靠自己时，往往丧失了理性，陷入一个演化来侦测蛇和水果而构建出的感官世界，罔顾全球危机。总体来说，我们多次做出同样的决定，不论我们的文化和差异为何。我们的感官和偏好具有普遍性，常常连带影响到我们所做的决定。澳洲的原住民烧毁了大片森林；亚马孙人也焚烧亚马孙森林；在欧洲和北美的人也是如此。人会放火燃烧，一方面是因为他们有能力这么做，一方面也是因为偏好这样的结果，普世皆然。在一些地方，这种对开放栖地的偏好发展到极致。就拿美国为例，现在有越来越多的土地转变成草皮，面积比玉米田还要大，也许这正是我们的大脑偏好简单、纯粹与开放的最佳证明。糖仍然是甜的，盐仍具有诱惑力，辽阔的海洋或草地的美丽依旧难以言喻。

这一切也有可能发展成另一番局面。要是我们的感官和今日不同的话，比方说我们像白蚁一样看不见。白蚁在黑暗的隧道里感觉它们的道路，靠着嗅觉和触觉来探索世界，鼹鼠和其他地下洞穴中的生物也是如此。在它们的世界里，光线显得无关紧要。一些地下物种的祖先，一开始先是失去眼睛和大脑之间的神经联结，最后眼睛则完全消失。一旦失去眼睛，颜色对它们而言也没有意义。对一位失明的皇后来说，一位衣着华丽的国王并不会比一位衣着邋遢的更具吸引力。要有颜色需要付出高昂的代价，因此白蚁失去彩色的色调，纷纷转成过往洋葱般的肤色，宛如幽灵一般。在这样的世界，一切改由味觉和触感来主宰。甲虫、螨虫甚至真菌等物种会潜入白蚁的巢穴，大大方方地隐藏在那里。它们看起来完全不像白蚁，但摸起来很像，闻起来也是。至于在食物方面，白蚁利用味觉和嗅觉来寻找腐烂的食物，对它们来说，想必闻到的也是某种甜美的味道，就跟我们一样。人类在建构世界时，就跟白蚁一样，也是为了要迎合自己的感官，只是所用的感官不同而已。

　　说到底，我们常常落得跟白蚁或蚂蚁一样，受到感官冲动的摆布。但理性可以克服一切，只要我们不去相信我们的身体。我们的身体，特别是感官会说谎。它们陷入昔日的回忆，摇摆不定，所以当你的舌头碰到食物时，你会享受到味道引发的快感。当然文化会影响我们对不同味道的反应，就跟我们对不同场景有不同的感受一样。我们可以学会爱蛇，就像我们学会喜爱尝起来苦涩的咖啡所提供的刺激一样。我们对蛇的厌恶以及对糖、盐和脂肪的喜好，都是因为我们的过往还在脑中低语，但这股骚动是可以平息的。这种普遍的担忧和野心是我们的宿命，但不见得一定摆脱不了。向蜜鸳不会带领我们走上正途，味蕾也不会指引我们前往对的方向，但它们会继续要求，就像我们的恐惧感会叫我们战斗或逃跑一样。

第六部 让我们掉毛和产生排外心理的病原体

第十三章 虱子、蜱和它们的病原体如何弄得我们一身赤裸，还容易罹患皮肤癌？

世上的哺乳类动物几乎都有皮毛覆盖，为何人类会全身赤裸？原来都是虱子、蜱和它们的病原体所造成的！体外寄生虫带来的传染疾病，让人类就算付出烈日晒伤和罹患皮肤癌的代价，也要演化成今日毛发稀少的样子。

清除掉体内的虫子，其实会增加免疫系统的工作负担。改变互利共生关系中的伙伴，则给我们留下过多错误的食物，而宰杀掠食者之后，则徒留我们和大脑与神经系统中的鬼魂纠缠不休，这些魂魄让我们坐立难安，充满恐惧与焦虑。不过对我们影响最大的，其实是传染病的改变，其后果是给我们带来了蜱（或称壁虱）和头发的故事。

一直到十分晚近，我们的祖先依然全身覆盖着毛发（或者也可说是真正的毛皮，头发这个词纯粹只是让我们觉得稍微与众生不同而已）。在我们与它们之间，最明显的就是毛发。我们现在知道尼安德特人与现代人之间的中心环节。然而，在博物馆中的尼安德特人，全身覆盖着毛发，看起来不像"人"，比较接近"动物"而不是表亲。*从全身毛茸茸转变到平滑肌肤，还有我们看待自己在博物馆里毛茸茸的祖先的复杂心理，引出了一个问题：究竟是发生了什么事？何以我们会变得几乎没有体毛，而且，在这个过程中，许多文化（虽然不是全部）都逐渐认为体毛不具吸引力？有九成的美国女性会剃毛，因为她们想要变得更"美丽"。我们渴望肌肤光滑的程度不仅止于此而已。刮胡子、腿毛或腋毛是一回事，但世界各地都有人想要以热蜡将阴毛除得干干净净，可见我们对光滑的热爱有多么彻底。

现在看来我们没有体毛可能是很"正常"的。但就我们的历史渊源来看，并非如此。实际上我们并不知道尼安德特人是否长有体毛。他们可能已经没有了，这使得我们盯着他们的方式更启人疑窦。不过可以确定的是，我们一百万年前在非洲的祖先肯定有体毛，而且第一批哺乳动物和介于它们之间所有的物种都有。浓密的皮毛是哺乳动物成功的特征之一，这让它们在周围的低温下仍然保有温暖。一大早，爬虫类可能还可以耀武扬威地嘶吼咆哮着，但日落之后它们的体温也跟着降低。哺乳动物则不是如此，它们可以依靠自己的毛皮，再加上一颗较为复杂的心脏，保持恒温。毛皮是演化的一大突破，正是因为在寒冷的天候中能够保持体温，所以哺乳动物才能生活在比那时候（以及现在）的任何爬虫类（除了鸟类外）更为严苛的条件下。

无体毛这项特征已成为我们界定美的一项标准，这可从八卦杂志

---

* 确实如此，不过多数现代欧洲人和亚洲人的祖先都曾和尼安德特人交配；基本上所有的欧洲人和亚洲人都带有尼安德特人的基因。

《国家调查者》上的每篇关于"多毛男"的文章获得证实，但也广泛影响到我们的健康和生活质量。在阳光充足的地区，皮肤会合成黑色素（一种会使皮肤黝黑的化合物），抵御紫外线。在非洲，随着人类体毛的脱落，皮肤表层下的细胞演化出产生黑色素的能力。我们所有的祖先都会产生黑色素，但当中有些人搬离炎热气候区后，黑色素反而阻挡掉太多的阳光。皮肤需要一定量的阳光好让身体合成维生素 D，在阳光稀少的地方，黑皮肤的个体会罹患佝偻病，导致死亡。长时间下来，白皮肤基因取得优势，而且这在人类的演化史上不只发生一次，而是随着人类向北迁移分别出现过好几次。换句话说，要是我们的皮肤没有因为掉毛而暴露出来，人类就不会有肤色的差异。

所以，到底是为什么人类会失去覆盖在体表上的毛呢？就像许多现代的困境一样，这可能是与曾经和我们有交互作用的物种有关。要怪就怪那些体外寄生虫：虱、蜱与苍蝇。在人类起源的洞穴中，它们爬到我们头上，穿过头发，还会咬我们，有时它们通过血液传播疾病。

为何人类变得全身赤裸？

今天，在地球上约有四千五百多种哺乳类动物，几乎每一种都有皮毛覆盖，仅有极小的比例基本上是无毛的，即使是人体也不完全是光溜溜的。你我身上都还是覆盖有在发冷时会竖起来的细毛，但完全没有御寒的功能。海豚和鲸则全身光滑。它们毛发稀疏和游泳有关，无毛的海洋生物更符合动力学。但这并不是顺利游泳的唯一方法，全身毛茸茸的海豹和海狮也同样是游泳健将。在 20 世纪 60 年代，一些生物学家对于这些相较起来没有什么体毛的海洋动物提出一个解释，认为最早的人类是一种会游泳的类人猿。也许从猴子到人类之间的某段演化时期，我们是美人鱼。也许一开始人类生活在河边和海岸，在其他原始人把我们打得落花流水之际，找不到任何东西吃，只好寻找海鲜充饥。我们可能会吃贝类和海胆，然后渐渐发展出我们赤裸裸的未来。可以想象一下蓝色珊瑚礁里的场景。如果我们皮肤光滑，也许可以游得更快、更远，抢到最后一颗海胆，如此就能生存下来。

这个理论，虽然长久以来都很突出，但却没有受到广泛的支持。不过它确实突显出没有体毛是一个不寻常的情况。想想还有什么物种也是"裸体"的，你脑中会浮现海洋哺乳动物和裸鼹鼠。还有吗？有少数几个物种。犀牛、大象和河马的毛发也很少，但就像海豚和鲸一样有层厚厚的皮，足以与外界隔离。打从 1.2 亿年前，第一批哺乳动物演化出毛发后，几乎没有什么物种会再遗失这项特征。

那么，如果不是因为可以游得更好，为何我们会成为少数几种失去体毛的哺乳动物呢？也许我们在大莽原上靠两条腿跑步来追逐猎物（或逃离掠食者）时，少了体毛可以保持凉爽，也能进行水合作用？这个假设看似合理，问题是有证据显示少了体毛实际上可能使我们更容易脱水，而不是减少这种情况的发生。况且，其他移居到开放草原（或进入干燥树冠层）的灵长类动物也没有因此而失去体毛。而以奔跑追逐猎物的猎豹等掠食动物也依旧披着一身皮毛。也许无毛这项特征，就像孔雀的尾巴或是山魈的粉红色屁股，没有什么实际功用，只是矫饰而已，纯粹是因为可爱而被选择。可想而知，男性会倾向选择体毛较少的女性（反之亦然），因为没有体毛显示出他们具有良好的基因，这些基因如此美好，远远超过对于晒伤或是光着屁股坐在原木上的不适感的担心。这就是达尔文所想的。他自己的妻子拥有一张吹弹可破的光滑脸蛋，虽然有人可能会质疑，是否要相信一个娶了自己表姐的人对于择偶偏好的想法。但事实是，没有必要达到完全没有体毛。相反，在早期阶段（这里一点点，那里一小撮）似乎意味着长有癞疥，而不是健康状况良好的明证。

都是虱子和蜱的错

我自己最喜欢的理论，一个世纪以来，分别有三群的科学家不约而同提出来。他们每个人都认为我们的祖先之所以演化出没有体毛的原因是受到不寻常的蜱、虱子和苍蝇的纠缠，以及普遍的寄生虫问题。在 19 世纪初，这个想法首次由从事过各行各业的托马斯·贝尔特在他的著作《尼加拉瓜的博物学家》（*The Naturalist in Nicaragua*）中提出。贝尔特在热带地区待了很长一段时间，在那里他身上几处还长有体毛的地方一直被蜱、虱子和其他各种生物所侵略。他对自己反复被这些生物侵袭感到震惊不已，他写道："没有一个在热带丛林里生活和活动的人能够忍受……寄生物种造成的煎熬。"但是，他又要我们想象一下，若是全身都覆盖着毛发再加上蜱、螨和它们的亲戚，情况会变得有多糟糕。他推论道，一个世纪以来的生物学已经确认一项法则，栖息地越多，个体就越多。现在所指的栖地就是他身上的毛发，而且在那一刻，他希望越少越好。不适感，就算不是这理论的母亲，也称得上是个近亲。在 1999 年时，这套寄生虫理论再次被芬兰图尔库大学的生物学家马库斯·雷塔莱提出，他（跟我一样）大部分的时间都在研究蚂蚁。雷塔莱提出的想法几乎和贝尔特一样，只是更为周详和正式。在 2004 年，这个想法再度被马克·佩葛和他的同事提出，他们发现了贝尔特的旧作，但并不知道雷塔莱所写的文章。

我自己身上从来没有长过跳蚤或虱子，但我有一个关于阴虱的蠢故事。阴虱是一种虱子，就跟其他虱子一样，它们一生都寄生在其他动物的身体上。在其他地方，它们都活得不太好，事实上，它们的生存取决于是否能留在寄主身上。它们的身体比体虱或头虱大，约略是迷你版的印度象鼻神，长有很多手臂。不过跟象鼻神不同的是，它们微小而脆弱，一旦离开寄主，不要几分钟的时间就会干枯而死。阴虱会把卵产在寄主的毛发中，吸取寄主的养分。它们平常无处可去，一直要到两个寄主的亲密时刻，身体之间的距离缩短，让阴虱得以从一个寄主跳到另一个身上。人体上的阴虱和大猩猩的亲缘关系最为相近，意味着我们的祖先和大猩猩的祖先曾经"互动"过。要靠着寄主互相触摸来存活下去似乎不太可能，但事实证明指出，相互接触是我们的行为中最可预见的。靠着我们，阴虱已经传遍全世界。就跟头虱一样，它跟着第一批迁移到新世界的人一起过去了。在秘鲁的木乃伊身上都有发现头虱和阴虱，相当不雅的死法。

　　我第一次看到阴虱是在康涅狄格大学的昆虫标本馆中，旁边摆的另一个标本，据说是从丹尼斯·莱斯顿最近用过的马桶座上收集来的，莱斯顿是位著名的或可说是声名狼藉的蚂蚁生物学家，才刚去世没多久。莱斯顿最出名的是研究在树冠层中的蚂蚁如何帮助（或阻碍）果园的病虫害防治，这种功能也作为鉴定它们种类的一项特征。有些蚂蚁会吃掉成千上万的害虫，其他的则会养殖这些害虫，好取得甜蜜的树汁，而在这样的过程中，反而增加了害虫数量。不过，莱斯顿的其他研究也很知名，他在加纳长期研究蚂蚁在咖啡园中的作用，当地人甚至为他写了首流行歌曲，其中一句是："这个白人花公子实在不太酷"。正是因为缺乏这种酷酷的冷静头脑，莱斯顿最终才会被康涅狄格大学开除，不过有人怀疑这可能是虱子造成的问题。总之这篇故事的重点在于，莱斯顿为了要摆脱他自己"收集"到的阴虱，在此请允许我用一种委婉的说法，若要让虱子离开他的"虱子旅馆"的话，他必需要除毛。事实上，除毛是摆脱跳蚤、虱子或其他外来生物等体外寄生虫折磨的最有效的方式。在一项研究中，医生发现随着"比基尼式的热蜡除毛"的普遍，阴虱的感染比例下降，虽然淋病和衣原体的个案有上升的趋势。[1]

毛发是寄生虫的天堂

体外寄生虫（ectoparasites）（ecto 系指在我们的体表，相对于在肠道中的"体内寄生虫"）天生喜好居住在毛发之间、之上或之内。这就是为什么在儿童之间经常会爆发头虱传染，而且难以遏止。虱子的卵会附在毛发上，就跟它们的父母，真正的虱子一样。虱子的触手非常特别，会卷曲成它们所缠绕的头发的形状。它们抓器的大小刚好就是它们寄主的毛发宽度。头虱（稍后我们再谈体虱）的抓器比较窄，因为头发比较细。阴虱的抓器则宽一点，你会在身上其他一些地方发现阴虱，像是你的睫毛，其中一个原因就是睫毛比头发粗一点。

就寄生虫和毛发的密切关联来看，要说头发或毛皮的量和我们所饲养的体外寄生虫的数量之间有所关联似乎是合理的。不过这套解释为何我们赤身裸体的寄生虫理论，仍然需要一些佐证。尽管有许多人对我们毛茸茸的祖先感到不屑，但失去毛发也意味着失去它的诸多优点。少了体毛，人类更容易受到紫外线辐射的伤害，也让我们在没有着衣的情况下难以保暖。[2]同时使我们的体形看起来更小，一只裸鼹鼠看起来很小，但哈士奇就不会有这个问题，除非它碰巧剃完毛。

遗传上，仅需要一点点变化就可以让动物失去毛发，也许只要一个基因的一个变化。在一般情况下，要失去一项特征是容易的，这就是何以我们现在培养出许多包括猫狗甚至是鸡在内的无毛动物的原因之一。天择很少会产生无毛的哺乳动物（所有的鸟类也都长有羽毛），可见有体毛覆盖几乎总是有用的。居住在树冠层的哺乳动物有毛皮，几乎所有地底下的哺乳动物也有。就连多数会游泳的哺乳类也有。毛皮的好处甚多，在演化中，要失去皮毛，想必是因为有许多条件让拥有皮毛的个体付出高昂代价，可能是因为无毛的个体在生殖上能取得更大的成功，再不然就是毛茸茸的身体会增加死亡的风险。

在面对寄生虫理论时，我们必须要思考的第一个问题是，失去寄生虫的好处是否值得我们用长年在沙滩上晒伤、在雪地里发抖，还有在镜子前这么多的尴尬时刻来换取。这套寄生虫理论之所以能够成立，并不在于寄生虫对我们产生多大的威胁。被跳蚤咬会发痒，但在其他方面无伤大雅（在这方面跟我们体内的一些肠道寄生虫很类似），除非咬伤的情况很严重。它们咬我们，吸一点血，或吃一些死皮，然后就去过它们的生活。偶尔黑猩猩和大猩猩感染到太多寄生虫，长出疮来，我们的祖先大概也有这样的情况。这些疮的感染可能会导致死亡，但并不常见。真正会致死的是这些寄生虫传播的疾病。蜱传播斑疹热、脑炎、斑疹伤寒、基萨那森林热、艾利希体病、莱姆病、阿斯特拉罕热等，不胜枚举。虱子散播回归热和斑疹伤寒。跳蚤则会传播瘟疫。寄生虫所带有的疾病多到某种程度时，会让我们在失去体毛后反而可能延长寿命，或者至少足够活到交配之后的年纪。体毛甚至可能有利于某些不需要载体的传染病传播，细菌也可以住在头发（或羽毛）上，这就是我在前面的章节中提到詹姆斯·瑞尼尔斯要养出无菌鼠时，会先剃光母鼠身上的毛的原因。这也可能是以动物尸体为食的鸟类前后三次分别独立演化出"秃头"的原因，一次是在新世界的秃鹰，一次是旧世界秃鹰（它们实际上是鹳的后代），第三次则是出现在长相不讨喜的秃鹳的祖先身上。

寄生虫带来的疾病才是关键问题

在这样的前后脉络中，达尔文质疑的是，为什么在哺乳动物中，只有人类放弃了皮毛。当然，他会想若是皮毛会让我们容易感染寄生虫，得到它们的传染病，那其他哺乳动物应该也面临相同的问题。难道一只赤身裸体的熊，虽然可能看起来会很可笑，不会因此而少长一些跳蚤吗？然而，我们从没看过赤裸裸的熊，甚至连皮毛稀疏的都没有。关于这个赤裸谜题的解答，可能和早期人类社会的两项特点有关。

首先，即使早期人类通常被形容成过着"游牧"般的生活，但在一年的大部分时间里，他们实际上过着相对"定居"的群体生活。在这样的群体中，寄生虫可能会繁殖出相当大的族群。而且在一天结束后，我们会返回一个固定的地方睡觉。通常那个地方是一个洞穴。目前已知在那些早期的洞穴生活中，我们开始接触到蝙蝠身上的虫子，这种虫子是趁蝙蝠睡觉时吸血维生的。此时，蝙蝠寄生虫家族的其中一条血脉，跳到早期人类身上，成了我们所谓的臭虫，俗称床虱。要能够寄生在人体上，首先我们得是臭虫可预测出没地点的穴居人，至少要达到让它们在白天可以在我们原始的床上睡觉，然后每天晚上都能再次找到我们的程度。静态的生活意味着这些寄生虫不用从一个身体传到另一个身体，但仍然可以找到我们。臭虫可以在我们睡觉的地方等着我们，所以不需要演化出能够挂在我们身上的独特招数。今天我们也知道群居型的动物，特别是会返回固定地点睡觉的，比方说会返回群栖地的海鸟、穴居的蝙蝠等行群体生活的动物，都比独居的动物有更多的寄生虫。正是这种生活方式，导致我们身上出现跳蚤，并且得到它们夹带的病原，即使其他灵长类身上都没有跳蚤。也许关键在于我们的群居生活，特别是我们的高密度。

除了我们的倾向外，第二件让人类有别于其他动物，更受到体外寄生虫的青睐的地方在于我们发明出衣服。衣服的发明和体毛脱落的时期可能相去不远。一旦我们有能力改变我们的温度，以及更普遍地保护我们自身不受外在环境的伤害，毛发的好处可能就此消失，所以演化只剩下它造成的代价要处理。如果一个性状所带来的利益大于其造成的负担，会有保留的倾向。如果它仅会造成负担，它应该会消失。换句话说，一旦我们用其他动物身上的毛皮做出我们自己的衣服（还是可以洗的！），不论是在二十万年前，还是更古老的时候，对我们的祖先来说，跳蚤无碍的咬伤就只是一种拖累。

在这样的情境下，才能够适切地比较我们的身体和我们的寄生虫以及在失去毛发之前其他物种祖先的自体和寄生虫。这些祖先应该更容易得到跳蚤、虱子等寄生虫传播的疾病。但其实我们并不能做出这样的比较，至少目前还不能。今日和人类亲缘关系最近的物种是类人猿、黑猩猩和大猩猩，但它们都和我们的祖先很不同。不过，似乎可以从中看出一些端倪，类人猿的寄生虫问题，除了有和我们身上一样之外，往往还有其他更多种类的寄生虫，像是我们现在没有的毛螨。目前无法确知我们的直系祖先是否也有这些寄生虫和病原体的问题，不过看来似乎很有可能。

回到晚近一点的历史，一些奇闻异事似乎透露出一些信息。在1812 年 6 月拿破仑召集他的军队准备取道波兰，进攻俄罗斯。拿破仑满怀雄心壮志，但有时光靠野心是不够的。正如一般经常有人提出来的，在试图拿下俄罗斯的过程中，拿破仑的军队里有超过五十万士兵死亡（几乎就是六分之五的比例）。但一般通常没注意到的是，这些士兵的死因大多不是因为战争本身，而是来自疾病。他们死于由虱子传播的斑疹热或痢疾。早在法国军队遇到任何俄国人之前，就开始有士兵因此而死。拿破仑的百万大军只有四万人存活下来，出发时相当于是一个大城市的人口，回来时却只剩下一个小镇的数量。另一方面，俄罗斯军队却没有遭受这样的命运。这是为什么呢？他们之间的一个差异可能在于法国人会戴假发，这无异是提供虱子和它们所夹带的疾病一个更好的栖息地。俄国人则没有戴假发的习惯。相对而言，他们的体毛也较少，他们因此而得救。这也不是体外寄生虫扮演关键角色的唯一例子。据推测，第二次世界大战是有史以来士兵病死于体外寄生传染病的人数高于战亡人数的战争。

除了历史，还有其他地方可以找到社会、毛发、寄生虫和疾病之间交互影响的例子。就跟我们历史中的其他问题一样，也许能让我们学到最多的方式就是观察其他物种，这是生态学和演化学中的比较法。比方说可以回头看看像我们一样转型成庞大、相对静态的社会的蚂蚁、蜜蜂、黄蜂和白蚁，不过我们没有必要去到演化树上这么远的地方。和我们一起挤在哺乳类分支上的鼹鼠就可以了。非洲分布着许多种鼹鼠。它们一般吃植物的块茎，绝大多数的时间都生活在地底下。有些种类像蚂蚁一样，有鼠后和工鼠。有好几个物种都丧失了视力。不过当中只有一个物种是无毛的。这个物种像人类一样，生活在周遭生活条件恒定的环境里。一旦不用担心体温维持的问题，在群居生活中长有皮毛所付出的代价可能会超过它带来的好处，所以就跟我们一样，它们也失去了皮毛。鼹鼠和人类之间的差别在于目前还存活着其他长有毛的鼹鼠，因此我们可以比较寄生虫在它们身上造成的负担和裸鼠之间的差别。就目前所知，裸鼹鼠是没有体外寄生虫的。相比之下，其他目前所采样到的鼹鼠身上都长满体外寄生虫。这可能就是我们祖先过去的面貌，就像毛茸茸的鼹鼠一样，每个都被咬得发痒，有些就因为咬伤而丧命。

全身赤裸必须付出的代价

也许我们是因为虱子、螨虫和苍蝇而全身赤裸（在这个故事中，跳蚤可能起不了太大的作用，因为跳蚤是在相对晚近的时期才传到新世界，而鼠疫也是一种相对较新的疾病）。也许，只是也许，这和裸鼹鼠全身赤裸的原因一样。就跟我们身体的许多特征及其起源一样，没有人可以完全肯定其理由。其他的解释也是可能的。不论答案为何，似乎从其他也变成无毛的哺乳类身上得到的答案会比从化石记录中我们晚近的直系血亲来得多。要是无毛不是我们最基本的特征，所有关于无毛的讨论都会显得有点傻。一旦我们赤身裸体，许多的生物特性也不得不一起改变。我们演化出特殊的皮脂腺来应付大面积裸露在外的皮肤，因为在烈日下需要能够以某种方式来冷却皮肤。我们开始将裸露视为一种快感的刺激（在某些巴布亚新几内亚的部落里，男性仅佩戴一个葫芦，但若是连葫芦都没带，还是会引起不小的骚动）。展现我们裸体的行为成了全球一千亿美元色情产业的基础。后来，我们的肤色变暗，以保护我们的血肉，不过在某些人种身上，肤色又再度转白。这样苍白的肤色，正是造成每年数千人因皮肤癌而死亡的主因，而另一个极端的结果，则是肤色转黑的黑色素所造成的上千例的佝偻病。我们的赤裸，决定我们是谁以及我们对待彼此的行为。我们的赤裸成了一切的中心，其所影响的程度牵连到虱、蜱、蝇与其余的生物。也包含那些在它们肠道和口中的病原体，这些病原体虽然很小，其影响力却很大，足以让我们掉毛，甚至曾经造成死亡。

　　与此同时，我们耗费数百万美元来确保我们头顶上尚存的一些皮毛，并花上更多的钱来移去臀部的。我们是赤裸的人猿，但是经过高度维护，这可能是因为我们的病原体以及它们所引起的疾病造成的。要是其他"有毛"的原始人还在，他们看待我们的眼光，可能就跟我们看裸鼹鼠或秃鹰差不多，会觉得有一点点的恶心。我们的疾病塑造了我们。很久很久以前，它们塑造出我们的免疫系统。晚近以来，它们可能使得我们丧失毛发。而这不过就是我们演化出回应瘟疫的明显方法。

对抗疾病的基因演化

　　不论寄生虫和疾病对我们脱毛的早期影响为何，都还不是这个故事的结尾。随着农业兴起以及牛和玉米的出现，情况变得更糟。新的疾病也随之出现，并开始积累。大约是在人类培育出第一批农作物时，学名为恶性疟原虫的人类疟疾也跟着演化出来。[3] 一出现，它们就迅速蔓延开来。农田中潮湿的地方和那些暂时的庇护所孕育出的蚊子，将疟原虫带往一个接一个的农田，风雨无阻。一旦进入人体，疟原虫就会进驻到红血球内。最初染上疟疾的人有许多，甚至大多数都因此死亡。但还是有些幸存下来，这些人往往是身上带有抵抗疟疾的基因。其中有一个基因经常出现在基础生物学的课文中，这个基因可以抵抗疟疾，但却会导致镰状细胞贫血症。当孩子仅从其母方或父方接收到这基因的一个副本，就能对疟疾免疫，而且能够活到足以养活自己孩子的几率也大增。但若同时得到来自父母双方的基因，就会得致命的镰状细胞贫血症。目前疟疾在世界上的许多地方都还是很普遍，特别是热带非洲与亚洲，因此这些基因仍然受到青睐，尽管会带来不好的后果。令人惊讶的是，这并不是唯一帮助我们减缓疟疾致命狂潮的基因，甚至并不是最常见的一种。

抵抗疟疾最常见的基因型和镰状细胞贫血一点关系都没有。它的名字叫作 G6PD（"葡萄糖-6-磷酸脱氢酶"的英文缩写），会产生能够饿死疟原虫的含氧血球。这些对付原生生物的强悍基因、疟疾的克星，正是演化的力量和人类适应性的证据。在马里兰大学，发现成人用以消化牛奶的基因之重复起源的遗传学家莎拉·蒂什科夫近年来在研究 G6PD 基因的传播。在非洲、中东和地中海地区有超过四亿人带有这种基因的好几个变化型。它似乎在父母传给子代的过程中蔓延得很快。不过，这些基因就跟那个和镰状细胞贫血症有关的基因一样，是要付出代价的。带有抗疟疾基因的个体吃蚕豆后会引发贫血。在疟疾横行的地方，只要不吃蚕豆就能够逃过一劫，实在称不上是个悲剧。目前，疟疾每年仍然夺去数百万人的性命，因此，这些基因在世界许多地方可能仍然受到天择的青睐，吃蚕豆或不吃，这实在不是个问题。今日，疟疾是热带地区的疾病，但带有抗疟疾基因的个体则早已遍布全世界，他们的基因也有超出其抵抗疟疾的效用，而蔓延开来。因此，有上百万的人民仍然不能吃蚕豆，即使他们不大可能罹患疟疾。这些人（你可能也是其中之一）的基因，在现代的情境中不再有用。巧的是，他们也往往居住在那些饮食中富含蚕豆的地方。宗教人士有时会觉得上帝真的是有幽默感。蚕豆症似乎是天择作用的一个迹象，它在暗中作用，而且一视同仁。无论是蠕虫、农作物或疾病，我们深究得越多，就会发现我们的历史与过去的生活方式正联合起来对付现在的我们。[4]

我们的赤裸、镰状细胞贫血与蚕豆症，都可能是因为疾病而导致的。但是当我们从生活中根除一些最严重的传染病，又会造成怎样的后果呢？我们清光肠道中的虫子，铲除草原上的掠食者，但是当我们扑灭所有的传染病，无论是通过疾病控制或仅是单纯地迁移。又会得到怎样的结果呢？我们会认为这答案很简单，就是我们变得更健康、活得更长，其他的一切都不变。不幸的是，自然很少是这么简单。

第十四章　病原体何以让我们浑身赤裸又变得排外、崇尚集体主义和产生厌恶感？

为了在传染病肆虐的环境下存活，我们不仅演化出可以抵抗疾病的基因，还发展出"行为免疫"的系统——人类约定俗成的某些文化行为和习俗，为了降低人类致病的几率。部落的集体主义和排外心理，都是恐惧疾病的产物。而我们对于某些个体的特征会不自觉产生厌恶感，也正是因为这些特征，如肥胖、残疾等，会让我们下意识地联想到疾病。

当兰蒂·桑希尔从他位于新墨西哥州阿尔伯克基群山环绕的家乡俯瞰时，觉得眼前的世界好像都受到其他人的忽略。我们往往觉得好像可以控制自己的一举一动，但从桑希尔的角度来看，这想法不太明确。我们的生活比较像是一艘艘掌舵宽松的船，随波逐流，受到古老的波涛所摇摆。

身为一个科学家，桑希尔研究一种特别的生物，想要在其中寻找和其他生物体共有的一般特性。桑希尔长年研究蝎蛉，它们被如此命名是因为其雄性生殖器官超大，状似蝎子的螫，他也研究水虿等其他昆虫。不过早在研究的一开始，他就在昆虫原始的欲望中看到和他人类同胞类似的渴望与决定。他认为我们最下流的举动和最大的乐趣都是来自我们的演化过程。在桑希尔眼中，理性是让我们不致淹没在生物本能中的特性，但我们在理性的使用上不尽完善，就像是在一处波涛汹涌又深不可知的海面上航行一样。

1983 年，桑希尔因为他那本和约翰·阿尔科克合写的《昆虫交配系统的演化》（*The Evolution of Insect Mating Systems*）而出名，这本书现在已成为昆虫学界的经典。此书原本是探讨地球上最为多数的小型生命的性生活的论文，当中是昆虫和它们许多交配的方式的科学观测，不论是在沙地里、半空中、原木内还是水底下。[1] 但是到了 2000 年，桑希尔却弄得自己一身腥，因为在这一年，他又出版了一本书，他以和阿尔科克一起发展出的昆虫强破性行为（这对你床单下做可怕事情的臭虫等物种来说非常普遍）使用的模型，来解释在人类世界中的强暴问题。[2]迎接这本书的是种种阴谋与愤怒。这样的愤怒可能使得桑希尔羞于继续研究人类内心世界的冲动。但相反，这位学术界的牛仔，集结了他身边的生物学家，从人类演化角度来研究从昆虫到人类的行为。在这个智囊团中出现许多狂野的想法和让人眼睛为之一亮的科学家。其中最近才崭露头角的一位是克里·芬奇。芬奇其实并不想成为桑希尔智囊团中最激进的思想家，但事情就这样发生了。

一切都是为了防传染病

芬奇在 1999 年开始在新墨西哥大学当研究生。他计划研究响尾蛇的求偶行为。响尾蛇的性生活精致而迷人。芬奇想要知道更多的细节。但结果事与愿违，也许是因为响尾蛇研究本身就有一定的难度，不过有部分原因是那时候芬奇的心思开始转向其他题目。在科学研究中很容易就会分心，走上数以百万计尚未有人开发的道路上，稍不留意就走上岔路。让芬奇分心的是疾病。凡是他之前研究过的生物，疾病似乎无所不在。他思忖着物种要如何逃脱疾病。他对疾病的研读越多，就对于任何能永葆健康的动物感到惊讶。但他仍然得找一个容易研究的动物来作他的论文，于是他选择了水黾，接续桑希尔好几年前所做的研究。他的研究成果足以让他成功取得硕士学位。然而，他还是不停地研读疾病的相关文献。在这个过程中，他明白大多数的动物，不论是响尾蛇、水黾还是猴子，都有一套免疫系统，就跟人类一样。但它们也有一套后来被称为"行为免疫系统"的一组反应，能在一开始就将生病的可能性降低。[3] 芬奇想要知道人类是否也有这种避免疾病的行为，这种可能是在潜意识中，或深埋在不同文化中的规范，因此目前还没有被发现具有任何功用。芬奇很快开始进行他的博士研究。这一次，他更大胆地放手去做。他跳过了蛇和水黾，想要建构出整个疾病的故事，涵盖历史、行为、文化和人类。桑希尔已经研究过昆虫的性生活，也以此探讨人类的性生活。芬奇看过在池塘表面的水黾，看到人类逃离病原体和演化的悠久历史，这一切都只是为了活命而已。

芬奇知道随着人类永久或半永久地在村庄中定居下来，传染病的病原体会变得更加多元和普遍。当我们不再移动，疾病就开始赶上我们。每隔一段时间就会出现一种新的疾病。到了两百年前，尽管人类已经赤身裸体，而且相对没有跳蚤和虱子，人类共同养活的病原体高达数百种，类型之多，超过整个北美洲掠食动物种类的总数。这个过程还在继续。即使到现在，每年还是有病原体从它们的主要宿主跳到我们身上。当中有许多病原体是通过人传人的方式散播，从一个身体到另一个。人口越密集，散播就越容易。不过，既然我们可以存活这么久，意味着我们有许多应对之道，也许其中有一些就是通过行为来达成的。任何拥有新颖且有效方法来处理新出现的可怕病原体的个人或社会都会存活得更好。

人类还可以采取回避策略，只要移动到其他地方就好，若是移动到新地方的速度够快，许多疾病都赶不上人的脚步。穿过白令海峡的美洲原住民，因而摆脱掉许多严重的人类疾病（那些在 1492 年由哥伦布和他的船员所带来的疾病）。但不见得一定非要迅速移动不可。我自己做的一项研究显示出，在一个地方不同疾病的数量以及它们的普及度（此疾病的病例数）和当地气候有强烈的密切关系。寒冷和干燥的地方疾病较少。有数百种疾病，好比说疟疾，需要一种特别的蚊子，将病原从一个身体传到另一个。要远离疟疾，人唯一要做的就是离开这些疟蚊，可以向两极移动或往高海拔爬行。

不过还有另一种选择，那就是改变我们对待彼此的行为。若是社交和静态生活，使我们更容易感染疾病，改变我们社交的方式可能会产生另一种效果。我们可以清理彼此身上的致病寄生虫。这么做不是很浪漫，但身上长出虱子或跳蚤可就不浪漫了。理毛是一个古老而又强大的疾病管制方法。举凡老鼠、鸽子、牛、羚羊与猴子都会理毛。若是想办法不让鸽子理毛，它们身上会长满虱子。设法让乳牛无法清理身体时，其身上的蜱会高出一般牛的四倍多，而虱子更是高达六倍。羚羊长有一颗特化的牙齿，被称为"牙梳"，除了帮助清理体外寄生虫，似乎没有其他功用（这里我们似乎又看到一项证据，当体外寄生虫造成很大的负担时，足以让动物的身体演化出因应措施）。[4] 许多动物都会清理自身，甚至彼此理毛，即便这要付出高昂的时间成本。大鼠的一生有高达 30% 的时间都在理毛，跟用来觅食或交配的时间相去不远。吼猴会将它们四分之一的热量消耗在打苍蝇上。显然，整理仪容这种行为不仅有助于减少寄生虫（和可能的病原体）所造成的负担，而且可能会随着物种的不同而展现出差异，甚至会随地点改变。

文化风俗中的行为免疫

芬奇也想到其他可能会影响到我们染病几率的行为，那些内建在大脑或深植于文化中的行为。当然，我们也打苍蝇、抓虱子和迁移，但迁移并非易事，而且对许多病原体来说，一旦它们完成最困难的任务，即抵达我们的身体，这时才理毛已经太迟。事实上人也不可能靠理毛来摆脱疟疾，或是其他许多不用通过载体来传播的传染病。芬奇想要知道的是，是否一开始就存在某些行为和文化习俗，即所谓的"行为免疫力"，减少我们生病的几率。昆虫社会有时会组织成小型的群体，以减少疾病传播。有些蚂蚁仅指派少数个体担任处理尸体的工作，以减少与尸体的接触。目前发现至少有两种蚂蚁的工蚁会在生病后离开蚁巢，独自死亡，这样它们就不致构成传染疾病给它们姐妹的风险。芬奇想知道人类是否也展现出这类行为，即便只是潜意识的，换句话说，我们是否也像蚂蚁一样聪明。他还想知道，人类这类行为的展现是否取决于他们接触到疾病的频率。

2004 年他得到一个重大的提示。在英属哥伦比亚大学马克·夏勒（Mark Schaller）心理学实验室的研究生贾森·福克纳，提出一个何以人类会产生排外心理的理论，他认为人类族群之所以演化出对他人的恐惧感，是因为要控制疾病的传播。福克纳推测在疾病很普遍的时代，排外心理可能可以防止疾病从一个部落传到另一个部落。也许就是因为这个原因，在不同的历史和文化中，"他者"往往被描述得很可怕，而且还很具体地以肮脏和疾病缠身来形容。几乎永远都是别人身上有跳蚤、虱子甚至是老鼠。在福克纳看来，我们对他人的厌恶，似乎是演化的普遍特质，在疾病普遍的地方，排外的个体可能更具优势，虽然这会导致社会问题，但可能因此保住性命。他怀疑排外心理可能会产生一种特定且有用的厌恶感，这情绪本身除了让我们远离疾病外，没有其他已知的价值。

为何部落崇尚集体主义？

在看到福克纳的研究后，芬奇开始重整他的疯狂想法。这次他不再专注在水中的虫子，而试图厘清人类的故事。他可能被自己的野心冲昏了头，不过还没有离谱到桑希尔会出面劝阻他的地步。芬奇广泛地阅读人类学和社会学的研究文献，当然也少不了昆虫学。他锁定在似乎会因地点而不同的人类文化和行为的基本属性，特别是我们的个人主义意识。人类学家早就注意到不同文化间存在很大的差异，有完全依据其自身好恶的牛仔行事风格，也有以整个家族为中心的行为模式。个人主义文化和集体主义文化之间的差异是全人类之间最大的差别之一，甚至比一般生活形式、婚姻习俗乃至禁忌之间的不同还来得大。在许多亚马孙的部落中，个人的家庭或家族几乎和一个人的自我一样重要。这样的文化，一般称为"集体主义"，在部落或家族内不分彼此，主要的区别在于群体之间。偏离团体的常规会引人侧目。个人的创造力和个性被视为不重要，甚至是不好的。芬奇和他那票崇尚西方个人主义的伙伴，推想集体主义可能是因应疾病的普遍而出现的，在那些地方，一举一动皆依循团体的"传统"方式，可能会有助于减少疾病的发生，而没有受到时间考验的个别行为，则可能会产生相反的效果。也许个人主义及其所带来的一切，从西方英雄到流氓生物学家甚至是民主制度，只有在社会从疾病的压力中解放出来后，才有可能维持下去。

与此同时，在英属哥伦比亚大学，福克纳的指导教授马克·夏勒和另一名学生达米安·穆雷正在研究是否排外心理以及其他如外向和性开放的行为，也是受到疾病的影响。就跟排外心理一样，内向的性格和保守的性行为似乎都是在社交传播疾病盛行时的好点子。最后，芬奇、桑希尔、夏勒和穆雷一起建构出一个理论，推测所有造成文化和个体差异的主要元素几乎都与疾病有关。我们之所以是我们现在这个样子，是因为疾病使然。这群人开始相信这套说法，虽然他们出生在大多数疾病的盛行率已经降低的环境里，而且几乎都是个人主义者。

排外是恐惧疾病的心理？

有些疾病和行为之间的关联是毋庸置疑的。生活在热带地区农村里的居民，虱子仍然是他们生活的一部分，因此会相互清理，但是在新泽西州或克利夫兰的家庭很少会这么做。这样的差异来自各地体外寄生虫数量的差异。若是头发中根本就没有寄生虫，当然不会有人帮忙抓虱子，但其他行为呢？其他界定我们自身的重要行为又要怎么解释呢？难道它们也是取决于我们出生时的疾病盛行率？在这个问题上，禽流感提供了一个可能性。2009 年，H1N1 病毒引发的禽流感成了一个潜在的威胁。任何会收看电视的人，哪怕只是偶尔看一下，也知道要"提高警觉"。所以，他们怎么做呢？在墨西哥，大家在碰面问候时不再接吻，甚至拒绝握手。世界各地，都有航班被取消，特别是那些从疫区出发的航班。换句话说，所有人开始切断和陌生人的身体接触。甚至可以说，他们变得排外，像蚂蚁一样自成一群。他们开始呼吁来自其他国家的航班停飞。当然，他们并没有停止拥抱或亲吻他们自己的孩子、丈夫或妻子。他们纯粹只是要回避其他人。他们第一个想到的是他们的群体，他们最亲密的部落。

我们对 H1N1 的反应就是芬奇和他的同伴推测，当疾病盛行时，在世界各地一次又一次发生的情况。当然，生物学家会提出许多理论，并不是所有的都正确，或是可以进行验证。但芬奇的理论有趣的地方是，在"那时"它是可验证的。如果他的想法是对的，那么处于病原体较为普遍的地区的人，应该会比较排外。他们应该会倾向保护自己人，而比较少邀请他们的邻居。虽然在文化中，还有许多其他事情会影响到个人的个性，但这一点倒是不难想象。人类学家可以列出一长串历史上可能很重要的各地奇风异俗，比方说，隔离的习惯可能就有利于排外心理（若是难以预测从远方而来的人，他们自然就形成一大风险）。资源稀少可能也会让人对邻居产生一点敌意。在资源短缺的情况下，若是发现病原体的盛行和现代人的行为间有任何关系，倒是让人称奇。

芬奇和他的研究伙伴想要看看历史上疾病最为盛行的地区是否也是集体主义、排外心理和性格内向这些特质最为明显的地方，以此来验证他们的理论。过去进行过许多跨文化的调查，主要目的就是在了解行为和人格的核心属性。其中一项最大的调查是针对 IBM 在世界各国的十万余员工进行访谈。访谈的问题主要是区分牛仔型人格和集体主义者之间的分野。芬奇以这套访谈数据库再加上其他数据，比较出世界各地人类的个性化分数。[5] 结果发现在致命疾病较为普遍的地区，居民一致以他们的部落为重，比较少看重自己的个人命运和决定，也比较排外。此外，夏勒还发现，疾病越盛行的地方，个体在文化和性行为上越不开放，也比较不外向。[6]芬奇和夏勒以及其他人所观察到的现象，是一种相关性。我们不能仅仅因为两件事情，如疾病盛行率和个性，随着不同地点展现出同样的变异模式，就判定这其中有因果关系。但最起码，这些科学家观察到的模式并没有推翻他们自己的论点。

根据这个结果，芬奇、夏勒、桑希尔、穆雷、福克纳以及和他们一起工作的科学家开始相信他们发现了人类行为和文化的一般性规则。他们从远处看着我们，并声称他们了解了，看清了我们的本质。他们的理论或许是对的。但没有人敢这么快就下一个明确的结论。他们所发现的是一个有趣的模式，是病原体、人类行为与文化之间的一层统计关系。更为棘手的问题是，究竟疾病会如何影响我们的行为，要探究它一直都很困难，或者说至少到最近为止一直是如此。

夏勒坐在他办公室的椅子上思考疾病这个议题时，他最想知道的是疾病如何影响行为与文化。夏勒是知名哺乳类生物学家乔治·夏勒的儿子。就跟他多年来追逐稀有动物的父亲一样，他也喜欢追寻探究，只不过他追寻的是一个个的想法而不是雪地里的黑豹。他在想，我们的潜意识是否真能以某种方式来衡量我们所暴露的环境的致病程度？夏勒在想，是否我们都有一种与生俱来的能力，可以辨识生病的个体，因此做出不同的反应。这种能力可能在某些地方的人会比在其他地方的人更能精细地调整，或者是只有在必要的时候才会被活化。在因应这种风险时，大脑是否能够在不用费心去提醒我们的意识的情况下，自行辨识和分类目前周遭环境的疾病严重程度？表面上这似乎过于异想天开。但夏勒和他的研究伙伴还是决定要做一个实验来测试这个想法。这个实验的结果很可能会改变我们对自己的身体、对自我乃至我们对世界的关系的想法。

"厌恶感"来自行为免疫

夏勒在他的实验室里架起一个计算机屏幕，在上面播放一些如家具等不会造成压力的影像，然后再放一系列和枪支暴力或疾病相关的图像，比方说一个女人咳嗽的画面，或是一名天花患者。看到一系列病人影像的人，其身体是否会潜意识地对所看到的疾病产生反应？人在紧张的情况下会产生皮质醇和去甲肾上腺素这类荷尔蒙，进而影响到免疫功能，这之间存在着直接的联结。但一张病人的照片可能会影响到我们的免疫系统吗？实在很难想象，我们的潜意识会对疾病产生像夏勒所设想的那样复杂的反应。

他们将受试者带到实验室，抽取他们的血，然后让他们看一组中性和一组有压力的幻灯片。看完之后，再抽一次血。然后将每一个血液样本放在试管中，暴露在含有许多致病菌和脂多醣（lipopolysac-charide）的化合物环境中。夏勒和他的研究伙伴推测，看过病人照片的受试者的血球细胞可能会产生更多的细胞生长激素（cytokines）来攻击细菌。但事实是，结果完全出乎他们的意料。他们发现看过病人影像的受试者的血液产生的细菌攻击因子（IL-6）比看影像之前高出23.6%。那么看暴力影像的这组又是如何呢？也许 IL-6 浓度提高只是因应压力而产生反应？但事实并非如此。没有看病人影像，仅看暴力影像的这一组，其血液成分的浓度并没有改变。观看疾病的迹象会触发受试者的免疫系统，以便应付大肠杆菌这类病原体。光是因为看到这样的图像，就足以引发这样的反应。而这一切都是潜意识地发生，令人难以置信的快速和简单。若是你走出房间，看到有人咳嗽，这很可能也会发生在你身上。[7]

夏勒和芬奇继续推论，他们认为除了免疫系统（或许还包括我们赤裸的身体），我们也通过一套行为免疫系统来对抗疾病。这套系统有部分涉及情绪和厌恶感，会上达我们的意识，似乎也直接影响到我们的身体、行为和文化。似乎有可能因为这套系统，在疾病普遍的地方，我们会更自然地展现出降低染病风险的行为。这可能包括排外心理和其他属性。另外，我们的行为也受到文化所调控，好比说是集体主义和其他的社会特性，这些则是以禁忌和规范的形式存在于日常生活中。规范的形成可能会受到个人先天的生物特性所影响，但它们也有自己的步调。即便一个区域的疾病盛行率已经降低，文化改变的速度可能很缓慢。之前芬奇、桑希尔、夏勒和其他人发现疾病的盛行率和个人主义之间的相关性就是一个典型的例子。我们的行为和文化似乎和当前的疾病盛行率关联不大，但与几百年前的疾病盛行率倒是有很大的关系。积习难改，在这里我们再次发现自己难以摆脱过去的纠缠。

这一切和今日的你，不管身处何方的你，又有什么相干呢？这个发现意味着，你对待朋友和陌生人的行为不只是受到你以为的自己意识的影响，还有一些更为深层的东西在作祟。这种影响可能会以种种形式展现在我们的性格和社交行为的诸多层面上，就算这里面仅有厌恶感在作用，也是其来有自的。我们之所以演化出厌恶感是为了要让疾病相关的刺激触发我们保持距离的倾向，同时也触发免疫系统，让它"就定位"，问题是引发厌恶感的刺激，并不完美。我们的头脑在判断疾病的征兆时似乎演化出一种宁可错认病人并回避他们，也不要因为误判，而没有回避到病人的策略。

肥胖、年老及残疾——被误判的疾病特征

对我们这些居住在生活条件良好，传染病罕见或是因为生活环境和公共卫生改善而让环境中的疾病减少的人来说，会因为误判疾病相关线索产生反应，而付出许多潜在的成本（况且在多数疾病已消失的情况下，偶尔疏于防范一个疾病，所付出的代价也比以前低）。最明显的成本是我们抵御疾病相关的免疫系统和行为可能会变得过于活跃。这里特别要注意一点，夏勒在研究个人对疾病刺激反应时，给受试者看的病人照片，和那些我们每天在电视上看到的并不一样。我们的身体除了对真的病人有反应之外，是否也会对电视上的病人有反应呢？没有人知道。

身体对疾病迹象的误判而让我们付出的另一个代价，可能更大，那就是身体会潜意识地带领我们避开某些社群。对此，夏勒早已展开论述（零星地提供证据来证明）许多老化与非传染性疾病（如病态肥胖）和残疾等属性，也会触发我们的厌恶反应。若真是如此，那就是我们的潜意识大脑意外地将老化、肥胖或残疾的迹象误判成是传染病的迹象。夏勒发现当个体会将疾病看作是一种威胁时，其行为很可能被解读为年龄歧视者的表现。[8] 类似的结果也出现在我们对肥胖的看法上，当我们担心会因此而染病时，歧视的情况会变得更糟糕。若真是如此，而且是普遍存在于人类社会，那这些反应就会对我们如何应对社会中的老化、残疾和慢性病产生广泛的影响。在许多现代社会中，老人、残疾人士和慢性病患者会被边缘化已是毋庸置疑的事实。这种边缘化是我们厌恶感的错置，厌恶感原本是演化来保护我们免于生病的，它的疑心很重，但也不无道理。无论如何，这套行为免疫系统的复杂性，虽然我们还没有充分认识，但目前看来它似乎在我们为自己所打造的世界里仅发挥部分功能。它左右我们的潜意识，甚至在我们能够判断是非对错之前，就先

影响我们的行动和免疫系统。

　　与此同时，芬奇和桑希尔不能自已地继续他们更为疯狂的思考。他们怀疑在疾病盛行率高的地区，当地的严重排外心理和集体主义文化导致了各文化和种族之间积累的差异。他们还推测疾病、排外心理和集体主义也是造成民主制度无法实现或难以维持的原因，甚至也因此更容易爆发战争。到目前为止，陆续找到一些证据来支持这些理论，但都只是在初期的臆测阶段，还需要更多的时间来进行深入探讨。这里的每一项发现与研究似乎都可以有另一种解释，但这些理论之所以发人深思，是因为若它是对的，其影响所及，几乎是整部人类的历史。若你对此感兴趣，桑希尔仍然在收学生，不过若是你有意申请当他的研究生，最好当个个人主义者。

第七部　人性的未来

第十五章　意外的革命

　　这是一条没有回头路的自然改造之途，人类已经不可能重回蛮荒生活。然而我们却可以改变现有的生活形态：不再滥砍森林、不再滥用抗生素、不再干扰生态平衡地活下去。打造适度的野生环境，将能让我们再度与野生生物和平共处，重返美好的自然。

　　若是我们浑身毛茸茸的祖先前来参访我们的城市和郊区生活，想必会搞不清楚手扶梯的用途，也会对动植物的去处感到疑惑，而想问：你们把鸟怎么了？当然，答案是大多数的它们都已离我们远去，不再出现在我们的日常生活中。我们的粮食是运送而来的，还经过机器制造和设计包装，最后以纸袋包裹。食物上面标记的是内容物的成分，而不是它的起源或历史。牛乳不再是用手挤出，而是改由机械化设备来收集。人类享用的鸡都是生长在室内环境中。我们的共生物种，那些我们赖以维生的动植物，如今都转变成材料，成为我们的消费品。就这方面来看，我们现在所居住的城市和过往的每一个城市都不同，我们的生活也是如此，我们几乎和过去日常生活所依赖的物种完全分开。

在实际层面上，我们要怎么做才能在伦敦、曼哈顿、东京与中国香港等大都会区恢复良好的自然元素，或者仅是在一般城市，如北卡罗莱纳州的首府罗利、纽约州的雪城或是新墨西哥州的阿尔布开克做同样的事？要回答这个问题，首先要体认到城市结构的重要性，包括其建筑物、废弃污物、道路和管线的复杂框架。我们打造出的环境会影响我们之间的互动，其影响力就跟在这种环境中任何一个人的决定一样大。住在玻利维亚时，我开始思考生活周围的基础设施，只要有足够的理性、愿景和力量，未来仍然充满可能，只要我们愿意多退一步，就能造就巨大改变。这正是发生在亚马孙北部瑞博拉塔广场中央一家餐厅里的故事。这家餐厅是一个名叫汤姆的人开的，餐厅兀自坐落在一处前不着村后不着店的角落，但和其他地方比起来，这角落已相对是有钱人聚集的场所了。室外摆了一排桌子，没有遮阳伞。在这些桌子上吃肉喝汤的客人，是全城最富有的一群。这里的每一道菜都要不了几美元，然而即使在这样的小事上，也可见到这世界相互的隔阂。在这个城市里，也许只有千分之一的人可以负担得起汤姆餐厅里的午餐，能够成为那里常客的人就更少了，所以坐在这广场的餐桌上，坐在摩托车回转至小路的圆环附近，无异就是在宣告自己的财富。

有天早上，我坐在汤姆餐厅的餐桌上，遇到一位女子，她跟我讲了一个故事，是关于这城市的未来。她说她的父亲是一位住在高地区的都市规划师。玻利维亚分成高地和低地两区，而且上千年来两区的文化都是分别发展，自成一格。她的父亲是一位高地人，而他受的教育让他成为许多宴客餐桌上的座上嘉宾。他是这个国家最重要的城市规划者之一，他曾负责一个新城市的规划案，一座充满"愿景"的城市。在玻利维亚，愿景有其历史意义。印加帝国的盛世就是在玻利维亚及其邻国秘鲁之间的这片烂泥中建立起来的。西班牙人从来没有找到传说中的黄金城，但要是他们能够放宽视野，除了找寻黄金之外，也看看这里杰出的建筑和城市规划，他们就会明白印加帝国确实符合黄金城的条件。而玻利维亚人相信只要有愿景，就可以再现过去的宏伟。

这名男子这辈子最主要的任务就是设计一座可以造福印加人后裔的城市。他为这个城市画上街道和建筑物，加入公园、游泳池和公寓。他还放了别墅，并且为每一栋房子的花园画出他想象中的花朵来装点，房子的墙上长了绣球花，山丘上盛开着玫瑰。他也在城里加上行政大楼和广场。他一画再画，每星期清洁工都得清理掉一大堆的草图。他的这座城市每个月，每一年，甚至每十年，都固执地脱胎换骨一次，直到他的办公桌上终于出现令人惊艳的最终城市草案。

在制作这份最后草案的过程中，这位身兼父亲和城市规划者的男人，想象自己和妻子一起搬到城市里的一栋房子。他在城市的一角，加上一个餐厅，猜想他的女儿将在这里遇到一个男人，并且坠入爱河。这不仅止于他的想象而已，随着他做的每项决定，他可以确实地掌控一切：把街道弄得窄一点，他会害一个单车骑士掉到水沟里；拓宽一些，他就能够让骑士顺利一路骑去上班。他可以移动长椅的位置，改变老人家闲聊的地方。他可以加上几座雕像，调整雕像的姿势，从而影响到雕像肩膀上休息的鸽子的排列方式。他可以想象鹦鹉飞到果树上，而水果掉到学童捡得到的地方。他发现他的这座城市，就好比是一个乐团，他希望让所有的乐器都演奏得恰到好处，让生活的乐章不仅好听，而且完美。

他有的是时间来决定和重新选择，因此他所规划的这座城市展现出人类普遍的希望和偏好。人类的习惯和文化会改变，道德也是，但是热情、社会以及和其他生命共存的需要依旧。他的城市是建来取悦居民，让他们活得更幸福、更健康。人类需要狗、树林花卉，也需要有地方见面交谈，这样的需求会不断持续下去，一代接一代。在这些想象出来的生活的表面之下，他又用铅笔勾勒出其他必要的层面，如水管和废弃物管道，以及其余持久性的基础设施。有些人就是有耐心，愿意种橡树来等待树荫。这个男人也是如此，他为下个世纪埋下种子，然后等着看它发芽茁壮。

我坐在汤姆的餐厅里，深受这个故事所吸引，思考着一个人的梦想可以有多大，能够产生怎样的意义。但故事也带给我另一个问题，我从未听闻过任何一个像这个故事中所描述的城市，玻利维亚没有，世界上的其他地方也没有。但这个女儿兴高采烈地讲着，仿佛这座城市已经盖好。她讲得好像她已经在角落的餐厅里陷入爱河，仿佛她的父亲确实设计出不会让单车骑士掉到水沟里的街道，好像真的有鸽子漫天飞舞，鸟儿在枝头鸣唱，每棵果树都结满成熟的果实。于是我问："这城市在哪里？"但其实话还没说出口，我就知道答案了。这座城市从来没有建造出来，而且永远也不会。她的父亲到后来也明白这一点，但他还是几乎每天都到他的办公室，去设计一座只可能在想象中出现的城市。在这样的纯粹和壮丽中，这个女人讲的故事如此美好，成了一部建筑小说。书的主要情节阐述着我们改变命运的能力究竟有多大，也扩及到其他人和其他物种的生活，当然次要情节则透漏出即使我们规划好，城市也不见得一定会成功盖好。不过，我们还是继续规划，继续拿着铅笔在纸上绘图，继续做梦。

正是这名女子的父亲的故事将我们与其他社会性动物区分开。蚂蚁打造的道路网可能比人类建造的还要合宜，它们的工作效率可能也比我们高得多，它们使用资源的方式可能更为永续，甚至连它们生活的社会都比我们多元，但它们缺少这个男人所具备的能力，一种能够坐下来，根据我们的集体理性来规划远景的能力。蚂蚁缺乏的，就是这种掌控自己命运，进而做出改变的能力。

我们不会总是意识到自己正在编织梦想或下决定。大多数的时候，我们就像蚂蚁一样，受本身的渴望和外在条件推动。但是整体来说，我们有学习能力，能够做到超出个人限制的事。我们有能力制订计划，并以这个计划为基础来进行改变，其影响所及，不只是我们自己的生活，还扩及全人类，甚至涵盖到所有人的生活和所有的物种。我们有能力拿起绘图板，在上面勾勒出未来，描绘街道、房屋和来回移动的居民，我们还有能力替后代子孙决定他们是要走路还是开车，甚至还能够决定他们彼此互动的方式，以及他们的余生。在这里我不会提出一套固定的答案，因为我并不想把这本书变成探讨生物未来的工具书，我想要讲的故事和其他几位同样手握铅笔的有志之士有关。不过，和这位玻利维亚城市规划师不同，他们勾勒出的未来很有可能会成真。

被淘汰的学科，不中听的警示

狄克森·德帕米耶原本并没有想要当一位革命家，或是规划一个城市的未来，他只想当一名科学家。他的成长背景和我们多数人一样。他在他母亲的晾衣绳上捕捉蜻蜓，然后放到玻璃罐里，观看它们试图挣脱的举动。他也收集蛇。他对大自然感到好奇，而他探索世界的方式就跟其他的孩子一样，试图在摸索中寻找真理，又或纯粹只是找乐子。这种摸索生命的日子不断持续下去，他攻读硕士、博士一直到博士后研究，最后将其职业生涯投入在寄生虫的研究上，特别是旋毛虫（*Trichinella spiralis*），[1] 至今德帕米耶仍然觉得它们很"美丽"——我实在找不到其他适当的词来形容。当然，它们也有恐怖的一面，会引起旋毛虫症 *，不过其身体旋转的体态确实相当优美。对生物的摸索引导德帕米耶接触到这种虫子，而且花了二十七年的时间在它们身上。他对它们的生活史非常熟悉，也大致认识一般寄生虫的状态。他还没迈入老年，就已经成了寄生虫学界的元老。他发明了一种快速的血液检查，可以判断人体是否感染到旋毛虫 [1]。这一切都如他所期望的进展，甚至可能比他希望的还好。他拯救了许多人的命，而且成了高瞻远瞩的学者。但是在1999 年，也就是他五十九岁时，他发现自己处于新的局势。他无法获得任何研究经费，不论是从美国国家卫生研究院、国家科学基金会，还是其他任何单位。

　　时代是会改变的，就连科学家也会有被淘汰的一天。新领域获得更多的青睐，不管它们是否代表进步或真理，而旧领域可能完全消失或至少消失一段时间。这些旧领域的勤奋天才，失去了资助，遭到忽视，就跟他们没落的舞台一样，面临同样的命运。德帕米耶看着基因领域的学科诞生，这是一种特别的工业化遗传学，随着它的兴起，全世界关于物种的实际生活和运作的研究跟着停摆。他一次又一次申请研究经费受挫，最后才决定专注于教学上。在那之前的职业生涯中，他都没有真的投入在教学上，但现在，有了时间和精力（而且没有研究经费），他的生活产生一大转变。他将过去用于科学发现的全副精力都投注在这批哥伦比亚大学的研究生的脑袋上。他们这些学生，平均而言多少带有一点

---

* 旋毛虫症主要是借由食入感染的生肉或未煮熟的肉如猪肉而感染，这种圆形
　寄生虫通常寄生在猪、人以及许多哺乳类的肌肉中。——译者注

优越感，但也有非常大的机会能够对未来的生命造成重大的影响，于是他将注意力转到他们身上。

德帕米耶开始教授两堂研究所的课。一堂是关于环境健康的"医疗生态学"课程。另一堂是"普通生态学"。就是在教授医疗生态学这门课时，他的生活开始改变。这堂课进行得很顺畅，有些学生显得很兴奋，有些则无动于衷；有些很友善，有些很被动；有些学生会睡着，不过大多数都保持清醒。换句话说，这堂课处于一种典型的状态，至少在德帕米耶做了一个导致他会失去控制的决定前一直是如此。

德帕米耶在他的课堂间穿梭时，这个世界正在崩毁。据估计，到2050年时，全世界人口将达到92亿。农业耕作会因为日益炎热的气候而变得更为艰难。病原体引起的疾病将再次成为一大问题，不仅在发达国家如此，整个世界也是，而且所有这些问题都会和肥胖、免疫系统疾病、社会不满以及数以千计甚至百万计的物种的灭绝等现代问题并存。他告诉他的学生："要喂养这个未来世界，同时维持它的健康，完全超出我们现阶段的能力。"到2050年时，若我们要以目前的耕作方式来种植，"将需要一大块额外的耕地面积，相当于整个南美洲的大小。在地球上根本就不存在这样的地方！"德帕米耶这样说，就目前已知的来看，他讲的一点都没错，而学生也对此产生反应。他们开始抱怨。*

学生就是这样，这是他们的天性，或者说，这是人性，对这样的授课内容展现一种温和的不满。这些学生很坚持。他们听腻了困境与危

---

* 要知道这堂课的概况，可以快速浏览一下报纸杂志上这几年提到或引用德帕米耶的文章，标题为："蚊子传播的疾病是人类主要死因之一"、"国际旅游的兴盛有助于病毒的跨国散播"、"受污染的食物造成上百万人生病"以及"在接受器官捐赠者的身上发现西尼罗河病毒"。现在，你知道这是怎样的一门课了吧！

机，不想再听他们所成长的世界将会如何分崩离析。他们只是单纯地充满着青春的期望和想望，也许就是太单纯，因此想要讨论充满希望的题目。学费是他们出的（或至少是他们的父母）。这是"他们的课"。

对德帕米耶来说，应付这些抗议再自然不过的反应，就是提醒他的学生，负责教学上课的是他，而他所认识的世界并不会让人特别乐观。他可以提供一些比较正向改变的例子，然后继续上他的课。或者，他也可以报复一下他的学生，阐明这些厄运的严重性。他可能会说："现在所看到的还不到事实的一半呢！"就像是那些坐在门廊上的老人家会讲的话。但他有了另一个念头。他决定去寻找年轻人满怀希望的原因，或至少让他的学生去这么做。他心想："那就去希望"，于是他问学生他们是否能想办法解决一些他所提出的问题，在那时候这些问题都已经很严重，影响到数十亿人，而且每年所影响到的人数将会越来越多。所以，当他的同事开始谈论何时要退休时，德帕米耶正埋下一颗充满希望的革命性的新生命种子。一个新的未来将从中诞生。

这些学生面对的问题，跟我们所面对的一样：在目前所处的生态状况中，人类离开了那种曾经困扰我们也嘉惠我们的自然，那接下来该怎么做呢？他们寻找有希望的解决方案，最后决定研究绿色屋顶，即那些在屋顶种植花草树木甚至农作物的城市建筑物。在许多都会区都已经出现绿色屋顶，在屋顶或阳台出现一片片的菜园、草皮或其他进行光合作用的生物。有些绿色屋顶的出现纯属意外。在热带国家，任何屋顶要是几天没人打理，就会长出新生命，不过其他多数地方还是要靠人工种植。要将土壤以楼梯或电梯运上楼，摆好之后加以照料，就像是照顾一般土地一样。在德帕米耶眼中，绿色屋顶对这个大问题来说是个微不足道的答案。但他还是迁就他的学生，让他们放手一搏。

绿色建筑能带来新希望？

绿色屋顶和屋顶花园的想法已经有长远的历史。巴比伦的空中花园，若真有其事，也算是一种屋顶花园。据说尼布甲尼撒二世（Nebuchadnezzar II）在公元前 600 年，为了抚平他思乡情切的妻子米底的阿米提斯（Amytis of Media）对波斯的树木和植物的想念，于是打造了许多花园。显然，屋顶花园不论是在巴比伦还是其他地方，必定造价高昂。屋顶必须十分牢固且防水，而且通常必须将浇灌用水打上楼，或挑上去。花园除了生产粮食和讨好配偶外，还有许多其他的好处，可以隔绝空气中的毒素，过滤和收集雨水，减少地面污水溢出，还可以减少建筑物冷暖气的成本。在都会区，一直以来就认为它们可以降低炎热时节的气温。当然，还有一点，就是它让我们感到开心。对身处现今伊朗的阿米提斯来说，这份开心来自花园会让她想起她的家乡。对于今日的我们来说，则是回想起那段住在野外的数十亿年的日子。

近年来，绿色屋顶日益普及。在 2008 年，北美洲的绿色屋顶数量，相对于前一年增加了 35%，而且这种增长趋势似乎还在继续。就连自有一套独到城市美学见解的纽约人，似乎对此也不大介意，他们向来偏爱黑色和灰色色调更胜于彩色。在下东城，一栋杂乱的经济公寓的屋顶现在由佩斯大学（Pace University）在上面播种植草皮，也充满一片绿意。[2] 在芝加哥，市政厅的屋顶也转变成绿色的，还有其他几百个屋顶，形成了数百万平方米的花园。当你飞过这些城市时，可能会看到在灰蒙蒙的现代世界中，蹿起一小丛一小丛的树叶，一小群一小群的生命的聚落，没有多少人曾预期看到这样的景观。

屋顶带来的好处不仅限于人类而已，也造福许多其他物种。绿色屋顶的出现无异是证明古谚："自然不容有真空的状态"（nature abhors a vacuum），或至少大自然的一部分是如此，而且还能够克服距离问题。尽管悬浮在半空中，屋顶上的棕色区块很快就会为生命所占满，不论是否有人要这么做。跟在种子后面到达的是上百种的蜜蜂和黄蜂。蜘蛛吐出长长的丝，攀附在其上一起飘荡过来。也不是只有这些物种才会占据这些空间。它们在楼房间移动的方式，就跟它们在草丛中移动的方式一样。有翅膀的动物从一栋房子飞到另一栋，完全没有意识到有什么不寻常的地方。在日本和纽约，养蜂人就是靠这种顶楼生物来生产蜂蜜。蜜蜂在各建筑物之间飞行，收集花蜜来养幼虫、若虫和它们的饲主（无意间）。毫无疑问绿色屋顶是一个生态系，但屋顶花园的规模是否大到足以为人类所用则是另一个问题，关于这点德帕米耶将继续讨论下去。

当学生开始进行这项研究时，他们就知道自己面对的是一大挑战，即使德帕米耶并没有明说出什么浇冷水的话。屋顶花园是城市美丽而有趣的元素，是分散在各处的宝石，这是一件事，但是要养活成千上万甚至数百万人，又是另外一回事。对基督徒来说，耶稣能够以一片面包喂养群众。这群学生也想靠水泥和天空来达成这项任务，就算仅是为了让德帕米耶闭嘴，不再继续讲世界局势有多么糟糕也好。没有人认真看待过绿色屋顶，想要把它"做大"。也没有人认真倡导过将整个城市屋顶绿化的计划。学生一开始推想也许这只是因为没有人知道这些花园能够减少多少污染，生产多少农作物。于是他们决定要厘清这样的屋顶，如果真的推广起来的话，到底能发挥多大的作用。这些花园真正能够解决的问题可达到多大的规模？这批学生认为不论答案为何，一定是很大的数量。

这些学生非常辛苦地进行研究。在那个 GOOGLE 尚未问世前的时代，他们的第一步骤是到地下室去寻宝，他们得到纽约公共图书馆的地图室，找出整个曼哈顿地区屋顶的表面积。他们需要知道能够进行种植的屋顶有多少。他们一个屋顶接一个地测量，收集资料，答案让他们觉得似乎大有可为。他们不仅仅发现屋顶，还有阳台、废弃的路段以及旧的铁路。在所有的现代城市中，充满了层层叠叠的废土，也就是等于充满层层叠叠的生命的可能性。学生一周接一周来上课，他们变得越来越兴奋，直到最后完成曼哈顿能够进行栽种的总面积。

学生一再总结各项数据。他们计算出作物的重量，但是没有办法将这些和屋顶花园的其他好处转化为以钱计价的价值。幸好，最近有一项在多伦多耗费数百万美元的三年期研究，能够在这方面提供帮助。瑞尔森大学建筑科学系进行的研究发现，若是将多伦多所有的屋顶绿化，将会产生巨大的经济效益。雨水收集最初的净效益就有 11800 万美元。下水道污水溢出的减少将再节省 4600 万美元。在寒冷的多伦多或是纽约，光是电费就可能省下上千万美元。总而言之，初期多伦多大概可省下约三亿美元，之后每年约有几千万美元不等。[3] 虽然没有人真的计算过，毫无疑问纽约有更大的建筑物表面积，会省下更多的经费。这一切都还没将实际生产食物的好处算进来。

但心中怀有一丝丝现实主义厄运的德帕米耶，仍然会怀疑："这能喂养纽约市的多少人？在这八百多万只灵长类动物中，有多少会吃这个城市的藤蔓和树木结出来的果实？"他们想要的答案是一个很大的数目，三百万甚至更多，最好是整个城市的居民。但现实总是会打击人心。这些地方加起来只能生产全纽约食物的 2%。2% 实在微不足道，光是那里需要的有机芒果，就可以排好几英里长。

从空中花园到直立农场

德帕米耶可以任凭学生陷入现实的计量中，需求量太大，但供应量太小。不过，有件事让他反其道而行。他提出了一个新的问题："要是将整栋建筑物变成农场呢？要是利用水栽法将废弃建筑转变成生物群，打造出一个直立农场，沿着墙而上，甚至在墙壁内让植物像森林一般增长呢？"学生仍然满怀希望，这样的微调正是他们在研究上的大跃进所需要的。

就算到了这个时刻，德帕米耶在他学生的研究中还是扮演着被动的角色。他提供帮助和指导，但那是学生的执着，不是他的，完全都不是。他还有另一个班级要照顾，而且私底下，他还在想他能够提出什么关于寄生虫的研究计划。要是那时他得到国家科学基金会的资助，他甚至可能中途就会放弃他这群学生。好在国科会没有资助他，于是他继续指导这个班，而且越来越投入，直到他发现自己一头栽进学生的问题里。当他在晚餐时和他的妻子聊到当一个人只有一点点希望和一些种子时可以做什么，他发现自己其实也很想知道最后的答案。

德帕米耶开始把他所有的时间都投入到这个计划上。他抬头看着环绕他的曼哈顿高楼大厦。这些建筑物里面充满人类的身体和居住在其上的物种：虫子、尘螨、细菌和苍蝇，但它们只有拿取，却没有回报。每天有数千磅的食物及数百万加仑的水经由电梯、楼梯与管线运上楼，同时又有几乎等量的废物在厕所中被冲下来。每一栋大楼都在吸取城市外的土地的养分，吸取的范围遍及世界各地的土地。这是他过去就知道的，这世界的阴霾、黑暗和不祥的现况：榨取田地、砍倒森林，并压榨从印度到巴西的贫困农民。他知道这一点，但脑中翻转着各种念头。在这里，他陷入了学生的梦想，他满脑子想的都是要如何举起他的木剑和他的责任，而不是放缓脚步。

要在城市里种植农作物，而且是大量种植，并且要像其他生态系一样具有生产力，而不单单只是供人收成食物，真正需要做的是什么？他开始在餐巾纸上画下草图。他不再申请关于虫子的研究计划。他的生活不断变化，他的研究生涯完全改观，取而代之的是一个截然不同的形貌，就如同曾经被认为存在于火星上的运河一样。但愿，这次不再是虚幻一场。

德帕米耶和他的学生也是有可供效法的模范（除了唐吉诃德之外），但不是很多。从美国内战退下来的景观设计师弗雷德里克·奥姆斯特德（Fredrick Olmstead），在芝加哥、纽约、新泽西和其他地方，打造出许多全美最棒的公园。不过奥姆斯特德和德帕米耶的情况不同，他是用公家的经费来建造公园。他把它们打造得完全符合我们古老的偏好，纯粹和直接展现出我们对草地、零星的小树林和水池的喜爱，但他的公园并没有营收，也不需要喂养人类，就跟博物馆一样，它们永远都有公费可以依靠，会有专人来修剪树木，维持路径的通畅。修剪草的任务，曾经是由羊这些共生伙伴来执行，但最终还是让给了机器和便宜的燃料。这种模式并不是德帕米耶所想要的，不过他的尺度相当大。毕竟，既然奥姆斯特德能够改变整个城市，意味着这并不是件不可能的任务。这表示一个人光是靠着规划，就可以塑造人与人之间的交互作用，其影响力可达几十、几百甚至几千年。

另一个模范既不是来自建筑界，也不是来自农业界或设计领域，而是来自动物界。切叶蚁的生长完全依赖它们自己养殖的食物，没有其他替代方式、补给或是依靠。养叶白蚁和许多养蕈甲虫也是如此。这些社会性动物都没法和我们一样，可以返回狩猎或采集的生活模式。它们依赖那些带回巢的叶片上所生长的蕈类，以此喂养幼虫和若虫，形成一小团一小团白色的群体，遍布在整个热带地区。切叶蚁、白蚁和其他所有会进行种植的动物最有趣的地方在于，它们都是在它们的居住地，它们城市的心脏来进行耕种。它们的农场位于它们最能掌控的地方，如此能够在初期抵御病原体。可以想见这种情况是来自具体的演化力量。很难想象会有任何一种蚂蚁，像我们一样，在自己的巢外种植，面临我们所遭遇的难题。在巢外，到处都是病原体；在巢外，食物和幼虫之间的距离变得更远；在巢外，温度不是太热就是太冷。而在巢内，可以像照料孩子般来照顾蕈类。可以说，因为这些原因，部分或全部，每次有物种演化出种植这项特性时，都是在它们自己居住的地方进行栽种，除了人类社会例外。我们是唯一将自己的农场设置在远离居住地方的动物。这样一来我们将世界分成生产食物的地方，以及消耗食物并产生废物的地方（我们的城市）。没有一种动物曾经选择住在它们的废物旁边，而不是它们的食物旁边。要是曾经有过任何蚂蚁、甲虫或白蚁像我们这样经营自己的城市，它们应当都不见了。它们会灭绝。

这个班级和德帕米耶提出的计划是一座三十层楼的高塔，更贴切的说法是蚁巢或花园房间。有一天这座塔将会成为其他种植水果、蔬菜、谷物和其余各种食物的塔的先锋。这是座食物塔，就像切叶蚂蚁和养叶白蚁的"塔"一样。德帕米耶和他的这班研究生将这些高塔设计得能够净化污水、发电还能提供其他社会服务。德帕米耶和他的学生估计，要是有150栋这类建筑物，就可以提供整个纽约市所需的食物，而在纽约，废弃的建筑物远远超过150栋。

虽然他们的计算和想法都很粗糙，但这样的建筑物能够生产的食物量相当惊人。德帕米耶越想，就越觉得这个计划可行，特别是想到他过去一贯思考的这世界的危险与困境，就觉得这计划在未来势在必行。德帕米耶知道，到2050年时，地球将要容纳比今日至少再多出二十亿的人口，要喂养这二十亿人，我们必须找到土地来生产粮食。要是不砍伐地球上剩余的大部分森林，就算我们比今日更努力耕种，也养不活这些人。同时，这些人当中，绝大部分将会聚集在城市里，所以我们需要有食物在城市。我们还需要森林和草原，不论它们在哪里。我们需要它们的原因有很多，特别是现在，需要移除一些空气中的二氧化碳，当中有一大部分是我们将食物从生产地运送到市场的交通所产生的。这里提出的食物塔，至少在纸上作业时，看来又是一颗万灵丹。

这想法在当时也不完全是史无前例的。多年来，有许多人已经在房子里种植了作物，特别是在水里（而不是土壤）进行水耕。《纽约杂志》的一篇报道提到一个特别具有说服力的例子，在佛罗里达州原本有户人家在三十英亩的农场里种植草莓。[4] 在安德鲁飓风摧毁他们的草莓田之前，他们就一直在那里种草莓。飓风过后，他们开始在室内以水耕系统来种植草莓，可以将草莓一层叠一层地栽种。在室内种植，只需要一英亩的地，就可以种出以前三十亩地的量。他们的新方法只占据以前三十分之一的土地，剩下的，渐渐地为森林、鸟类和蜜蜂所盘踞。

要在三十层的高楼进行水耕农业是一种庞大，在某些方面看来，甚至有点不切实际的想法。大众媒体立即为德帕米耶对此想法的心情所感染，甚至从某一点开始成为他这场旅程中的希望。每次有一篇新报道，就会有更多人写信来，说他们对此感到多么兴奋。当然，永远都有人会在一旁浇冷水，他们声称魔鬼总是在细节里。批评者指出一些合理的争议点。在各大城市，建筑物都要有商业竞争力。土地是昂贵的。然而，似乎在某个地方确实可以盖一栋具有一定规模的绿色建筑，也说不定可能在许多地方盖出大大小小的绿色建筑。

在德帕米耶和他的学生所讨论的愿景中，似乎漏掉了两件事情。

首先，德帕米耶并不真的知道他自己在做什么。他是一个在农场研究虫子的专家，却想要在大都会地区设计一整栋建筑物，这和他的本行相距甚远，完全超出他的能力范围。另一点是德帕米耶所提议的计划，并不只是在提供粮食问题的解决方案，而是今日人类所面临的许多问题，至少在某种程度上是如此。这些问题和我们的现代生活与我们的古代生活之间的断裂有关，或更具体来讲，是肇因于与其他物种的分开。在本质上，德帕米耶的建议就是要在我们的生活中恢复那些有利于我们的物种，即食用植物。他同时还以室内农场的方式来筑起第一道防线，抵挡会伤害我们或危害到我们作物的物种。理论上，甚至不必使用农药。德帕米耶的狂想仅止于种植食物这一步，但光是这样就已经远见十足，而当他的愿景与其他人的结合在一起时，我们可以期待身边所有的关键要素都跟着整个城市景观一同复苏起来。

德帕米耶的计划依旧是个梦想成就大事业的虫子科学家的愿景。他不懂建筑，弄不清楚管线，也不知道太阳能发电。他对于要实现这个梦想所需要知道的细节都一无所知。大型的建筑事务所开始和他联络，帮助他进行物流设计。他们的设计图获得改善，并且兼顾到必要的物流作业。更重要的是，其他人也开始跟随他的想法，将其付诸实行。现在网络上随处可见到垂直花园或农场的图片，它们散布在高楼大厦间，好似从建筑物中突出的装饰艺术，虽然这不是当初德帕米耶所设想的。最后，德帕米耶终于应邀会见新泽西州纽瓦克（Newark）市的市长。新泽西州虽然有许多缺点，但确实是个花园之州，不过纽瓦克市实在很难称得上是个花园城市。市长想要做些改变。我们这位虫子科学家的名字，来自法文，其意思是"苹果树"（Des pommier），而他的想法，可能只是需要播种，就能发芽。

自然一定就是美？重新认识自然

在我们回去讨论纽瓦克的会议前，似乎值得先来回顾一下我们目前的生态状况，想想要是我们的生活一切照旧，我们的未来会在哪里。但愿现在我已说服你们，若是照过去几十万年来的方式生活，意味着我们将捕杀所有我们可以杀死的生物，种植最能满足我们味蕾的食物，然后意外地造福到那些偷偷摸摸的物种，尽管我们也很想将其消灭。有了新颖的工具，我们可以杀死的生物更加多样化，还可以消灭那些体积小的生物。因此，那些偷偷摸摸的物种将越来越少，从大鼠一直降到抗药性细菌。这创造出现代城市的情况，当中最丰富的物种就是那些尽管有人类存在，依旧可以生存的（老鼠、鸽子、抗药性细菌、抗药性蟑螂和臭虫）。在古老的城市，最大的野生生物聚集地就是脏兮兮的小巷子和各式各样的废弃物管线，那里算是一种野生生物区。换句话说，我们身边的物种之所以存在，是因为其他理由，而不是我们设计规划的。我们管理物种，因为我们喜欢它们离我们远一点。若是继续像往常一样，将农作物生产区推向更为偏远的地区，也会将剩余的生命赶出城市。这种情况已经发生在中国、巴西和其他国家的一些新城市。

有时会有人建议，在城市里我们需要做的是恢复"自然"。有许多文献和理论经常提到"亲生物性"（biophilia），假定人类天生就喜爱大自然，因此若能在我们的生活中恢复自然，会让我们更为快乐和健康。基于一个看似微妙的原因（但实际上并不是），我并不同意这种论点。即以任何合理的定义来说，在城市里出现在我们周遭的物种就是自然。照这种说法，住在我们身体上的物种也是自然的一部分，不论是天花还是巨嘴鸟。我们生活中所缺失的并不是自然，而是一个对我们最有益的自然。同样的道理，我们在周遭环境和日常生活中所喜爱的生命（bio

= 生命，philia= 爱）也不是全部的生命，而是在某种程度上能够嘉惠于我们的生命。当老虎追逐我们时，我们对它们完全不会产生一点与生俱来的爱。当疾病害死我们的家人时，也不会对它们怀有一丝丝爱意。所以随着人类的发展，城市和郊区所需要的，不单单只是更多的"自然"。更多的老鼠、蟑螂和病媒蚊也是更多的自然啊！不，我们需要的是更多的自然中的某些特性，是它的丰富性和多样性，或更直接的说法是，它所带来的更多好处。

在思考好处时，不能简单地相信我们的眼睛所告诉我们的。在未来有利于我们的物种可能也包含虫子、蚂蚁和人体内的肠道微生物。它们可能对我们也有好处，换句话说，这座生命方舟比我们在规划公园和花园时所需考虑的还要多。为什么不呢？在我们的肠道内，可能真的需要为自己养些虫。我们之所以对此感到疑惑不解，有很大的程度是因为我们宁可相信眼睛所告诉我们的，也不愿相信临床报告。目前还不清楚虫子如何在体内起了治疗的效果，但我们也很少理解现代医药何以有效的原因。随便问个研究人员利他林或止痛药是如何运作的。在大多数情况下，没有几个人说得出来。我们只知道，在服用后，症状甚至疾病就消失了。现在我们对虫子的认知也是如此。

在肠道内，我们可能可以管理特定的细菌物种。我们也许可以服用益生菌，来帮助有利于我们的细菌，并减少会伤害我们的（或是营造出不利这些害菌的条件）。目前还没有确切证据证实哪种特定益生菌对人体的好处最大。时间将会告诉我们更多细节。当我们的肠道细菌组成偏离健康状态时，我们应该要能够管理肠道的物种，使自己更健康。务实一点来说，我们还没到达这个境界。在此之前，我们的 IgA 抗体和阑尾会继续奋战，让身体运作顺畅，毕竟这就是它们长期以来的工作。

在大脑中，我们仍然觉得附近好像埋伏有掠食者。恐惧感一阵阵浮上心头，让我们备感压力。这种恐惧感似乎是一些心理疾病的根源。我们没办法像增加肠道虫子那样在大脑中重新引入掠食者。所以，我们往往是以服药来处理这问题。我们吞下了几十亿的抗焦虑药丸。这种药丸可能会有负面的作用，但在短期内，它会告诉大脑"这里没有美洲狮"，于是大脑得以休息。

除了给自己虫子和益生菌之外，也许还可以让我们身边的环境更丰富、更多样化，就像以前那样，充满各种交互作用。要是身边没有荒野，我们可以将野生生物带进我们的生活。当然，也许我只是受到德帕米耶追逐其梦想的蛊惑。也许他谈的只是全食物（Whole Foods）中的有机芒果，而不是提供群众更基本的小麦。但从另一方面来看，至少德帕米耶开始和纽瓦克的市长谈论这个议题。有时，当人追逐的梦想是风车时，可能真的会抓到什么，并且发现这足以提供一整个城市所需的大部分能量。也有的时候，当一个人追逐的梦想是一栋种满燕麦的野生大楼时，实际上真的可以盖起来。

德帕米耶忐忑不安地去了纽瓦克，投资者也加入他们的会谈，和希望将纽瓦克摆脱臭名的科里·布克（Corey Booker）市长一同讨论。德帕米耶带着他充满未来主义色彩的垂直花园照片以及地球人口、粮食供应量减少和减少情况更为严重的森林的统计资料。他站在会议室前面，倾诉他的想法，好似我们的未来都悬在这个计划上。从这一刻起，他正式成为一个梦想家，一个对未来持希望的人。市长的幕僚问了他一个又一个充满讽刺与怀疑的问题。投资者也提出问题。然后，在更多的讨论后，市长和德帕米耶又开了一场谈论未来的私人会议。

在与德帕米耶的私下会谈中，市长的团队同意推动这项计划。他们将打造一个原型，一座小型的垂直花园。试看看，这基本上可以喂养多少人。这座原型花园是德帕米耶相信可行的一棵小芽，也有人会说这就好比是一棵苹果树的"苹果"（德帕米耶的名字在法文中就是苹果之意）。与此同时，在意大利也建造了一座花园大楼，而世界各地都开始出现类似的讨论，这样的对话正是蚂蚁所缺乏的能力，这是一种做梦的能力。

与此同时，城市生活的未来并不完全系在德帕米耶的进展上。不论是否会建造出垂直农场，屋顶绿化的脚步已经展开。稀有物种的复育工作正在进行，在这种情况下，我们有更多的机会让我们的双手碰触到野生生命。目前已经知道一些我们需要其他物种的原因；随着时间累积，我们将会学到其他的。我们对于自己的身体仍然有很多不了解的地方，有待未来的世代来探寻。选择要和哪些物种生活在一起，以及如何生活在一起（目前我们还有机会可以做选择，但这机会不会一直存在）。为何不在身边建造一座生命多样性高的花园，不管当中是农作物还是其他更丰富的生命？何不巩固人类和其他生命之间的相互作用，套用勒内·杜博斯（René Dubos）的话，支持那些嘉惠我们的物种，而不是那些偷袭橱柜和房舍墙壁的。为什么不呢？我们会为了美丽的动物而悬挂起喂鸟台。那为什么不将整个城市设计成有利于那些不仅能够取悦我们，同时也是我们基本生活和智能所需的物种呢？

问题在于我们可能偏好的物种，以及会以怎样的方式偏好它们。或许可以如德帕米耶建议的，从粮食作物开始，这样也会造福到其他仰赖这些物种的生物，比方说其授粉媒介。这些物种会直接嘉惠于我们。我们直接吃它们，或是享用它们的成功。在我们的城市里，可以有蜜蜂、黄蜂、蜂鸟、太阳鸟和其他爱好花蜜，口器嘴喙呈曲线形的生物，此外，还可以有更多其他的。

　　要回答我们到底可以偏好哪些物种的问题，值得重温一下我们自己的故事，从第一个生命开始，一路传到我们可能的祖先雅蒂（Ardi）身上，然后再到我们今日的家园。若是以本书中的立论和角度来复述这段人类起源故事，那就会是下面这样子。很久以前，我们生活在错综复杂的自然环境中。五亿年前，演化出能够促进血液循环的心脏。它们的跳动全然是生理性的，但之后几乎身体的每一次细微变化都与我们和其他的生物之间的互动有关。四亿九千万年前，为了要侦测猎物，演化出第一批的眼睛。之后又演化出第一个味蕾来帮助我们寻找适合的食物，避免误食有毒的物种，敦促我们朝向所需要的，远离我们不要的。我们的免疫系统演化来检测微生物，分辨它们，偏好一些，排斥另一些。所有这一切，我们都与其他大部分的动物一样。就这点来看，可以说是身体将所有的生命联合在一起。

　　随着我们逐渐演化成人，有几个性状变得特别突出。我们的视力增强，可能是为了要察觉附近出没的蛇和其他具有威胁性的生物，或者是为了找寻水果。我们演化出一双长腿来帮助我们追逐猎物。肺部扩大了；手演化出能够握住武器的特殊能力。在这期间的某个时刻，我们发展出引导我们行为的意识，世代绵延下来，带领我们走上打造自己城市和社会的道路。

　　我们只能意识到部分的我们。我们会意识到用以打猎、觅食和社交的感官，但不会意识到免疫系统的选择，尽管这套系统的运作方式和其他感官非常类似。在我们的感官中，没有一个能让我们完整地认识到周围环境，同样，我们所做的决定也不完全来自我们的意识。我们感知不到对其他动物来说相当明显的声音、气味、味道和质地。我们甚至也感知不到自己的眼睛、鼻子、耳朵和味蕾提供给大脑的信号，这些信号基本上是在我们一无所知的状态下径行传递。

无视于身体对周遭物种的依赖，我们服膺于自己的感官，依自身好恶来重塑世界。我们将许多物种从生活中移除，然后从地球上多样的生命中刻意选择少数几种。与此同时，其他一些我们现在视为害虫的物种，翻过栅栏或墙壁悄悄潜入我们的生活。不请自来的它们，就这样一起加入我们的生活。至少这个版本看来好像是真的发生在我们周遭的事。不过在这故事中，我还留了一个令人意想不到的伏笔。这批悄悄进入我们现代生活中的物种，并不是从地球上任何生命形式中随机产生的。这些偷偷摸摸的老鼠、蟑螂和臭虫几乎都来自同一个地方，只是一直到最近才有人注意到这件事，之前我们一直忙着捕杀它们，因此没有注意到它们是如何演化的。

模仿古代悬崖建造的摩天大楼

1985 年的秋天，道格·拉尔森（Doug Larson）将自己高挂在六百英尺的高空。他和他的学生史蒂夫·史普林（Steve Spring）在那里寻找从崖面长出的松树。史普林做的论文题目相当普通，是关于生长在岩壁上的树木，而拉尔森则是他的指导老师。除了危及生命的处境外，他们所做的和一般科学研究一样。他们的计划是采集一些树木样本，好判定树龄。这完全是他学生的主意，拉尔森宁愿研究地衣，但他也很高兴偶尔能和学生一起探索新问题并给予协助。在拉尔森和他的学生来回反弹于岩壁之间时，任何事情都可能发生，结果真的"出事"了。

在他还没上那座悬崖（这是尼亚加拉大悬崖的一部分）前，拉尔森的整个学术生涯都在研究地衣。这种生物看起来很可爱而且持续存在了很长久的一段时间，看上去和大多数的人类都没什么关系。但关于地衣有件事情是可以肯定的，它们是藻类和真菌的神奇融合，这两种生命形式生活在一起，可以生活在岩壁表面，靠空气、阳光和矿物质维生，这是两者独自生活时做不来的。拉尔森一次又一次体认到这项特质。

然后来到了悬崖。在悬崖上，拉尔森和史普林采集了一些树木样本，这些是东部白杉树（*Thuja occidentalis*），树宽不到拉尔森的手臂。这些树木发育不良、形状扭曲而且粗糙，不然就是向上弹直。他们那时觉得研究悬崖上的树龄真的有点蠢，这些看来显然是幼树，发芽之后挂在悬崖上几年，最后就掉到崖下。等到拉尔森和史普林回到实验室，他们大吃一惊。在显微镜下观察这些树的样本时，发现完全不是他们料想的几十个年轮，而是数百个。这些树木竟然有几百年的历史，好比悬浮在空中的一座古老森林。事实上，这是地球上最古老的一群树木之一。[5]这座悬崖上的森林不仅能够对抗地心引力，而且，不知何故，还能对抗时间。

发现这些树有两层意义。其一，树龄本身就是很重要的信息，提供一段更复杂和更长的故事。后来发现古老森林并不仅仅是驻留在拉尔森家附近的悬崖上，世界各地的许多悬崖峭壁都是古老生物的庇护所。在加拿大、美国、英国和法国的岩壁上都发现千年以上的树木。拉尔森从圭尔夫一位默默无名的科学家，转眼成为加拿大的知名生物学家，变身为稀奇古怪的古树代言人。另一个结果是，在寻找这些树时，拉尔森同时想要顺道察看一下生长在悬崖上的一般生物。在初步调查后，他开始认为悬崖不仅重要，甚至对人类来说都算是处于相当中心的位置。明明这距离任何一个大都市都很远，但他甚至以此发展出一套新理论，来解释现代都会生活的出现。

拉尔森的理论来自他校园办公室生活和在崖壁间摇摇欲坠的另一种生活之间的相似性。同时也来自许多人的脑袋。他和另外四位科学家 * 组成一个团队，彼此的想法开始有所交集，收敛成一套体系。他们一同兴奋地讨论这个想法，时而扩充一点，觉得不妥时，稍微修正一下，然后再一次扩大。他们五位以拉尔森为首，共同出版了这个理论，以崭新的形式，发表在一本关于悬崖生态系的书中（这是唯一一本关于悬崖生态系的书）。后来，光是这本书似乎还不够，他们又写了一本书，通篇讨论这个想法，书名为《都会悬崖革命》（*The Urban Cliff Revolution*）。[6] 拉尔森和他的团队在这本书的第一章和其他最常被人讨论的章节中表示，我们建立的城市就如悬崖一般，大家就居住在洞穴般的房间和阳台里。他们认为我们之所以打造这些宛如悬崖的环境，即便它们地处边缘又不具生产性，主要是因为在早期人类演化的漫长岁月里，山洞和悬崖是我们躲避掠食者的庇护所。我们以水泥建造出高耸入云的城市，正是因为它们会让我们想起过去在峭壁和洞穴中的日子。这还不是那本书中最激进的想法。

　　除了对我们偏爱洞穴的宏大理论之外，这个团队还解释了和我们一同生活在都市里的物种起源，不论是蒲公英还是鸽子。他们注意到这些不请自来的都会型物种，通常就是以前和我们一起住在岩洞或悬崖上的同一批物种。在世界各地的城市，人类都创造出庞大的洞穴和悬崖网络，演化出生活在这类条件下的物种纷纷迁入，它们满意而成功地进驻，一如过往。

---

* 除了拉尔森之外，其他四位分别是犹他·马修（Uta Matthes）、彼得·凯利（Peter E. Kelly）、杰若米·朗霍（Jeremy Lundholm）与约翰·盖瑞斯（John Garreth）。

悬崖在地球上占的比例很小，面积不到万分之一。目前全世界停车场所占的土地都比悬崖和洞穴来得多。如果悬崖环境和城市生物相依仅是随机关系，那么我们在城市中看到的物种应该只有千分之一是来自洞穴或悬崖。但是拉尔森发现，在他家乡的城市里有将近一半的植物物种都是起源自悬崖边。动物的调查也出现类似结果。悬崖物种的名单几乎就是我们在窗外看到的生物。蒲公英、挪威鼠、德国蟑螂、臭虫、车前子、游隼，岩鸽（鸽子）、八哥，崖燕、麻雀、谷仓猫头鹰、蚯蚓（以及一种可爱的外来种萤火虫，它们专吃城市里的蚯蚓），以及许多其他生活在都市里的物种，过去也都是从洞穴和峭壁中演化出来的。*有些物种，像是洞穴蟋蟀和萤火虫等目前在住宅区的数量普遍比在山洞里还来得多。这些物种不仅恰好是我们所青睐的，而且有许多甚至延续它们继续在山洞里的生活方式。岩鸽仍然窝在缝里。它们古老的宿敌游隼，仍然会从空中俯冲下来捕食栖身在悬崖上的它们（虽然现在的岩壁是玻璃帷幕）。套句拉尔森他们的说法，它们仍然"爆炸性地垂直"起飞，因为在缺乏跑道的情况下，它们只能这么做。

拉尔森的第二个想法看起来好像只是一个普通的生物细节，但实际上并没有那么简单。拉尔森对都市生命形式的起源的想法，暗示着我们应当来管理城市里的生命。我们倾向将城市里的生命当作是一处退化的森林来看待。我们偏爱树木，经常讨论"城市林业"，现在甚至出现专门针对此议题的研究领域。但事实上，城市不止如此，也许正

---

* 我们日常生活中，源自悬崖或峭壁的物种数量不可胜数，以下仅是提供参考的部分名单：郁金香、天竺葵、连翘、蒲公英、牡丹、牵牛花甚至连山羊、白鼠以及几乎我们所有的农作物，从刺山柑、龙舌兰、杏仁、胡萝卜、小黄瓜到小麦全部都是。

如拉尔森所建议的，城市是一处包括森林，以及那些遥不可及，类似洞穴和崖壁的景观。若拉尔森这群人的想法是正确的，我们所选择的这些邻居物种只是意外而已，纯粹是因为它们成功适应我们碰巧打造出来类似洞穴的栖息地。到目前为止，我们似乎在周遭打造出一座花园，但不是用来种植可食用的作物，而是一场意外，因为我们的生活方式和周遭的结构有利于这类物种的生存。若真是如此，拉尔森的研究意味着我们需要重新思考生活周遭的物种管理，这当中有部分需要通过改变周围的基础设施来达成。我们需要支持的，不只是那些持续存在的物种，或是现今远离城镇的森林和草原的，而是要创建出一些更为野性、更为有趣的环境。

让理性战胜感官

在这里，我将提供我自己对此的想法。我承认我也迷上了德帕米耶和拉尔森掀起的这场革命。也许我们能采取的第一个行动，就是在城市里尽可能地种植许多有益或可能有益的物种，理想中最好是当地城市地区的特有种。它们应当是来自悬崖和树冠（后来发现树冠，这层树木顶端干燥的部分，是另一处类似悬崖环境的栖地）。试想一下，在每一座城市，大大小小的城市，都有一道道布满野生物种的绿墙，甚至还有稀有物种在当中，在那里漫天飞舞着蜂鸟、蝴蝶和蜜蜂。试想一下，在街头的中央分隔岛上出现盘根错节的树林，冒出一群野生动物。再想想，一大片一大片生机盎然的绿墙，其中穿插着垂直农场。有些物种已经进驻城市里，这是一个好兆头。在中国香港，曾经只生长在树上的附生植物现在也生长在一些市中心的大楼上，而且数量相当庞大（虽然种类还不是很多）。在墨西哥市，有几十种地衣生长在楼房和树干的表面上。我们可以增加更多的物种，然后是那些仰赖它们的物种。也可以在街道的分隔岛上种植果树，在家家户户的阳台种上浆果。可以在城市中行走时采食，就跟过去的人类一样觅食。我们可能还记得为了填饱肚子或是维持生计来采集生物的方式，而在这个过程中，我们可能还会顺便吃下更多样的良性微生物或一两只虫子，就这样吧。

眼下，我们最大的障碍仍然是大脑和其中预设的偏见，大脑仍然告诉我们喷洒过杀虫剂的绿色草坪比蕴含丰富物种的草地来得健康，还继续诉说着过去住在山洞里，猛犸象仍往地平线走去的那个时代的故事。此外，城市花园在现实上还有些环节上的障碍，有的大有的小。污染会让我们在城市种植的水果和食物有毒（正如一般对德帕米耶计划的批评，直到他们明白他所谓的花园都是在室内）。在墨西哥市和其他地区，污染造成地衣死亡（事实上在煤矿场中，就是将地衣当作一种污染的警报器）。若是我们的城市，或者至少在某些城市，市区的毒素过高，可以肯定的是解决方案应该是清理我们的城市，而不是丢掉我们的水果。我们必须能够咬一口生长在街角的苹果。在我们起源的漫长历史中，多数时候都臣服于许多的诱惑，现在必须要顾及其他层面，想想未来的生活愿景。就算第一口尝到的是苦果，就算我们打造的第一座和目前所有的城市都不甚完善，我们应该继续埋下种子，直到我们的社会结出甜美的果实。

如果我们不能在我们的周遭与体内成功地保存丰富和有用的自然（就跟阑尾在我们体内所做的一样），那么只能任凭剩下的那部分自然前来宰制我们。目前所有对大自然终结的担心，似乎都还不用烦恼生命的存续，至少未来几百万年内这不会是个问题。大自然可以存在于炙热火山口的烟雾间，不论是在温度高到足以烧开水，还是低到能够冰冻骨骼内的骨髓，大自然都可以存在。

真正应该担心的是我们的自然的终结，这是人类和其他物种之间的联结，是我们赖以生存的联结。现在让我们回到杜博斯（Dubos）："要是我们没有设法创造出一个环境，能让人类，尤其是儿童安全地展现他们丰富多样的遗传禀赋"，我们终将会失败。这指的不光是我们的身体会失去其他物种及其丰富性。这整本书通篇的秘密，就是希望能更清楚地表达出一项主题，那就是我们的身体和生命唯有在和其他物种共存的情况下，才会有意义。只有在观照其他的生命后，我们才能真正了解自己。

我们看待其他物种以了解自己的某些方式因为太过普通，我们甚至想都没有想到。我们拿小鼠、豚鼠和大鼠来做实验，因为它们和我们有很高的相似度，认识它们，就能了解自己。但真实更为辽阔。我们对自己的了解，大多数都不是来自实验室动物，而是在亚马孙、塞伦盖蒂和其他野生物种依旧径行交配、死亡并且依照它们自己的意志来逃跑的地方。毕竟，是在旷野中，我们才会看到蛇类和掠食动物影响灵长类的证据。就是因为看着其他物种，我们才能理解阑尾存在的意义。是在白蚁和其他昆虫的研究中，我们才首次了解微生物对肠道有益。是在蚂蚁的社会中，我们看到农业起源最普遍的道理。是在野生生物生活的地方，我们最能清楚认识我们的身体和生活。只有在了解生态和演化的一般规则和趋势后，你我的存在才显得有意义。

我们从野地中学到的对我们有多少价值？这很难说得准，但我可以确定的是，当失去了野生的猴子和它们的天敌，甚至是蛇或其他罕见的蚂蚁，我们就等于是失去了最能够审视自己，映照出我们自身的镜子。因此，我们需要维持荒野的存在，那里是最能说明人何以为人的地方。即便这意味着再度野化大平原，让猎豹驰骋其上，让我们能够看到叉角羚的奔跑是有原因的，那就这么做吧。让它们的逃跑来提醒我们，不论我们是否注意到，我们的生活里仍然充满野生的东西，而且将会永远持续下去。

注释

第一章

1. 有关第一现场的谣言不断，考古学家 Abbot 及 Costello 持续质疑谁才算是真正的第一发现者或如何才足以称之为"新发现"；目前可以确定的是，首先找到雅蒂第一个牙齿遗骸的为东京大学的诹访元（Gen Suwa）。

2. 曾在非洲乍得（Chad）寻获一具距今约六百万年前的头骨，而其他较雅蒂更为古老的遗骸也被挖掘出来，但全都不过是一些细碎的片段及从这些仅有片段拼凑出的故事。学者往往可以由一个不具身体遗骸的头骨延伸出许多臆测。

3. 事实上在阿拉米斯附近，至今已有十四次以上挖掘到古代人科的化石，并且这十四次的挖掘工作分属不同时期完成。

4. 怀特、诹访元及衣索比亚文化及体育事务研究局（Ministry of Culture and Sports Affairs）的阿斯法（Berhane Asfaw）共同在《自然》（*Nature* 371: 306-308）期刊发表的论文 "*Australopithecus ramidus*, a new species of early hominoid from Aramis, Ethiopia" 中所使用的"始祖南方地猿"（*Australopithecus ramidus*）一词即现在命名为"始祖地猿"（*Ardipithecus ramidus*）。换句话说，该词代表发现的是已知"属"（genus）中的新"种"（物种），然而与其他发现的考古化石相较，其新颖程度仍不明确。"*ramidus*"在当地阿法语中的含义为植物或人类的"根"。

5. 请参考 Shreeve, J. June, 2010. *The Evolutionary Road. National Geographic*. http://ngm. nationalgeographic. com/2010/07/middle-awash/shrecve-text/z.

6. 某种程度上来说，如何定义人类最早的祖先与语言分析学的相关度较高。依据科学观点，所有人类（生物）最早的祖先是单细胞微生物，但此处怀特所指的"最早的祖先"为第一个出现，演化上与现代人种较接近、而与猿类较遥远的物种。

第二章

1. 请参考 Gumpert, M. March 22, 1953. We Can Live Longer-But for what? *New York Times.*

2. 众所皆知，科学家们要准确预测甚至仅是测量人类的平均寿命相当困难，然而目前一些研究的确显示，西方国家在近几年内平均寿命会出现缩短的趋势，请参考（*New England Journal of Medicine* 352: 1138-1145.）

3. 姑且不论雨果理论的可信度有多高，生存在冰箱、冷藏送货车等所有冷藏保鲜的空间里，有一群特殊的细菌品种，却是毋庸置疑的事实。这些细菌每天以上兆倍的速度繁殖，并且目前已成功演化为人类现代化生活环境中的适者，宛如食物中藏有一个小型的北极生态圈。尽管人类以冰块保存食物已有数千年的历史，但直到 1875 年美国才正式生产出第一台冰箱，而我们的饮食习惯也骤然改变——从只使用当季新鲜食材到随时随地享用各类食物。冰箱其实与一般人对其卫生无菌的印象恰好相反，其中住满偏好低温环境的微生物。当你关上冰箱门时，数十种以上的细菌、真菌及其他微生物即开始蓬勃生长：包括具有致命性的李氏杆菌（*Listeria*），以及其他许多科学家目前依旧未知的品种。而乳制品上所标示的保存期限，正是取决于这些"耐低温"甚至是"嗜低温"菌种的生长状况。因此，在人类改变世界的同时，我们也创造出各式新栖地，而人类无法做主的情形之下，这些新栖地也正孕育出许多新形态的物种。

4. 由于某些医师对此假说坚信不疑，因此即使在近代仍不乏骇人听闻的医学案例：以切除脑额叶的方式（frontal lobotomy）治疗克隆氏症的病患；而根据一份 1956 年的记录，六名病患在术后不但无法摆脱克隆氏症，还因此饱受精神疾病之苦。虽然其中三名患者的病情出现好转现象，但另外三名的病情却逐渐恶化（显然与几率相关），而最终，有两名病患过世。其结果在当时被认为是一项"成功的临床实验"。

5. 请参考 E-mail from J. V. Weinstock, May 18, 2009.

6. 请参考 Vaughan, T. A. 1986. *Mammalogy.* 3rd ed. New York: Harcourt Brace Jovanovich Colledge Publishers.

7. 关于拜尔斯夫妇的生活细节、Bucky 的故事与叉角羚的研究经过皆记录于约翰的 emals 及其动人的著作《专为速度打造：叉角羚》(*Built for Speed, a Year in the Life of Pronghorn.* Cambridge, Mass.: Harvard University Press.)。

8. 约翰·拜尔斯引用维拉·凯瑟（Willa Cather）所著《死神来迎接大主教》(*Death Comes for the Archbishop*) 书中的一段话："天空的远方是世界的屋顶"，并将其改为"地球为天空之地"。

9. 请参考 Lindstedt, S. L.; Hokanson, J. F.; Wells, D. J.; Swain, S. D.; Happeler, H.; and Navarro, V. 1991. Running Energetics in the Pronghorn Antelope. *Nature* 353: 748-750.

10. 生物学家常喜欢记录生物死亡的案件，有关年幼叉角羚的死亡案件请参考 Journal of wildlife Management 37: 343-352，依据此论文的内容，约有四分之一的幼叉角羚死于美洲山猫的猎捕。

11. 北美猎豹与非洲猎豹（即印度豹）并非源于共同祖先；巴奈特（Barnett）的研究指出，目前与北美猎豹血缘关系最相近的物种为美洲狮（cougar），但却与非洲猎豹演化出类似的生理特征——四肢修长、鼻腔扩大、无法内缩的爪。这是"趋同演化"（convergent evolution）的经典范例，两种不同祖先的物种，因类似的生存环境（辽阔的草原），演化出彼此相仿的生理特征；而随着这两种肉食动物演化出相似特征的物种即为它们的猎物——叉角羚及非洲羚羊，两者高速奔驰的能力亦是趋同演化的结果。请参考 Barnett, R.; Phillips, M. J.; Martin, L. D.; Harington, R.; Leonard, J.A.; and Cooper. A. 2005. Evolution of the Extinct Sabretooths and the American cheetah-like cat. Current Biology 15: R589-R590. doi: Io. IoI6/j. cub. 2005. 07. 052. http://linkinghub. elsevier. com/retrieve/pii/so960982205008365. Retrieved 2007-06-04。

12. J. J. 邓尼海伊（J. J. Dennehey）最新的研究结果指出，由于低阶雌性个体被迫在团体的边缘地带生活、觅食，所以一般而言常是单独行动且易受到同侪排挤。在过去，这些个体成为天敌口中牺牲者的几率较高，但现在，叉角羚的天敌数量剧减，而待在团体边缘反而在无须与高阶者竞争食物的情况下，即可轻松摄取到质量好的植物；同时因身为核心分子而免于天敌威胁的优势已然消失，因此长远来看，叉角羚的社会结构以及奔跑的速度都将会随之改变。请参考 2001. Influence of Social Dominance Rank on Diet Quality of Pronghorn Females. Behavior of ecology 12: 177-181.

13. 虽然马丁以北美果实为例，但其实各个物种的怀旧之情是互通的。

14. 关于那些拥有"过时特征"的果实，请参考 The Ghosts of Evolution, Nonsensical Fruit, Missing Partners, and other Ecological Anachronisms. New York: Basic Books, 2000.

第三章

1. 此生态复育学的禁忌未必是个错误的观点。科学界在接受较为激进的新论点方面，向来是渐进式的；这是基于每天有成千上万个看似荒谬的新点子诞生，其中极少数属于真正"天才的荒谬"。区分出科学与非科学（包括伪科学）需要严格把关，才能借由去芜存菁、淘汰谬误的过程，建立起一个具备突破性的科学理论。

2. 杭特撰写过有关猛犸象及乳齿象的文章，但他所表露的感伤情怀似乎不是特定针对某些物种。

3. 请参考 Hansen, D. M.; kaiser, C. N.; and Müller, C. B. 2008. Seed Dispersal and Establishment of Endangered Plants on Oceanic Island: The Janzen-Connell Model, and the use of Ecological Analogues. Plos one E222. http://www. plosone. org/article/info/%3Adoi%2FIo. 1371%2Fjournal. Pone. 0002111.

4. 请参考 Summers, R. W.; Elliot, D. E.; Urban, J. F.; Thompson, R.; and Winstock, J. V. 2005. Trichuris suis Therapy in Crohn's Disease. Gut 54: 87−90.

5. 其中五位患者病情明显好转，且另一位患者症状有所改善——这项相当初步但正面的实验结果曾于 1999 年 5 月举行的美国肠胃病学研究协会（American Gastroenterological Association）会议中发表。依据《纽约时报》（New York Times）的报道，温斯托克指出：许多病患在这项实验结束后，向他们请求提供更多寄生虫。

6. 由于医师有医疗保密义务（doctor-patient confidentiality），因此我们无从得知病患后续的健康情况。

7. 请参考 Sanders, K. A.; Raine, T.; Cooke.; A.; and Lawrence, C. E. 2007. Inhibition of Autoimmune Type I Diabetes by Gastrointestinal Helminth Infection. Infection and Immunity 75: 397−407.

第四章

1. 这些症状显然是因镁离子缺乏（magnesium depletion）所引起的，至于为何会出现镁离子缺乏症状，原因不明。

2. 印加人晚期的头盖骨凿洞手术，成效相当卓越；但这是由数百年错误尝试的累积所换来的，而头盖骨凿洞手术一旦出错，病患的下场十分悲惨。

第五章

1. 如狐狸、郊狼等体形小的掠食者，生物学家称之为"中级掠食者"（meso-predators）；中级表示食物链居中者。中级掠食者会在大型天敌消失的情况下，生存、繁衍得更好，称之为中级掠食者的释放。

2. 请参考欧洲动物保育协会（European Federation of Animal Health，缩写FEDESA）于 2000 年所做的研究。

3. 1928 年，霍华德·沃尔特·弗洛里（Howard Walter Florey）、厄恩斯特·伯瑞许·钱（Ernst Borish Chain）及弗莱明共同获得诺贝尔奖项。弗莱明是一个伟大的细菌学家，但他的实验室经常十分混乱。某次他留下一堆长满葡萄球菌的培养皿，便离开实验室与家人去度假。当他重返实验室时，弗莱明发现一些培养皿中长出真菌；显然真菌入侵这些培养皿并杀死其中的葡萄球菌。他开始迫不及待地研究这种他自己命名为"菌汁"的真菌（后来被命名为青霉素）。从中他渐渐了解这些菌汁的特性——其中的活性成分难以分离出来。随后弗莱明证实，青霉素能消灭多种细菌，但在试图制成药剂时却不甚成功。他需要化学家的帮助，使活性成分单独分离出来，而就在他尝试二十年，准备放弃时，弗洛里和钱在完全不清楚弗莱明还在世的情形下，接手这项充满挑战性的青霉素活性成分分离实验。此奇特的故事造就了青霉素的传说，并救活了上百万条性命。

4. 四种试验药剂分别为：（一）无抗生素；（二）链霉素（0.5 g/250 ml 饮用水）；（三）链霉素、崔西杆菌素（两者各 0.5 g/250 ml 饮用水）；（四）万古霉素（0.125 g）、新霉素（0.25 g）、甲硝唑（0.25 g）、氨苄青霉素（0.25 g）混合于 250 ml 水中。

5. 目前有些微生物学家认为"坏菌"或"益菌"的分类是错误的。细菌的好坏取决于它们所处的环境。低密度大肠杆菌在肠道中是无害的，但高密度的大肠杆菌或在体腔内时即可致命。

6. Thone, F. 1937. Germ-free Guinea Pigs. *Science News Letter* 31: 186–188.

7. 这是瑞尼尔斯的信仰，然而事实通常更为复杂。19 世纪末期，两个德国人

George Nuttal 和 H. Thierfelder 尝试的方法也非常相似。同时间进行与瑞尼尔斯相关（但彼此并不知情）研究的还包括瑞典的 Bengt Gustafsson 及他的指导教授 Gusta Glimstedt，他们试图培育无菌鼠。这些无菌生物的实验编年详记于 Philip B. Carter and Henry L. Forster in their chapter Gnotobiotics in the now classic（and fascinating, I promise）book, *The Laboratory Rat* by M. A. Suckow, S. Weisbroth, and C. L. Franklin, the 2nd edition of which was published in 2007 by CRC Press in Boca Raton, Fla.。

8. 2010 年 6 月 11 日，高龄九十八的菲利普·崔克斯勒接受媒体采访。他是隆德研究所（Lund Institute）最初协助瑞尼尔斯的幕后关键参与者，之后负责许多新技术的研发，尤其是在"无菌微创人体手术环境"方面（但为期不久）。

9. http: //www. time. com/time/magazine/article/0, 9171, 883334, 00. html.

10. 1937 年之前他是里面唯一的教职员，专职掌管约五万平方英尺大的无菌动物研究所——一个无菌动物专属的大楼。到了 1950 年研究室扩充——空间更大、成员更多，其中可容纳一千只以上的动物（包括鸡、白鼠、大鼠、猴子等）。研究人员必须潜水进入装满抗生素的水槽，以进入另一个大型研究舱，仿佛一位闯入新世界的勇者（Germ-Free Animal Colony Begun in Notre Dame Tank. *New York Times*, June 22, 1950）。

11. "细菌与蛀牙的关联性"的实验结果由瑞尼尔斯研究团队里的 Dr. J. R. Blayney 发表。

12. Gordon, H. A. and L. Pesti. 1971. The Gnotobiotic Animal as a Tool in the Study of Host Microbial Relationships. *Bacteriological Reviews* 35: 390−429.

13. 他的确会因傲慢犯下一些愚蠢的错误，且这些错误使他被当时的校长 Lobund 开除。Lobund 曾指出开除原因为瑞尼尔斯是个"金钱诈欺犯"。瑞尼尔斯坚持继续金属无菌室的生产、销售及宣传，其制作成本为数千美金；而当时菲利普·崔克斯勒改良出以塑料建造的无菌室，则只需花费数百美金。瑞尼尔斯的坚持是因为金属无菌室才能替自己家里的机械厂赚钱。

14. Rukhmi, V., Bhat, C., and Deshmukh, T. 2003. A Study of Vitamin K Status in Children on Prolonged Antibiotic Therapy. *Indian Pediatrics* 40: 36−40.

15. 欲了解此令人兴奋的新研究领域请见 F. Bäckhed. 2009. Addressing the Gut Microbiome and Implications for Obesity. *International Dairy Journal* 20: 259−261 的讨论文献。没错，此文献出自一本专门讨论乳制品的学术期刊。

16. 这的确存在，在生物学研究史中就发生过两次。第一次是科学家们因命名分歧而自行宣告生物学的毁灭，也正好是我撰写《世上每一种生命》（*Every Living Thing*）时。不同学者使用的命名不同——有时到了另一个国家，同一种动植物的名称即有所差异；有时甚至是在同一个国家内，不同生物学家在描述同一种动植物时也采用不同名称。第二次，我认为是现在进行式，其他科学领域或许也面临同样问题，但是在生物学领域却显得特别严重。因为现有专有名词互不相通、难以普遍理解，以致研究主题不同的科学家在查询其他领域的知识时，必须通过科学普及类的参考数据（而非学术性的参考数据）。

17. 关于某个特殊主题的科学研讨会，有时因过于庞大而难以加入（或参与）其他不属于此特殊主题的科学研讨会。现今美国大型的神经生物学研讨会议，一次的与会者可达六万人之多；而由于每位与会者的研究都过于专精，其中每个讨论主题只能吸引数百位（以下）出席者的兴趣。

第六章

1. 许多文献对阑尾功能的描述通常含糊其辞；一篇发表在 2001 年《美国科学人》（*Scientific American*）期刊的论文总结为："愈来愈多证据显示阑尾其实在人体的免疫系统中具有重要功能"，之后却没有任何关于"功能"可能性的推测。

2. 有学者曾经提出阑尾必须存在，是因为一个体积小的阑尾发炎、引爆的几率较高，所以对人体健康更具威胁。但是以其他物种为对象，研究其体内小型阑尾的结果，基本上已推翻上述猜测。

3. 动物穴居生活的演化已历经数十甚至数百次以上，每一次演化都使它们的眼睛更小、身体更苍白。丢弃不必要与昂贵的特征后，留下一只只仿佛在永恒的黑夜里相互碰撞的苍白鬼魂。

4. 威廉·帕克（William Parker）和他的研究伙伴已试图重建哺乳动物演化树的阑尾史。如果你想解剖动物，以了解阑尾的演化历程，建议你先看看这份最新研究报告中所列出的物种。除了其中两种以树皮维生的特例动物之外，它们都具备一些共通性——栖地导致疾病发生率较高，例如生活在泥土里或复杂的社会中。但也有另一些生活在类似栖地的物种没有阑尾，因此仍有谜团待解。请参考 Smith, H. F., Fisher, R. E., Everett, A. D., Thomas, R. Bollinger, R., and Parker W. 2009. *Journal of Evolutionary Biology* 22: 1984-1999.

5. 事实上，毕加索的故事也不是真的单纯到以"青春的火焰"就能交代清楚。

毕加索像夏加尔（Chagall），一直画到九十余岁才歇笔，而莫奈（Monet）则一直画到他人生的八十余岁。类似的例子在音乐家理查德·斯特劳斯（Richard Straus），电影导演、编剧兼演员的约翰·休斯顿（John Huston）或文学家索尔·贝娄（Saul Bellow）身上皆可发现。关于艺术创作及年龄的讨论，请参考 May 21t, 2005, *New York Times* article by Alan Riding; http: //www. nytimes. com/2005/05/21/arts/design/21mati. html?pagewanted=1&_r=1。

6. "我方"和"敌方"的区分与工蚁或白蚁识别入侵者的机制相同。它们就像人体的抗体，以化学物质区分敌我，只是它们使用的是触角和身上其他部位的侦测器，而被判定为其他物种的外来者，通常极难避免遭到无情的攻击。

7. 一篇有趣（且里头稍有怨言）的讨论文章，就是在说明科幻情节如何变成科学事实。请参阅 Slobodkin, L. 2001. The Good, the Bad, and the Reified. *Evolutionary Ecology Research* 3: 1–13。拉里·索拉柏金是我的学术顾问的顾问，同时也是个非常聪明的科学家兼辩论家。他的论述精湛，而事实上我认为他在偶尔的科学示意中，倾向于在某个观念被测试之前即能说服他人。索拉柏金曾提出，在食物链中，10% 的能量从初级生产者（例如青草）移转到草食动物（例如牛），然后 10% 的能量再从草食动物移转到肉食动物（例如美洲狮）。这个 10% 的魔术数字，在每一版本的基础生物学教科书中反复重印。即使并不精确——在生态系统中，能量的移转比例，于食物链的每个层级差异甚大；如果计算不同生态系统或不同物种的平均值，能量移转比例也不会趋近 10%。在索拉柏金人生最后的岁月，常以自己年轻时的这项没有根据的论述，抨击教科书，但无济于事——这些"知识"依旧在教科书中流传。一个才华横溢的人，留给我们矛盾而复杂的遗产。

8. Sonnenburg, J. L, Angenent, L. T., and Gordon, J. I. 2004. Getting a Grip on Things: How Do Communities of Bacterial Symbionts Become Established in Our Intestine？ *Nature Immunology* 5: 569–573.

9. Palestrant, D., Holzknecht, Z. E., Collins, B. H., Parker, W., and Miller, S. E. 2004. Microbial Biofilms in the Gut: Visualization by Electron Microscopy and by Acridine Orange Staining. *Ultrastructural Pathology* 28: 23–27.

10. 《免疫学导览》（*Atlas of Immunology*），一本免疫学的标准参考书，由 Julius M. Cruse and Robert E. Lewis（Boca Raton, Fla.: CRC Press, 2004）所著；书中甚至没有在索引中列出"共生"的字眼，可见物种间合作的可能性在主流医学词典从不存在。

第七章

1. 有趣的是，尽管多数族群拥有数以百计的物种知识（包括其用途），而目前已遗失其中的绝大部分，但自农耕生活出现以来，药用植物的相关知识不减反增；这是由于农业发展提升了人类对植物医治疾病的需求所致。

2. Denevan, W. 1992. The Aboriginal Population of Amazonia. Pages 205-234 in W. M. Denevan, ed. *The Native Population of the Americas in 1492*. Madison: University of Wisconsin Press.

3. 亚马孙丛林及其当地居民常被误解为"原始纯朴"。事实上，多数亚马孙丛林的土壤留有人类燃烧木炭的痕迹，而在某些犁过的丘陵道路上，陶器碎片密集的程度，犹如 piñata 里的糖果（译注：piñata 是用黏土做成的雨神泥人壶，据说源自印第安阿兹特克人的宗教仪式，壶外表装饰着一个满面愁容的雨神，壶内装有水、果实、糖果或玩具）。

4. 一个哈扎族（Hadza）妇女每周的平均工时约四十二小时，这包括了采集食物、准备食物、照顾子女、维修与建筑家园等所有工作所需的时数。更重要的是，哈扎族与其他狩猎—采集族群相较工时算长的。

5. 朱丽叶·克拉顿-布罗克的著作相当有趣，专门针对这群人类极度依赖的物种。有趣之余也非常值得一读，因为毕竟我们的生存与它们已经密不可分（Clutton-Brock, J. 1999. *A Natural History of Domesticated Animals*. Cambridge, U. K.: Cambridge University Press）。

6. 乳糖酶成体消化能力的相关文献正在迅速累积。而如欲参考分析得较为清晰且周详的文献，或想要了解接近全貌的人类遗传多样性（特别是非洲），我建议阅读以下资料：Scheinfeldt, L. B., Soi, S., and Tishkoff, S. A. 2010. Working toward a Synthesis of Archaeological, Linguistic, and Genetic Data for Inferring African Population History. *Proceedings of the National Academy of Sciences* 107: 8931-8938。

第八章

1. 在美国，每年约有 280000 人死于肥胖症。

2. Hammer, K., and Khoshbakht, K. 2005. Towards a "Red List" for Crop Plant Species. *Genetic Resources and Crop Evolution* 52 : 249-265.

3. 支持此项观点的证据之一是其他灵长类动物体内普遍只有少数的淀粉酶基因。

4. Zimmet, P. ; Alberti, K. G. M. M. ; and Shaw, J. 2001. Global and Societal Implications of the Diabetes Epidemic Lifestyle, Overly Rich Nutrition and Obesity. *Nature* 414: 782−787.

5. Yu, C. H. Y., and Zinman, B. 2007. Type 2 Diabetes and Impaired Glucose Tolerance in Aboriginal Populations : A Global Perspective. *Diabetes Research and Clinical Practice* 78 : 159−170.

6. 请参考 Scheinfeldt, L. B., Soi, S., and Tishkoff, S. A. 2010. Working toward a Synthesis of Archaeological, Linguistic, and Genetic Data for Inferring African Population History. *Proceedings of the National Academy of Sciences* 107: 8931−8938。

7. 种族分类在不同地区有不同解释，而我们在医学上分类的误用方式也依国情有所差异。事实上，人种的分歧涉及两件事：遗传（来自演化史）或文化，不但与现行人种分类不符，更不符医师或护士采用的医疗评估用勾选表。Braun, L., Fausto-Sterling, A., Fullwiley, D., Hammonds, E. M., Nelson, A., Quivers, W., Reverby, S. M., and Shields A. E. 2007. Racial Categories in Medical Practice: How Useful Are They? *PLoS Med* 4（9）: e271. doi: 10. 1371/journal.

第九章

1. 芭库尔的名字是我取的，她真正的名字已经佚失在历史中。

2. Fitzsimons, F. W. 1919. *The Natural History of South Africa*. New York: Longmans, Green and Co.

3. 这已通过几本书和近来的两部电影成为不朽传奇，最近的一部卖座电影是 1996 年的《暗夜猎杀》（*The Ghost and the Darkness*）。

4. Tongue, M. H. 1909. *Bushman Paintings*. Oxford: Clarendon Press.

5. 很久以前流传有一个关于钱宁和皮特穿着靴子到森林里健行的笑话。在途中他们遇到一只灰熊，并开始追着他们。钱宁停下来换上网球鞋，皮特则对他大喊："你在搞什么，钱宁？你跑不过熊的。"钱宁则回他："我不需要跑得比熊快，我只是要跑得比你快。"这个玩笑一语中的，切入人性的核心：我们不过就是另一种动物，花了好几个世代，弄清楚如何避免成为先被熊吃掉的那一个。我们的恐惧模块演化出让我们成为得以逃离的人。我们的大脑皮层，即掌管意识的大脑前方区域，演化出赋予我们能够发明和换鞋的创造力。

6. McDougal, C. 1991. Man-eaters. In: *Great Cats: Majestic Creatures of the Wild*. John Seidensticker and Susan Lumpkin, consulting editors. Emmaus, Pa.: Rodale Press.

7. 近来一项相当骇人的研究，进行了以狒狒喂食豹的实验，结果证实现代的豹还是会留下灵长类猎物的头壳，并反刍出其他骨头。手指的骨头依旧相当完整，这与在南非洞穴中发现的残骸一样。Carlson, K. J. and Pickering T. R. 2007. Intrinsic Qualities of Primate Bones as Predictors of Skeletal Element Representation in Modern and Fossil Carnivore Feeding Assemblages. *Journal of Human Evolution* 44: 431-450.

8. 这份后来的研究，包含一个有标题的画："重建一只豹拖着一个⋯⋯人猿小孩。有人推测在孩子头骨上发现的裂痕可能是在豹以图中所绘制之方式咬住孩子的头时，其下颚的犬齿所造成的。"这样的标题似乎并不真的需要一张图片来说明。Brian, C. K. 1969. *South African Archaeological Bulletin* 24: 170-171.

9. 这当中包含有：*Agriotherium*（一种大型狗脸熊）、*Chasmaporthetes*（一种跑步速度快的鬣狗类食肉动物）、*Machairodus*（一种具有剑齿的猫科动物）、*Dinofelis*（另一种具有剑齿的猫科动物）、*Homotherium*（又是一种具有剑齿的猫科动物）、*Pachycrocuta*（包括巨头鬣狗在内的一类鬣狗动物）和 *Megantereon*（类似现代美洲虎的猫科动物）。

10. Jenny, D., and Zuberbuhler, K. 2005. Hunting Behaviour in West African Forest Leopards. *African Journal of Ecology* 43: 197-200

11. Isbell, L. A. 1994. Predation on Primates: Ecological Patterns and Evolutionary Consequences. *Evolutionary Anthropology* 3: 61-71.

12. Alrod, P. L., Nash, L. T., Fritz, J., and Bowen, J. A. 1992. Effects of Management Practices on the Timing of Captive Chimpanzee Births. *Zoo Biology* 11: 253-260.

13. 有趣的是，并不是所有驯养的动物都变得如此麻木。马仍然焦躁不安，具有随时准备逃离的倾向。这些差异正好反映出我们对不同的驯养动物有不同的偏好。对于马（以及其他用于运输的动物，如骆驼和驴），我们希望它们具有速度和力量，而对于牛、羊与猪，我们要的只是它们的乳汁和肉。

14. Domestication Effects on Foraging Strategy, Social behaviour and Different Fear Responses: A Comparison between the Red Junglefowl (*Gallus gallus*) and a Modern Layer Strain. *Applied Animal Behaviour Science* 74: 1-14.

第十章

1. 以地中海陆龟为例，需要十年左右达到生育年龄，就连帽贝也需要几年的时间。这些动物的数量曾经非常丰沛，但在被大量猎杀后，族群恢复的速度非常缓慢，所以现在在世界上几乎找不到大量出现的地方。参见 Stiner, M. C., Munro, N. D. and Surovell, T. A. 2000. The Tortoise and the Hare: Small Game Use, the Broad Spectrum Revolution, and Paleolithic Demography. *Current Anthropology* 41: 39-73。

2. Young, R. W. 2003. Evolution of the Human Hand: The Role of Throwing and Clubbing. *Journal of Anatomy* 202: 165-174.

3. 科贝特猎杀了许多"食人"的老虎、豹子和狮子，但他也坚决主张要保护这些大型猫科动物。对科贝特来说，在大型猫科动物和人类之间的现代故事中，似乎维持着一种不安的休战关系，当大猫又病又老时，就会给予人类破坏这场休战的机会。

第十一章

1. Wayne, R. K., Benveniste, R. E., Janczewski, D. N., and O'Brien, S. J. 1989. Molecular and Biochemical Evolution of the Carnivora. In Gittleman, J. L., ed., *Carnivore Behavior*, *Ecology* , *and Evolution*. Ithaca, N. Y.: Cornell University Press, pp. 465-494.

2. Isbell, L. 1994. Predation on primates: ecological patterns and evolutionary consequences. *Evolutionary Anthropology*. 3: 61-71.

3. Andersen, P. R., Barbacid, M., and Tronick, S. R. 1979. Evolutionary Relatedness of Viper and Primate Endogenous Viruses. *Science* 204: 318-321.

4. 见格林关于蛇及其崇高性的美好论述: *Snakes, the Evolution of Mystery in Nature*. (1997) Berkeley: University of California Press.

5. 在我自己的研究领域中，"生命特质分布的持续效应"是最容易拿到研究经费的主题之一，生物地理学（biogeography）中的生物（bio）是指生命，地理（geo）意味着地球，而学（graphy）则是所指涉的故事，因此可以将这个领域描述成以生命来传达地球的故事。这样的一个故事，在本书里我所讲述的，乃是关于人类的，是在跨越时间和空间的尺度下，我们和其他生命互动的故事。

6. Vermeij, G. J. 1977. Patterns in Crab Claw Size: The Geography of Crushing. *Systematic Zoology* 26: 138-151.

7. 值得注意的是，如果你想多认识一点在螃蟹演化出大爪以前的海洋世界，可以去池塘里看一下。在池塘中，很少会出现破壳而入的掠食者，所以仍然可以找得到没有受到外壳保护、仅是简单地盘绕、外壳具有大开口的蜗牛。它们在那里无忧无虑地生活着，一如过往。

8. 1982 年韦梅耶第一次在一篇学术文章中阐述他的想法：Unsuccessful Predation and Evolution，载 *American Naturalist*（120: 701-720）。韦梅耶从来没有以法则来形容他的想法，这是我擅自做主加上的。

9. 事实上，犀鸟（一种大型的林鸟）也认得戴安娜猴的叫声。当戴安娜猴发出"大猫"的叫声时，犀鸟并不会有所反应（犀鸟从来没有被豹子捕食）。但是当戴安娜猴发出"大鸟"的叫声时，犀鸟也开始鸣叫，并注意大鸟的踪影。

10. Isbell, L. A. 2009. *The Fruit, the Tree and the Serpent: Why We See So Well*. Cambridge, Mass.: Harvard University Press.

11. 伊斯贝尔个人认为采食水果和蛇之间有所联结。她认为视力一旦因为需要侦测蛇而开始变好转，水果（这时更容易被找到）就提供更多能量来满足日益变大的大脑。

12. 会对我们产生生物效应的蛇也不仅止于毒蛇而已。我接到一封电子邮件（2010 年 6 月 15 日）的通知，当中提到哈利·格林（Harry Greene）即将发表的研究文章显示出，菲律宾的原住民阿格塔族（Agta）长期受到蟒蛇攻击。在 120 人的研究样本中，有 26% 的成年男性曾经遭到网纹蟒蛇袭击，当中有六人因此丧生。

第十二章

1. Wu, S. V, Rozengurt, N., Yang, M., Young, S. H., Sinnett-Smith, J., and Rozengurt, E. 2002. Expression of Bitter Taste Receptors of the T2R Family in the Gastrointestinal Tract and Enteroendocrine STC-1 cells. *Proceedings of the*

National Academy of Sciences 99: 2392–2397. 其他物种味蕾位置的分布更为多样。鲟鱼连嘴唇上都有味蕾，所以它们跟我们不一样，不用放到嘴里就可以先品尝食物。鲇鱼的味蕾布满全身，对它们来说，全世界都是餐点。

2. Dean, W. R. J., Siefried, W. R., and MacDonald, A. W. 1990. The Fallacy, Fact, and Fate of Guiding Behavior in the Greater Honeyguide. *Conservation Biology* 4: 99–101.

3. Leff, B., N. Ramankutty, and Foley, J. A. 2004. Geographic Distribution of Major Crops across the World. *Global Biogeochemical Cycles* 18: GB1009, doi: 10. 1029/2003GB002108.

4. 有趣的是，这样的挣扎在每个人身上略有不同，这是因为我们个别历史的缘故。有些人可以尝得出 PTC（属于一种苦味）这种化合物的味道，有些人则否。这样的变异来自一系列基因的遗传差异，这些差异可能是适应性的，能够尝得到 PTC 的个体，可能比较善于品尝（与吐出）含有苦味毒素的植物，所以可能在长有多种有毒植物的环境中活得较好。但是在现代的环境中，这种基因的优势较少，还有一些缺点。会尝到 PTC 味道的个体可能无法享受一些如花椰菜的蔬菜，当中富含这类防御性的化合物。

5. 不过，值得一提的是，人类（或许还有一些其他的哺乳动物）有学习品尝苦涩和酸味的能力，就像学习喝咖啡一样。不过这种偏好有多少程度是学习而来的，目前尚不清楚。

6. 这并不是说在现代环境中，口渴或饥饿感就完全是理性的。在某种程度上，我们的饥饿感有一个平衡点，通常男性约是三千大卡，女性则为两千。在获得这么多热量后，我们通常会产生饱足感。问题是我们的身体是在过去靠捡拾与猎捕维生的情况下，才演化出在获得两千或三千大卡时会产生饱足感，现在的我们并没有那么多的运动量。我们的饥饿系统依旧没有改变，一样的不理性。有趣的是，做运动可以重现我们以前的运动量，而且使用肌肉的方式就类似它们演化来的功能，同时又燃烧掉身体所要求的卡路里。有些学者甚至认为人类之所以开始运动，就是为了要弥补我们的过往和我们的现在之间的差异。

7. DeLoache, J. S., and LoBlue, V. 2009. The Narrow Fellow in the Grass: Human Infants Associate Snakes. *Developmental Science* 12: 201–207 DOI: 10. 1111/j. 1467–7687. 2008. 00753.

8. Morris, J. S., Ohman, A., and Dolan, R. J. 1999. A Subcortical Pathway to the

Right Amygdala Mediating "Unseen" Fear. *Proceedings of the National Academy of Sciences* 96: 1680–1685.

第十三章

1. Weiss, R. A. 2009. Apes, Lice and Prehistory. *Journal of Biology* 8: 20.
2. Kushlan, J. A. 1980. The Evolution of Hairlessness in Man. *American Naturalist* 116: 727–729.
3. 疟疾（malaria）是坏（mala）和空气（aria）这两个字组合而成，但就疟疾事实上靠的是积水池里的蚊子传播这点来看，"坏水"（*malaqua*）可能更为适合。事实上，恶性疟原虫（*P. falciparum*）只是疟原虫的一种。
4. 这个故事实际上比我讨论的更为复杂和精彩。有关其他信息，请参阅 DOI: 10. 1126/science. 1063292. Luzzatto, L. and R. Notaro. 2001. Protecting against Bad Air. *Science* 293: 442–443.

第十四章

1. Thornhill, R., and Alcock, J. 1983. *The Evolution of Insect Mating Systems.* Cambridge, Mass.: Harvard University Press.
2. Thornhill, R., and Palmer, C. T. 2000. *A Natural History of Rape: Biological Bases of Sexual Coercion.* Cambridge, Mass.: MIT Press.
3. "行为免疫系统"（behavioral immune system）这个词是因为马克·夏勒（Mark Schaller）才被创造出来的，但这个想法早已存在，只是之前比较模糊。
4. 有篇不错，但是有些过时的文章，回顾了动物对寄生虫和疾病的反应，见 Hart, B. L. 1992. Behavioral Adaptations to Parasites: An Ethological Approach. *Journal of Parasitology* 78: 256–265.
5. Fincher, C. L., Thornhill, R., Murray, D. R., and Schaller, M. 2008. Pathogen Prevalence Predicts Human Cross-cultural Variability in Individualism /Collectivism. *Proceedings of the Royal Society B: Biological Sciences* 275: 1279–1285.
6. Schaller, M., and Murray, D. 2008. Pathogens, Personality and Culture: Disease Prevalence Predicts Worldwide Variability in Sociosexuality, Extraversion, and

Openness to Experience. *Journal of Personality and Social Psychology* 95: 212–221.

7. Schaller, M., Miller, G. E., Gervais, W. M., Yager, S., and Chen, E. 2010. Mere Visual Perception of Other People's Disease Symptoms Facilitates a More Aggressive Immune Response. *Psychological Science* 21: 649–652.

8. Duncan, L. A., and Schaller, M. 2009. Prejudicial Attitudes toward Older Adults May Be Exaggerated When People Feel Vulnerable to Infectious Disease: Evidence and Implications. *Analyses of Social Issues and Public Policy* 9: 97–115.

第十五章

1. 和用于治疗免疫系统相关疾病的蠕虫不同，旋毛虫（*Trichinella*）并没有演化出寄居在人体内的特性。它是一种猪的寄生虫，只有当我们吃猪肉时，才会接触到这种虫。一旦进入我们体内，它并不知道该怎么反应，处于失落的状态，因此惹了很多麻烦，这正是造成我们生病的原因，虽然我们的状况比它们好一点。进入人体后，它们难逃一死，但被寄生的我们，偶尔才会出现死亡的个案。

2. http: //www. downtownexpress. com/de_133/greenroofsaregrowig. html.

3. Ryerson University. 2009. Report on the Environmental Benefits and Costs of Green Roof Technology for the City of Toronto. http: //www. toronto. ca/green-roofs/findings. htm.

4. Skyfarming—Turning Skyscrapers Into Crop Farms. *New York Magazine* http: //nymag. com/news/features/30020/#ixzz0aUH4bkTj.

5. Larson, D. W., Matthes, U., Gerrath, J. A., Larson, N. W. K., Gerrath, J. M., Nekola, J. C., Walker, G. L., Porembski, S., and Charlton, A. 2000. Evidence for the Wide-spread Occurrence of Ancient Forests on Cliffs. *Journal of Biogeography* 27: 319–331.

6. Larson, D. W., Matthes, U., and Kelley, P. E. 2000. *Cliff Ecology*. Cambridge, U. K.: Cambridge University Press.

图书在版编目(CIP)数据

远离野蛮的身体:人体的原始记忆与演化/(美)罗伯·唐恩著;杨仕音,王惟芬译.—北京:商务印书馆,2017
(科学新视野)
ISBN 978-7-100-13064-6

Ⅰ.①远… Ⅱ.①罗… ②杨… ③王… Ⅲ.①人体—少年读物 Ⅳ.①R32-49

中国版本图书馆 CIP 数据核字(2017)第 058445 号

远离野蛮的身体:人体的原始记忆与演化

〔美〕罗伯·唐恩 著

杨仕音 王惟芬 译

商 务 印 书 馆 出 版
(北京王府井大街 36 号 邮政编码 100710)
商 务 印 书 馆 发 行
北 京 冠 中 印 刷 厂 印 刷
ISBN 978-7-100-13064-6

2017 年 6 月第 1 版　　　开本 880×1230　1/32
2017 年 6 月北京第 1 次印刷　印张 9¾

定价:42.00 元